Grossesse au naturel

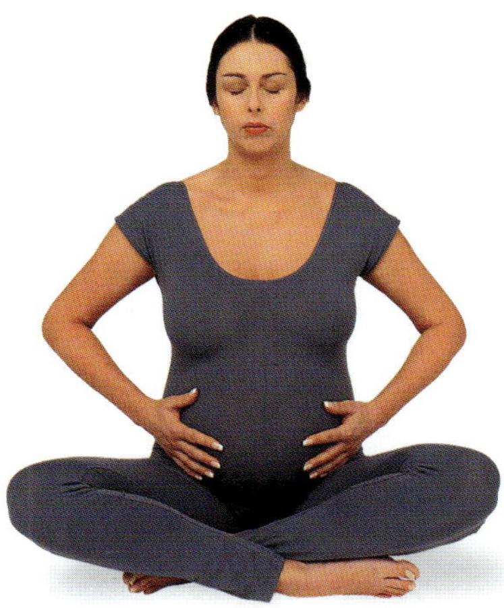

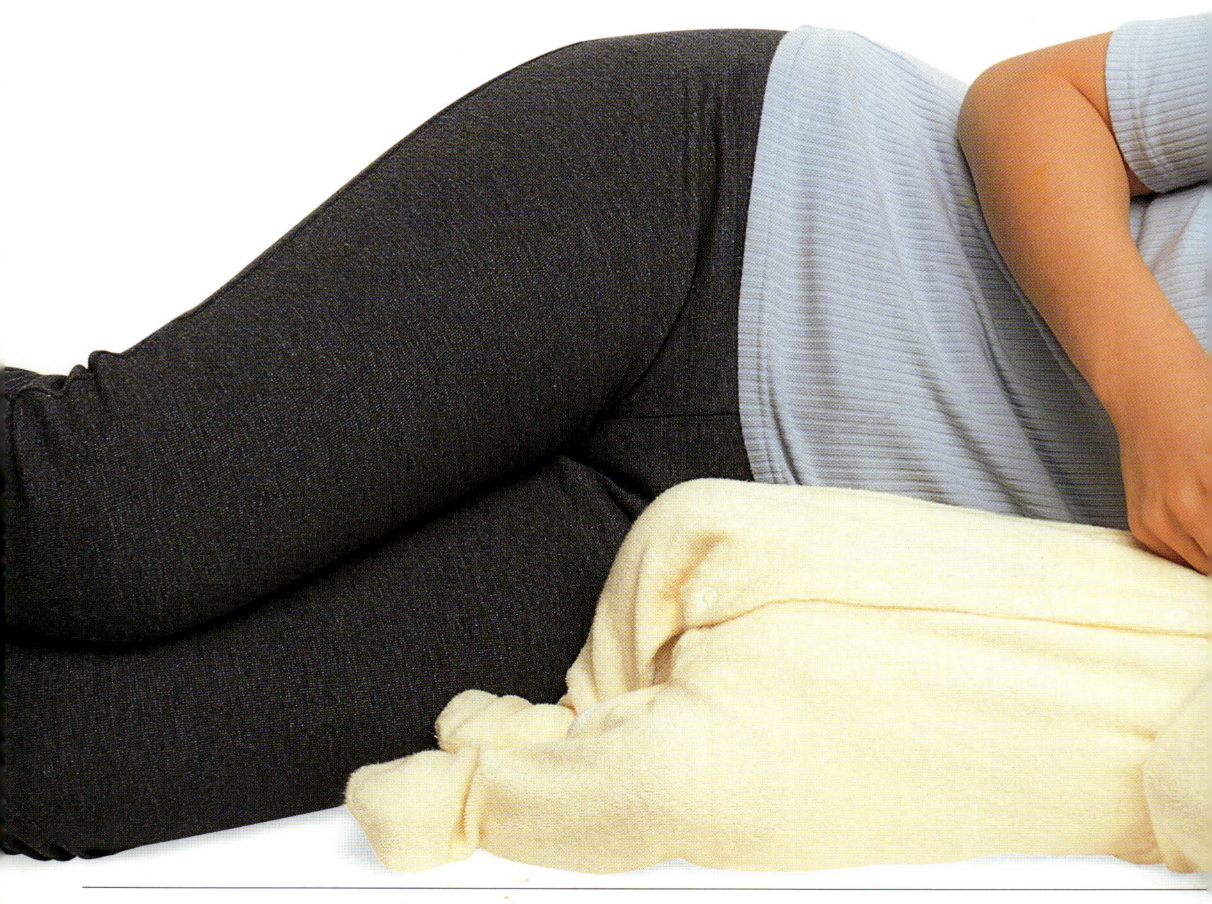

Grossesse au naturel

Zita West

HACHETTE

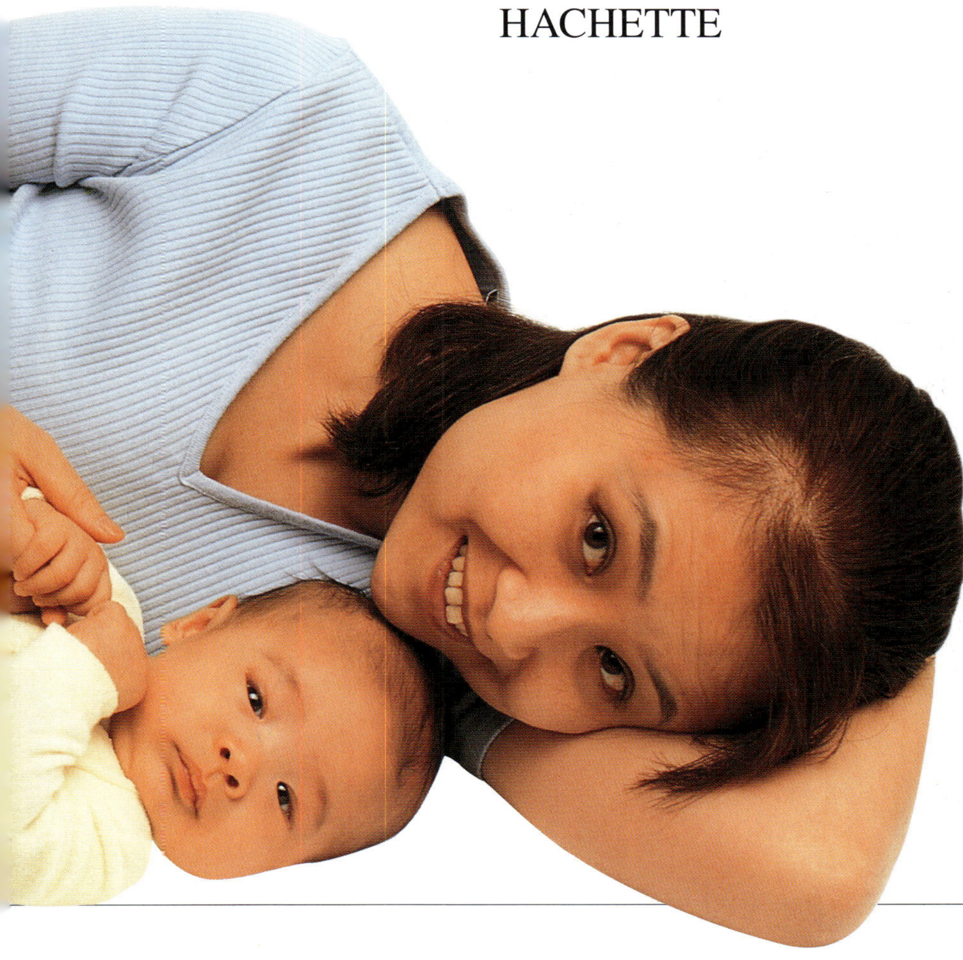

Dorling Kindersley

Titre original Natural Pregnancy

Traduction Catherine Sobecki
Relecture technique Marie-France Muller
Adaptation et mise en page ACCORD

HACHETTE
Pratique

Sommaire

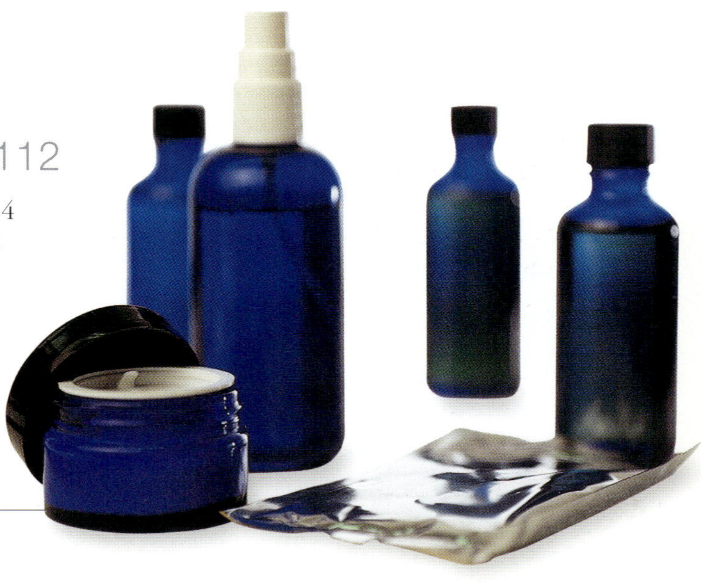

Avant-propos

Dès que j'ai su que j'étais enceinte, mon entourage – bien intentionné – m'a assaillie de conseils, le plus souvent contradictoires. «Tu devrais faire ceci», «Tu ne devrais pas faire cela», «Tu devrais manger ceci»... Difficile de s'y retrouver. C'est ainsi que ce livre est devenu ma bible durant ma grossesse. Il contient absolument tout ce qu'il faut savoir – qu'il s'agisse de diététique, d'exercices physiques, de remèdes contre divers maux ou de moyens pour se préparer à l'accouchement. Le plus appréciable est que Zita ne cherche nullement à imposer, coûte que coûte, d'opter pour le «tout naturel». Elle connaît bien le sujet, mais ses conseils se veulent une passerelle entre les médecines classique et alternative, conventionnelle et naturelle.

Par ailleurs, elle ne cherche pas à faire l'étalage de ses connaissances scientifiques. Ses informations sont à la portée de tout un chacun – claires et présentées de manière simple, ce qui est important lorsque l'on est enceinte! Lire son livre m'a donné confiance en moi. Je suis certaine que cet ouvrage m'a aidée à mieux vivre ma grossesse et l'accouchement.

De tous les renseignements et conseils, le plus fascinant – à mes yeux – a été la partie concernant le DHA (docosahexaenoic acid) et son importance pour le cerveau du bébé. J'ai couru m'en procurer. Je suis également convaincue que, sans les conseils de Zita sur la diététique et les complexes multiminéraux-multivitamines, j'aurais été obligée d'interrompre les tournages dès la dix-huitième semaine.

Avant d'être enceinte, je croyais que j'allais demeurer confiante, épanouie et sexy comme sont censées l'être les vedettes de cinéma. Ce fut tout sauf cela! Ma grossesse a été l'une des périodes les plus difficiles de ma vie, d'un point de vue physique, psychique et mental. Au lieu d'avoir une peau resplendissante et des cheveux éclatants de santé, j'ai eu des nausées matinales, les chevilles enflées, des douleurs lombaires et, au troisième trimestre, j'avais plus l'impression de ressembler à l'un de ces gros bus londoniens qu'à une star. Heureusement, les suggestions de Zita en matière de remèdes naturels ont fait toute la différence. Le seul conseil qu'elle ait oublié de donner était la manière de supporter la chaleur. Oh le plaisir de me prélasser dans ma piscine, à la 34e semaine, en portant le seul maillot dans lequel je rentrais encore!

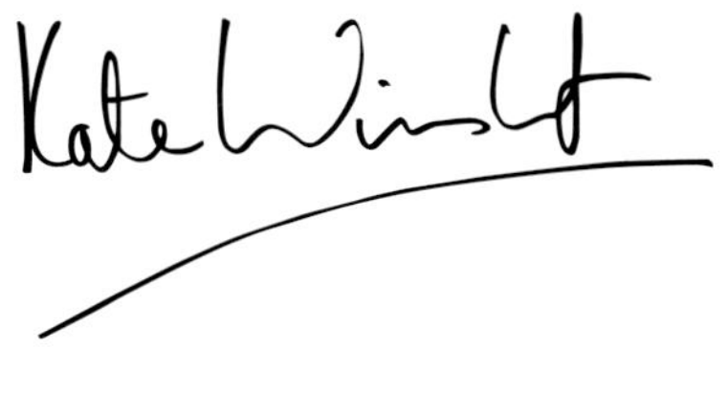

Introduction

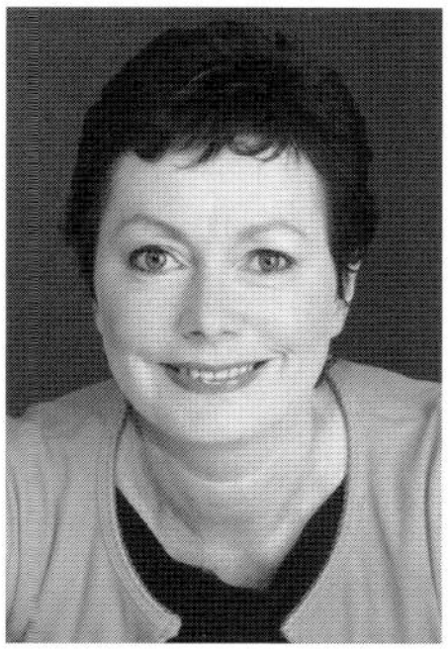

Je suis sage-femme et acupuncteur. J'exerce dans le privé et au sein du National Health Service britannique. Pendant des années, j'ai soigné des milliers de femmes enceintes. J'ai été témoin de l'intérêt grandissant pour les médecines naturelles, qui prennent en compte une approche globale du corps, du psychisme et du mode de vie. La grossesse est, plus que toute autre période de la vie, une phase durant laquelle les femmes recherchent des produits naturels, des traitements différents de ceux proposés par la médecine classique et des remèdes capables de soulager leur douleur sans nuire à leur bébé. Il est si important, à leurs yeux, d'avoir une grossesse heureuse et sans problème qu'elles veulent être impliquées dès les soins prénataux. Les thérapies naturelles donnent le choix aux femmes et leur permettent d'avoir prise sur ce que traverse leur corps. Cette approche privilégie le respect des rythmes naturels et reconnaît au corps une faculté innée d'autoguérison. Elle prend en considération la personnalité de chacune plutôt que les seuls symptômes.

La grossesse n'est pas une maladie, mais un phénomène physiologique naturel. La plupart des femmes enceintes recherchent des informations, des conseils et un soutien – plutôt qu'un diagnostic ou une prescription. Un grand nombre de maux dont souffrent ces femmes est difficile à soulager avec la médecine conventionnelle, qui tend à penser que cela fait partie intégrante du processus normal de la grossesse. Bien des futures mamans préfèrent supporter la douleur plutôt que de prendre un médicament risquant d'avoir des effets secondaires. Pourtant, aucune femme ne devrait souffrir durant sa grossesse, ou être affectée de maux divers. Les thérapies naturelles, seules ou combinées, sont efficaces pour soulager la plupart des problèmes, permettant aux femmes d'apprécier pleinement leur grossesse.

J'espère que ce livre apportera aux lectrices toutes les informations utiles – qu'il s'agisse de se préparer en vue d'une grossesse, des notions de base et des soins propres à chaque trimestre, de la préparation à l'accouchement, de la naissance, des soins postnataux et des thérapies naturelles efficaces.

Zita West.

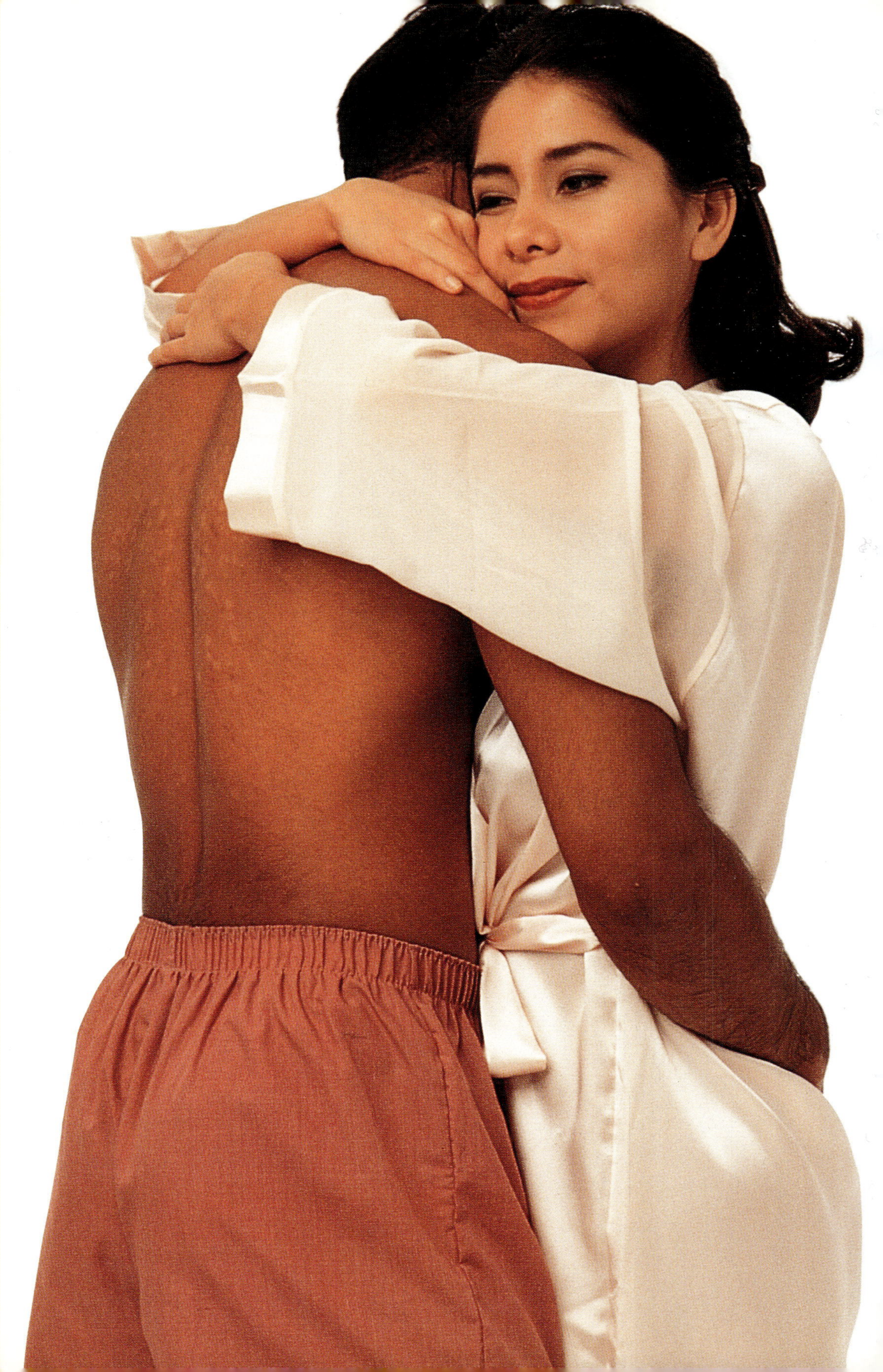

De nos jours, la plupart des futurs parents ne veulent plus laisser le sort de leur bébé entre les mains du destin. Conception, grossesse et naissance sont planifiées. L'idéal serait que vous, ainsi que le futur papa commenciez à vous préparer quatre mois avant la conception, tant sur le plan physique que nutritionnel, psychologique

Planifier conception et grossesse

et mental. Ce chapitre vous apporte de précieux conseils pour améliorer la fécondité et la forme avant la conception et traite des questions essentielles à cette période : diététique, santé, pathologie éventuelle, mode de vie ainsi que de tous les aspects pratiques à envisager, tels les tests prénataux.

En pleine forme !

LES BÉBÉS EN BONNE SANTÉ naissent de parents qui le sont également. La future maman et le futur papa doivent se préparer physiquement pour mettre toutes les chances de leur côté afin de protéger au mieux le fœtus contre les risques d'anomalies génétiques durant les premières semaines, capitales, qui suivent la conception.

POINTS FORTS

Évitez le stress

Améliorez votre alimentation

Continuez à faire de l'exercice

Évitez les médicaments, le tabac, l'alcool et la caféine

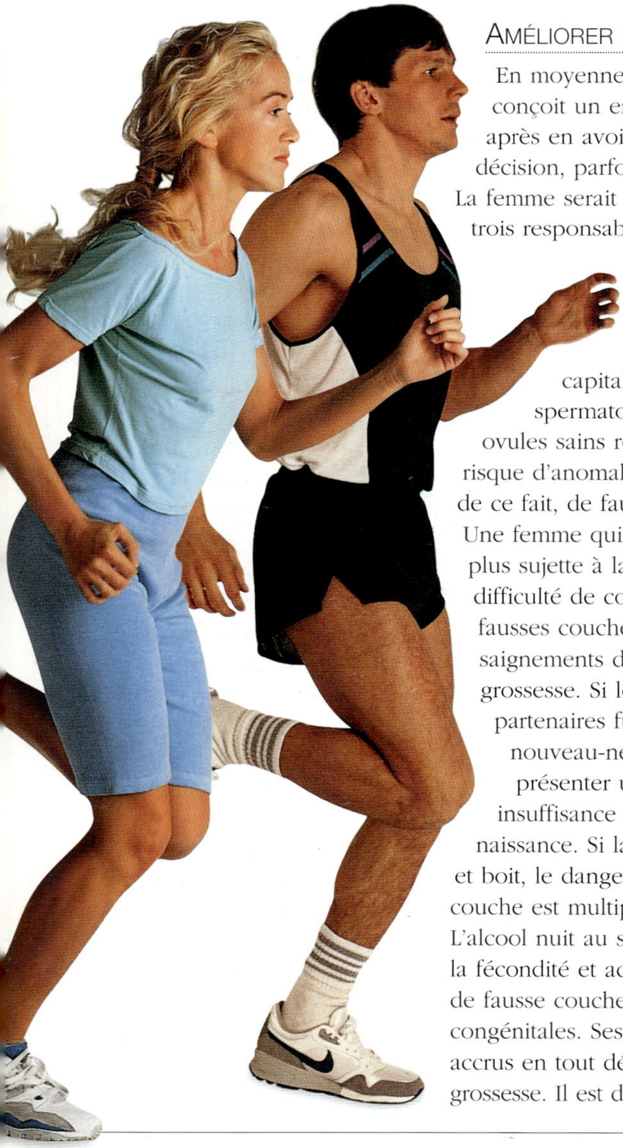

AMÉLIORER LA FÉCONDITÉ

En moyenne, un couple conçoit un enfant six mois après en avoir pris la décision, parfois un peu plus. La femme serait deux fois sur trois responsable de la stérilité du couple.

La santé des deux futurs parents est capitale. Des spermatozoïdes et des ovules sains réduisent le risque d'anomalie du fœtus et, de ce fait, de fausse couche. Une femme qui fume serait plus sujette à la stérilité, à la difficulté de concevoir, aux fausses couches et aux saignements durant la grossesse. Si les deux partenaires fument, le nouveau-né risque de présenter une insuffisance de poids à la naissance. Si la femme fume et boit, le danger de fausse couche est multiplié par quatre. L'alcool nuit au sperme, altère la fécondité et accroît le risque de fausse couche et d'anomalies congénitales. Ses effets sont accrus en tout début de grossesse. Il est donc déconseillé de boire de l'alcool à partir du moment où l'on désire concevoir un enfant jusqu'à sa naissance. Si vous vous apercevez que vous êtes enceinte, évitez de fumer et de boire de l'alcool. Évitez également le thé, le café et autres boissons à base de caféine qui provoquent une déperdition en eau et sels minéraux essentiels.

ÉVITER LES POLLUANTS

Lorsque c'est possible, adoptez ces quelques principes simples pour vous protéger de la pollution.

- Mangez des produits bio, naturels et non transformés.
- Ne cuisinez pas dans des ustensiles en cuivre ou en aluminium.
- Buvez de l'eau filtrée ou en bouteille.
- Sortez aux heures creuses et fermez les vitres de la voiture dans les tunnels.
- Évitez pesticides et produits d'entretien chimiques.
- Passez du temps à l'extérieur (le soleil aide à éliminer les toxines et à métaboliser des sels minéraux).

ÉLÉMENTS NUTRITIFS ESSENTIELS

NUTRIMENT	FEMMES	HOMMES	CARENCES
VITAMINE A	*Ovulation et fonction reproductrice*	*Spermatogenèse*	*Rhumes, infections, peau et cheveux abîmés*
VITAMINES B	*Prévient les anomalies du tube neural chez le fœtus*	*Production d'hormone mâle*	*Irritabilité, maux et douleurs, anxiété*
VITAMINE C	*Renforce l'immunité et détoxique l'organisme*	*Améliore le nombre et la qualité des spermatozoïdes*	*Rhumes, infections, manque d'énergie*
ZINC	*Ovulation et fonction reproductrice*	*Améliore le nombre et la qualité des spermatozoïdes*	*Problèmes de peau, perte de goût et d'odorat*
AUTRES SELS MINÉRAUX	*Fonction reproductrice (magnésium), détoxication de l'organisme (sélénium), régulation de la glycémie (chrome)*	*Améliorent le nombre de spermatozoïdes (magnésium) et leur mobilité (potassium), ainsi que la fécondité (sélénium)*	*Faiblesse musculaire, (magnésium), déséquilibre nerveux (potassium), troubles nutritionnels (sélénium)*
ACIDES AMINÉS	*Régénérescence des cellules et des tissus*	*Améliore le nombre et la qualité des spermatozoïdes*	*Faiblesse musculaire, mauvaise cicatrisation*

LES MÉTAUX TOXIQUES

Un habitant de pays industrialisé absorbe, chaque année, environ 5 kg d'additifs, 1 g de métaux lourds et au moins 4,5 l de pesticides et d'herbicides (par les fruits et les légumes) dont les effets toxiques affectent sa santé et sa fécondité.

- Des concentrations importantes de plomb affectent spermatozoïdes et ovules. Le plomb s'accumule en cas de carence en calcium, zinc, manganèse et fer. La vitamine C aide à éliminer le plomb.
- La perte de la libido et l'impuissance résultent parfois du mercure contenu dans les pesticides, les fongicides, les préparations industrielles et les plombages dentaires.
- L'aluminium (des casseroles, déodorants, additifs et papier alu) provoque à long terme des carences en sels minéraux.

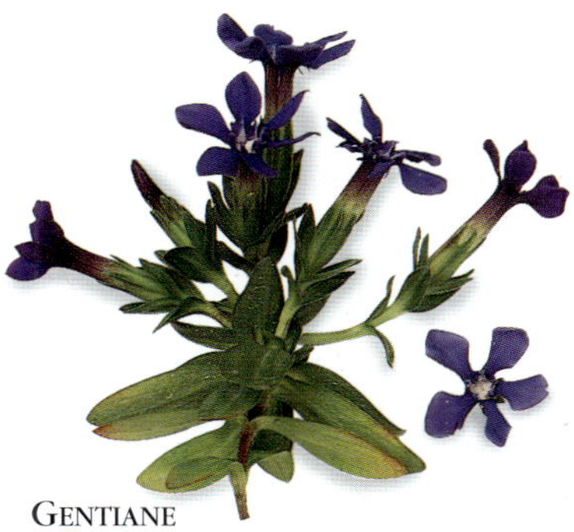

GENTIANE
Elle atténue le découragement qui survient lorsqu'on a du mal à concevoir un enfant.

THÉRAPIES NATURELLES

Plusieurs méthodes thérapeutiques permettent d'améliorer la santé et la fécondité.

- Acupuncture *(voir p. 134-135)* pour réguler le cycle menstruel et corriger des déséquilibres. Pour les Chinois, chaque mouvement, pensée, réaction métabolique et sensation sont affectés par le *chi* (énergie vitale) que nos parents nous transmettent au moment de la conception.
- Élixirs floraux *(voir p. 154)* : le lis des Alpes aide à aborder avec confiance conception et grossesse ; la giroflée des murailles apaise les craintes liées à une précédente fausse couche ; le lis tigré favorise la conception chez les femmes d'un certain âge.
- Ostéopathie et chiropractie *(voir p. 146-147)*, en redressant le corps, permettent de rétablir l'équilibre et de retrouver l'harmonie.
- Shiatsu et reiki *(voir p. 138-139)* améliorent la circulation du *chi* et préparent physiquement et mentalement à la conception et à la grossesse.
- Aromathérapie et massages *(voir p. 152-153)* soulagent le stress et les tensions.

Nutrition : notions de base

LES BESOINS NUTRITIONNELS DE LA MÈRE ET DU FŒTUS varient selon les périodes de la grossesse. L'idéal serait d'être au mieux de sa forme juste avant d'être enceinte afin d'offrir à l'enfant toutes ses chances. Une alimentation équilibrée facilitera le bon développement du fœtus.

POINTS FORTS

Adoptez un régime équilibré, surtout si vous êtes végétarienne

Préférez des repas légers et fréquents à un ou deux gros repas

Évitez les aliments transformés, l'alcool, le tabac et la caféine

UN DÉVELOPPEMENT OPTIMAL

Dans le ventre de sa mère et juste après sa naissance, le bébé connaît une croissance extraordinairement rapide de tous ses organes. On peut parler d'une véritable programmation de son développement, où chaque étape est vitale pour sa santé future. La croissance des cellules, des tissus et des organes de votre bébé dépend d'un apport suffisant en oxygène et en éléments nutritifs essentiels. Si ceux-ci venaient à manquer, votre bébé s'adapterait en ralentissant la multiplication de ses cellules – ce qui pourrait avoir des effets non négligeables sur les tissus ou les organes se trouvant dans une période importante de leur développement. Votre forme et votre alimentation sont donc d'une importance capitale pour la santé de votre enfant.

BESOINS ÉNERGÉTIQUES

Durant la grossesse, votre corps a besoin de beaucoup plus d'énergie en raison de tous ces bouleversements métaboliques. Vous brûlez plus de calories : au moins 2 000 calories par jour, avec une augmentation de seulement 200 calories au dernier trimestre. Votre appétit sera le meilleur indicateur de vos besoins alimentaires. L'idéal serait peu et souvent : cinq ou six repas légers mais nutritifs valent mieux qu'un ou deux repas copieux.

SURVEILLER SON POIDS

Il est fréquent qu'une femme grossisse trop durant sa grossesse. Il est recommandé de surveiller régulièrement son poids, en utilisant la même balance, en choisissant un moment précis de la journée et en portant toujours le même type de vêtements. La prise de poids sera variable d'une femme à une autre, mais il faut compter, en moyenne, 11 à 16 kg : 3 à 4 kg lors des 20 premières semaines, puis environ 500 g par semaine

NUTRIMENTS DE BASE

PROTÉINES
Ces constituants de base des cellules se trouvent dans la viande, le poisson, les œufs, le fromage, les laitages…

GLUCIDES
Principale source d'énergie, ils sont vite assimilés (sucre) ou plus lentement (pâtes, riz et pommes de terre).

LIPIDES
Certains de ces concentrés d'énergie sont essentiels à la santé (acides gras polyinsaturés), d'autres sont source de maladies (acides gras saturés).

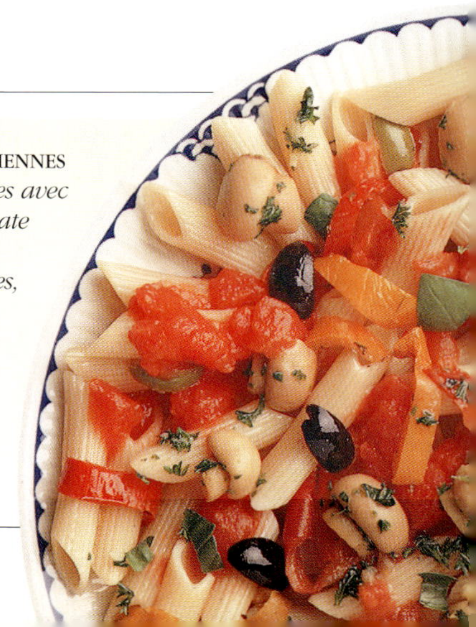

PÂTES VÉGÉTARIENNES
Des pâtes servies avec une sauce tomate aux poivrons rouges et jaunes, champignons et olives, apportent des vitamines C et E et du bêta-carotène.

jusqu'au terme. Si vous êtes menue, vous prendrez de 12 à 18 kg et, en cas de surcharge pondérale initiale, entre 7 et 11 kg.

Régime végétarien

Un régime végétarien bien équilibré est excellent du point de vue nutritionnel. L'association de protéines végétales (riz plus lentilles, par exemple) permet de recevoir la totalité des acides aminés essentiels, au lieu de protéines animales, avec – avantage supplémentaire – plus de fibres et de glucides à assimilation lente et moins d'acides gras saturés. Il faut cependant être attentifs aux carences, notamment en vitamines B 2, B 6 et B 12, en fer et en zinc et, dans le cas des végétaliens, en calcium.

Alimentation valorisée

Il est important d'apprendre à valoriser son alimentation.

• Mangez de préférence des produits biologiques. Évitez les produits alimentaires transformés qui contiennent des additifs et des conservateurs.

• Privilégiez les aliments frais. Limitez la cuisson des légumes au minimum, de préférence à la vapeur plutôt que dans de l'eau ou frits – surtout à haute température (mais faites bien cuire la viande et les œufs).

• Buvez de préférence de l'eau filtrée et n'oubliez jamais de laver les légumes et les fruits.

• Comme les éléments nutritifs agissent en synergie, il vaut mieux prendre un complexe minéro-vitaminé plutôt que des sels minéraux et des vitamines séparés (en vérifiant que leur prise est indiquée en cas de grossesse).

• Diversifiez votre alimentation en variant les couleurs afin de recevoir tous les éléments nutritifs essentiels. Selon les Chinois, un régime équilibré combine cinq saveurs : sucrée, amère, salée, acide et piquante.

Inhibiteurs

Certaines substances empêchent l'absorption des éléments nutritifs essentiels.

• Pendant la durée de la grossesse, il faudrait supprimer totalement l'alcool, qui empêche l'absorption des vitamines B, du calcium, du fer, du zinc et du magnésium, et peut augmenter la tension artérielle. L'alcool traverse la barrière du placenta et, si la mère boit, l'enfant boit également.

• Le tabac peut être responsable de fausse couche ou d'accouchement prématuré. Fumer diminue l'apport en oxygène et en éléments nutritifs du bébé (de calcium surtout), ralentissant sa croissance, et peut provoquer des dommages sur l'ADN. La nicotine détruit la vitamine C.

• Le thé et le café ont un effet diurétique et interfèrent avec l'absorption de calcium, de magnésium, de zinc et de fer.

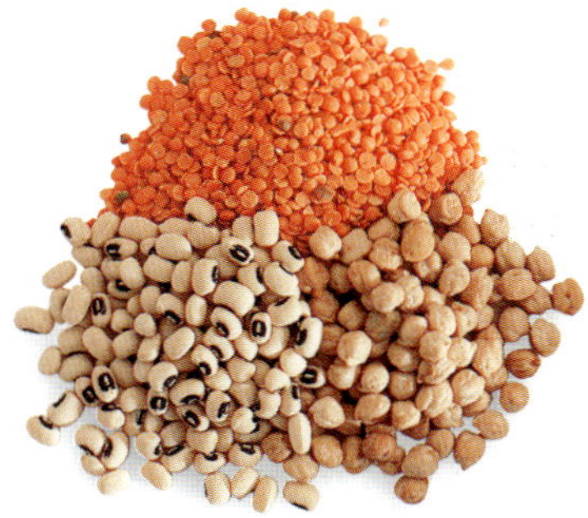

Haricots, pois chiches et lentilles
Il faut consommer des sources variées de protéines végétales afin de recevoir les acides aminés dont le corps a besoin.

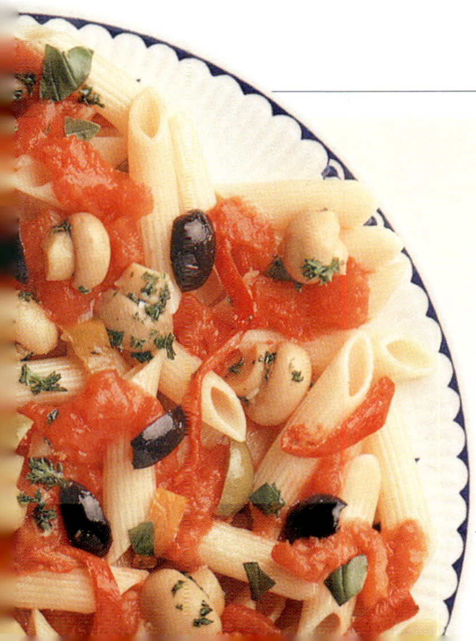

Sels minéraux et vitamines indispensables

Calcium
Lait, fromage, yaourt, légumes secs, noix, tofu, céréales complètes

Fer
Viande, poissons gras, légumes secs, fruits de mer, noix, céréales, graines, fruits secs, légumes verts

Zinc
Viande, huîtres et autres fruits de mer, légumes secs, kiwis

Vitamines B (y compris l'acide folique)
Viande rouge et blanche, poisson, produits laitiers, céréales enrichies, noix, graines, légumes verts et secs, jus d'orange, bananes, avocat, céréales complètes

Vitamine C
Agrumes, tomates, poivrons rouges, fraises, kiwis, persil

Stimuler vos défenses

L'IMMUNITÉ NATURELLE EST LÉGÈREMENT DIMINUÉE en début de grossesse pour empêcher l'organisme de rejeter l'embryon (cela fait partie du processus physiologique normal). En raison de la résistance accrue des bactéries aux antibiotiques, il est important de renforcer ses défenses immunitaires.

POINTS FORTS

Évitez le stress

Adoptez un régime alimentaire équilibré

Évitez les sources de pollution

Dormez tout votre comptant

COMMENT FONCTIONNE LE SYSTÈME IMMUNITAIRE

Les organismes responsables des maladies se trouvent dans l'air, la nourriture et l'eau, ainsi que sur les surfaces que nous touchons. Le système immunitaire défend notre organisme de nombreuses manières, la première étant la barrière physique de la peau et des muqueuses. Les cellules épithéliales produisent du mucus, qui piège les bactéries et les particules inhalées par l'appareil respiratoire, par exemple. Quand un agent pathogène infecte l'organisme, il pénètre dans les cellules où il se multiplie. Des substances chimiques comme l'histamine informent alors le système immunitaire de la présence d'agents infectieux et le sang afflue plus rapidement vers cette zone en transportant des globules blancs spécialisés qui attaquent les envahisseurs.

AFFAIBLISSEMENT DES DÉFENSES IMMUNITAIRES

Lorsque les défenses immunitaires d'une personne sont affaiblies, elle est plus facilement sujette au rhume, à une mauvaise cicatrisation des lésions, à la fatigue chronique et aux infections microbiennes (furoncles, impétigo), virales (rhume, grippe, verrues, herpès, gastro-entérite) et fongiques (mycoses).

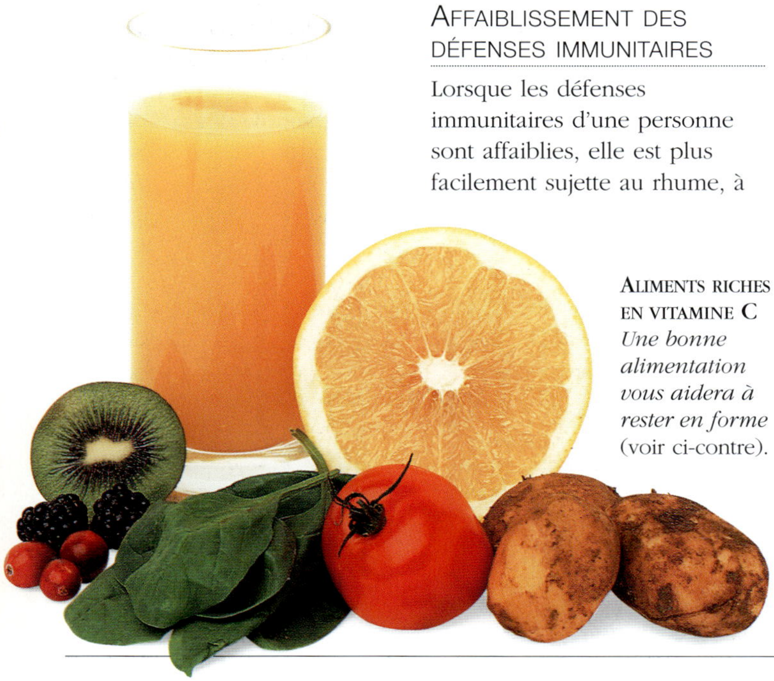

ALIMENTS RICHES EN VITAMINE C *Une bonne alimentation vous aidera à rester en forme* (voir ci-contre).

POURQUOI L'ORGANISME EST AFFAIBLI

Plusieurs facteurs peuvent inhiber ou diminuer l'action du système immunitaire.

- Le stress et l'anxiété.
- Le manque de sommeil (moins de huit heures par nuit).
- Des allergies alimentaires.
- Une mauvaise alimentation (consommer 80 g de sucre suffit à diminuer de moitié l'activité des globules blancs pendant une à cinq heures). En outre, un régime déséquilibré n'apporte pas les éléments nutritifs permettant de stimuler le système immunitaire.
- L'alcool affecte la mobilité des globules blancs.
- La pollution atmosphérique altère les muqueuses.
- Une surconsommation d'antibiotiques nuit aux défenses immunitaires.

Manger pour être en forme

Nutriment	Rôle protecteur	Sources alimentaires
Vitamine A	*Renforce les tissus, les cellules et les muqueuses*	*Huiles de poisson, jaune d'œuf, fromage, yaourt, carottes, épinards, brocolis, tomates*
Vitamine C	*Accroît la résistance aux infections*	*Fruits, surtout les agrumes et les baies, pommes de terre, persil*
Vitamine E	*Protège des radicaux libres et des infections*	*Noix fraîches, graines, huiles de première pression à froid*
Zinc	*Combat les infections, préserve la santé du système immunitaire*	*Gingembre, graines de tournesol, huiles de première pression à froid*
Sélénium	*Renforce le système immunitaire, combat l'infection ; antioxydant*	*Thon, hareng, germes de blé, noix du Brésil, fruits de mer, graines*
Légumes verts	*Renforcent le système immunitaire, protègent contre les microbes et les virus*	*Légumes contenant de la chlorophylle, le pigment vert des végétaux*

Thérapies naturelles

Une alimentation équilibrée maintient le système immunitaire en bonne santé *(voir ci-dessus)*. Les thérapies naturelles permettent d'accroître les défenses de l'organisme.

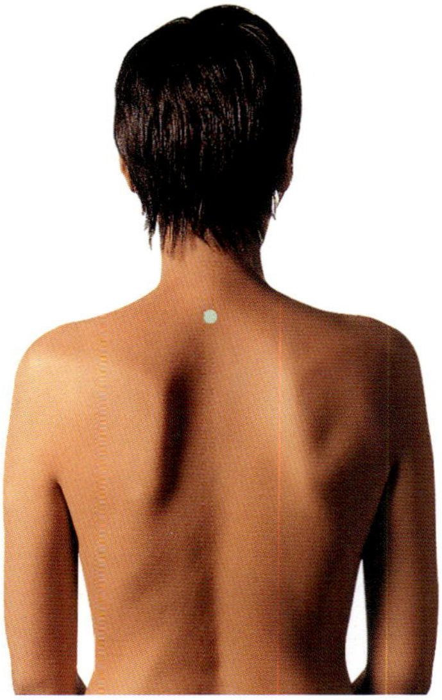

Stimuler le système immunitaire
Presser le point d'acupuncture situé à la base de la nuque (14 VG) stimule la production de globules blancs.

• **Acupuncture** Si le système immunitaire est affaibli, le corps résiste mal aux infections ; mais les facteurs climatiques comme le vent, le froid, la chaleur et l'humidité jouent également un rôle. En cas de maladie due au froid, il suffit de chauffer certains points d'acupuncture. Si la cause est la chaleur, on peut au contraire agir sur des points d'acupuncture pour libérer un excès de chaleur. L'acupuncture permet aussi d'accroître le nombre des globules blancs *(voir ci-contre)*.

• **Aromathérapie** L'huile essentielle de mélaleuca possède des propriétés bactéricides et c'est un bon antiseptique naturel à appliquer sur la peau. L'inhalation de quelques gouttes d'huile essentielle (HE) ajoutées à de l'eau chaude peut soulager une infection respiratoire. Des HE aux vertus anti-inflammatoires comme la camomille, la lavande, la rose ou le bois de santal soulageront un mal de gorge ou une infection pulmonaire. Les difficultés respiratoires sont calmées par les huiles essentielles d'eucalyptus, de menthe, d'encens ou de mélaleuca.

• **Phytothérapie** Indiquée pour soigner les infections virales et microbiennes, l'échinacée s'utilise sans risque chez la femme enceinte, jusqu'à la guérison (en gélules ou en gouttes). L'ail renferme de l'allicine, aux vertus fongicides, antiseptiques et antibiotiques. Les personnes qui mangent régulièrement de l'ail sont moins sujettes aux cancers. La mélisse convient aux poussées de fièvre associées à une infection virale. Pour soulager un mal de gorge ou des maux d'estomac, buvez une infusion composée de gingembre, de cannelle en poudre, de citron et de miel (pour édulcorer).

Grossesse et maladies

LE FAIT D'ÊTRE ENCEINTE n'empêche pas d'être malade ou de subir une infection. La meilleure prévention consiste à stimuler le système immunitaire. Il existe des remèdes naturels et sans danger qui renforcent les défenses immunitaires et soignent les affections bénignes qui surviennent pendant la grossesse.

POINTS FORTS

Renforcez vos défenses

Évitez les personnes contagieuses

Dormez bien, buvez beaucoup

Consultez un médecin en cas de vomissements ou de diarrhée

RHUME ET GRIPPE

Si vous attrapez un rhume ou une grippe pendant votre grossesse, vous pouvez faire appel à la phytothérapie ou à l'homéopathie. Un bon remède consiste à faire infuser à feu doux, pendant 15 minutes, 1,5 cl de jus de concentré de pommes avec 30 cl d'eau filtrée, 2,5 g de gingembre frais râpé, un bâton de cannelle et deux clous de girofle. Filtrez et buvez-en trois tasses par jour. Une infusion *(voir p. 150)* de fleurs de sureau, d'achillée millefeuille et de menthe soulage le rhume.

L'homéopathie préconise:

- *Aconitum* 5 CH dès les premiers symptômes (dont maux de tête) après avoir pris froid.
- *Belladona* 5 CH en cas de fièvre ou de maux de tête survenant brutalement.
- *Rhus toxicodendron* 5 CH contre la fièvre, l'état d'épuisement, les muscles et les articulations douloureuses.
- *Nux vomica* 5 CH pour le coryza, le rhume des foins, le mal de gorge, améliorés par la chaleur.

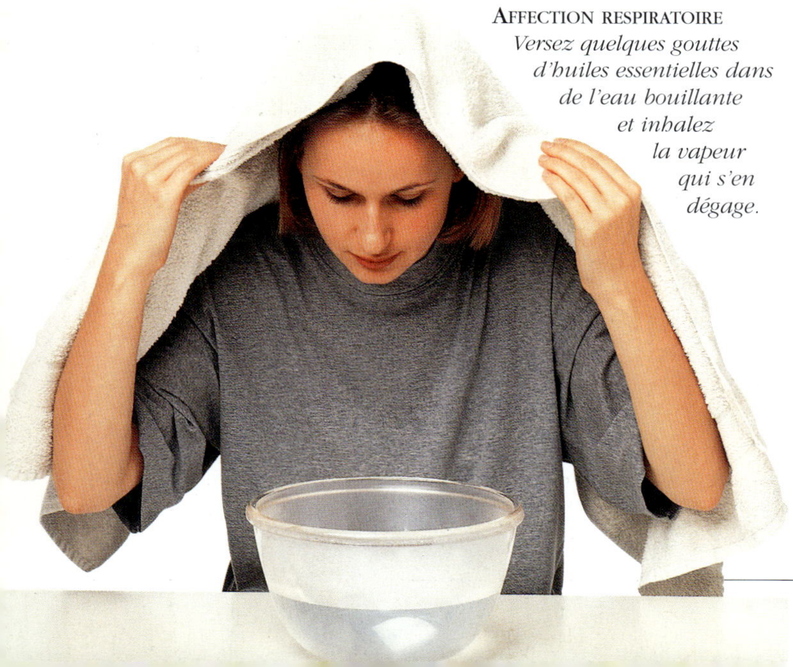

AFFECTION RESPIRATOIRE *Versez quelques gouttes d'huiles essentielles dans de l'eau bouillante et inhalez la vapeur qui s'en dégage.*

PARASITES

Les poux résistent aux shampooings traitants, et sont devenus courants dans bien des écoles. Si vous êtes enceinte, préférez les solutions naturelles aux shampooings à base de produits chimiques :

- Pensez à utiliser le classique peigne antipoux.
- Massez le cuir chevelu avec un mélange à parts égales d'huile de palme et d'huile essentielle de géranium ou de lavande. Laissez agir une heure avant de rincer.
- Appliquez sur le cuir chevelu un mélange à parts égales d'HE de melaleuca et d'eau.

CYTOMÉGALOVIRUS (CMV)

Cette affection qui peut survenir au cours d'une grossesse est causée par un type d'herpèsvirus. Les symptômes sont ceux d'une grippe atténuée. Plus de 50 % des femmes enceintes sont immunisées et seul un petit nombre des femmes infectées transmettront l'infection au bébé qui peut en mourir. Un dépistage sanguin permet de savoir si l'on est immunisée.

Homéopathie et troubles digestifs

Symptômes	Médicament et dosage
Brûlures d'estomac, frissons, anxiété, soif, aggravation des symptômes entre minuit et 2 heures	*Arsenicum album* 5 CH, 3 granules par heure jusqu'à 10 prises
Diarrhée, crises de larmes, aggravation la nuit	*Pulsatilla* 5 CH, 3 granules par heure, jusqu'à 10 prises
Vomissements fréquents, ballonnement, selles jaunes, frissons, aggravation en mangeant	*China* 5 CH, 3 granules par heure jusqu'à 10 prises
Diarrhée aggravée par le mouvement, gargouillements d'estomac, selles liquides, pâles et abondantes	*Phosphoricum acidum* 5 CH, 3 granules par heure jusqu'à 10 prises
Brûlures d'estomac, sang dans les selles, vomissements en jet envie d'eau glacée, extrémités froides	*Phosphorus* 5 CH, 3 granules par heure jusqu'à 10 prises
Suspicion de salmonellose : diarrhée douloureuse et fièvre	*Baptisia* 5 CH, 3 granules par heure jusqu'à 10 prises
Vomissements incessants, selles verdâtres et nauséabondes	*Ipeca* 5 CH, 3 granules par heure jusqu'à 10 prises

Varicelle

Les femmes sont bien souvent immunisées dès leur enfance, mais il faut s'en assurer par un dépistage sanguin. Le virus se transmet par la toux et les éternuements. La varicelle est redoutable au cours du premier trimestre (surtout les huit premières semaines) : elle peut affecter le développement du fœtus. Au-delà de 12 semaines, le risque est moindre sauf tout à la fin. L'homéopathie préconise :

- En prévention, *Rhus tox.* 30 CH, une fois par jour pendant dix jours, si vous avez été en contact avec le virus.
- Dès les premiers symptômes, *Aconitum* 30 CH ; lorsqu'il y a fièvre et éruption, *Belladona* 30 CH.
- *Sulfur* 5 CH si la démangeaison est insoutenable. Enduisez les vésicules de miel ou d'une lotion à base de 5 gouttes d'HE de bergamote diluées dans 0,5 cl de base huileuse. Pour traiter et adoucir la peau, ajoutez 5 gouttes d'HE de camomille à une huile de base. La teinture d'échinacée diluée dans une part égale d'eau soulage les démangeaisons.

Intoxications alimentaires

Évitez certains aliments : fromages à pâte molle non pasteurisés (camembert), bleus et roquefort, plats préparés vendus au rayon des produits frais, pâté, œufs crus (mayonnaise ou glace faites maison), sushis et viande saignante.

- La listériose peut se contracter en mangeant des fromages à pâte molle ou du poulet. Le bacille traverse la barrière du placenta. L'infection au cours du premier trimestre risque de provoquer un avortement et, lors du deuxième trimestre, un accouchement prématuré. L'infection est rare, mais le bacille peut vivre jusqu'à 4 °C, la température habituelle dans un réfrigérateur
- La toxoplasmose est redoutable chez la femme enceinte. La contamination se fait en mangeant ou en manipulant de la viande crue ou saignante ou encore en touchant des excréments de chat contaminé. Le toxoplasme traverse la barrière placentaire (avec un risque majeur de la 10e à la 24e semaine). Le meilleur traitement est la prévention pour éviter un avortement ou la naissance d'un enfant mort-né.
- La salmonellose est une intoxication courante (les 200 types de salmonelles ne traversent pas la barrière du placenta). Voir ci-dessus les remèdes homéopathiques efficaces. En phytothérapie, citons les infusions de graines d'anis, de fenouil, de camomille ou de menthe, ainsi qu'une décoction de gingembre avec un bâton de cannelle, du jus de citron et du miel.

Exercices physiques

UNE PRATIQUE RÉGULIÈRE TOUT AU LONG DE LA GROSSESSE présente de nombreux avantages. Elle stimule la vitalité, entretient et améliore la circulation sanguine ainsi que la souplesse, et permet d'adopter de bonnes postures. C'est également utile pour préparer les muscles qui seront sollicités durant l'accouchement.

POINTS FORTS

Cessez en cas de gêne, voire de douleur, et consultez le praticien qui suit votre grossesse

*

Évitez d'avoir trop chaud

*

Limitez à 15 minutes la durée des exercices fatigants

CHANGEMENTS PHYSIOLOGIQUES

L'organisme est bouleversé par la grossesse. Les modifications hormonales sont très importantes ; ainsi, la relaxine produite à partir de la deuxième semaine de la grossesse détend les ligaments pour permettre au bassin de s'ouvrir durant l'accouchement. Les autres ligaments du corps sont également détendus, ce qui peut affecter la stabilité des articulations ; évitez les étirements trop intenses qui risquent de nuire à la colonne vertébrale et au bassin. Pour sa part, la progestérone agit sur le diaphragme et sur les côtes qui s'écartent légèrement afin de laisser plus de place au fœtus. Comme votre tour de taille et votre poids vont augmenter, votre centre de gravité va se déplacer. Vous aurez peut-être du mal à coordonner vos mouvements et à trouver votre équilibre. En outre, votre cœur va pomper 40 % de sang en plus durant cette période et, de ce fait, augmenter de volume.

PRINCIPES DE BASE

Ce n'est pas le moment de démarrer un cours d'aérobic, sauf s'il est conçu pour des femmes enceintes. Si vous pratiquez ce type d'activité physique et voulez rester en forme, vous pouvez continuer à la condition de respecter certaines règles.

- Votre rythme cardiaque ne doit pas dépasser 140 pulsations par minute et les exercices fatigants n'excéderont pas 15 minutes.
- D'après plusieurs études, la pratique intensive élève la température interne du corps et provoque une vasoconstriction (resserrement des vaisseaux) ce qui réduit l'apport en oxygène vers l'utérus et oblige le cœur du fœtus à battre plus vite.
- Comme vous avez pris du poids, faites attention lorsque vous sautez ou faites des mouvements brusques, car cela pourrait nuire à vos articulations. Soyez à l'écoute de votre corps.
- Cessez tout exercice dès qu'il devient désagréable. Évitez les positions instables, comme tenir longtemps sur une seule jambe. Pratiquez les sports conseillés pour chaque trimestre *(voir p. 32-33, 50-51 et 74-75)*. Commencez toujours par un bon échauffement et terminez par un exercice de retour au calme *(voir p. 32)*.

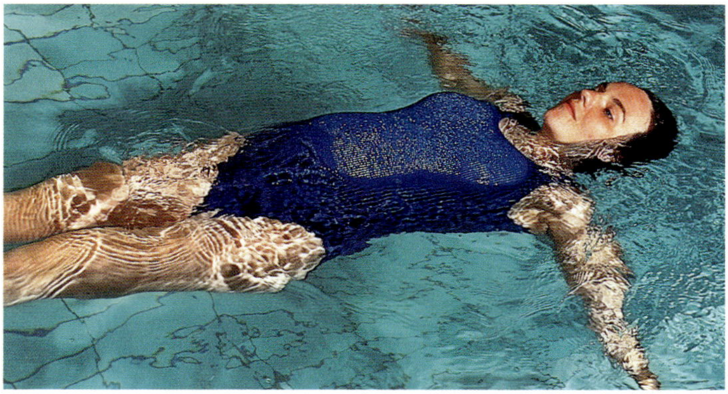

AQUAGYM
C'est l'activité physique idéale, car la pesanteur étant moindre, les articulations et l'utérus subissent moins de tensions.

Sports appropriés

Choisissez de préférence une activité conçue spécialement pour les femmes enceintes, avec une partie destinée au système cardiovasculaire, un programme de musculation adapté et de la relaxation. Les exercices fatigants ne doivent pas excéder 15 minutes et le professeur doit connaître les changements physiologiques propres à la grossesse. Vous pouvez aussi faire un peu de vélo, sans forcer, sachant que vous serez peut-être gênée par le déplacement de votre centre de gravité. Marcher est excellent et mieux adapté à la grossesse que le jogging. La natation et l'aquagym sont à privilégier. La résistance de l'eau accroît l'efficacité des exercices et la tension sur le bas du dos disparaît car l'utérus est porté par l'eau. Évitez les sports collectifs comme le basket-ball ou le volley-ball.

Respecter les saisons

La médecine traditionnelle chinoise accorde une grande importance à l'harmonie avec la nature et les saisons. Selon la théorie des cinq éléments *(voir p. 133)*, les changements apportés par chaque saison agissent sur notre vitalité et notre bien-être. Ainsi, l'activité physique doit, tout comme l'alimentation et le mode de vie, s'adapter au rythme des saisons *(voir ci-dessous)*.

Activité physique et harmonie avec la nature

Selon la tradition chinoise, il faudrait adapter son activité physique à la période de l'année afin d'être en harmonie avec son environnement. Chaque saison se prête à un sport différent. Le printemps, l'été et la fin de l'été sont yang tandis que l'automne et l'hiver sont yin. En tenant compte de la période qui précède la conception, une grossesse dure en fait 12 mois, soit les cinq divisions saisonnières (voir p. 133).

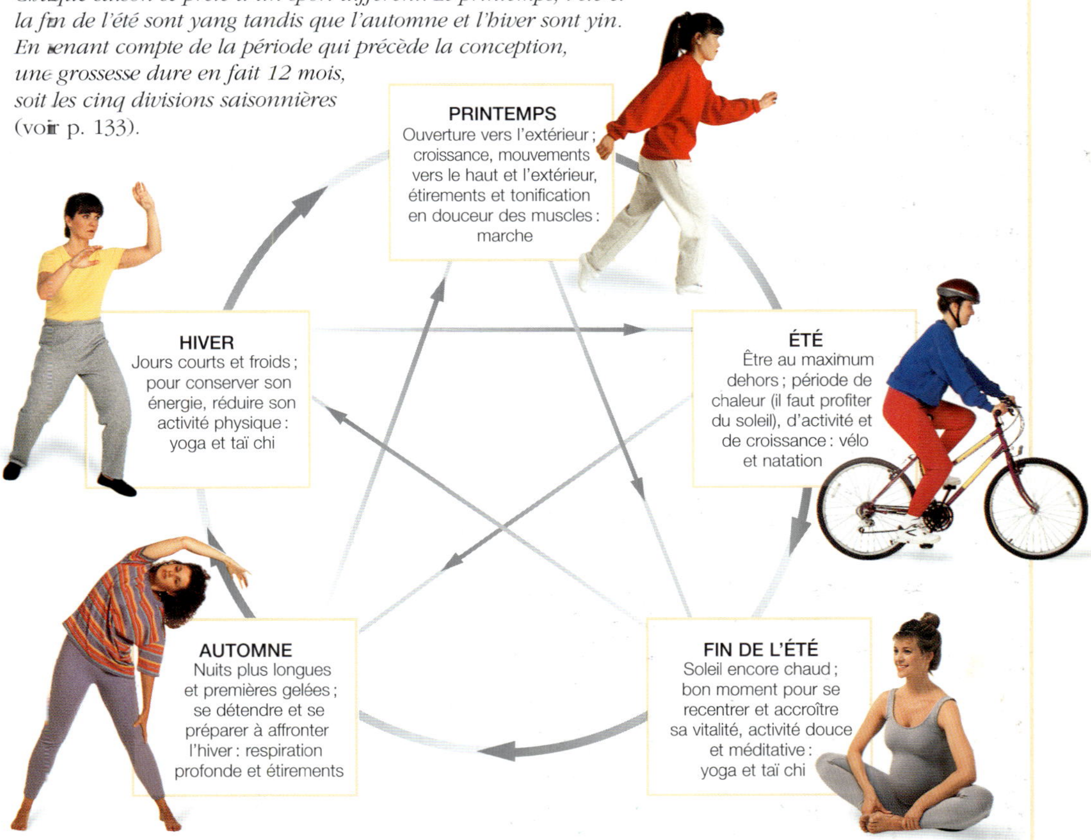

Chez soi et au travail

QUE VOUS TRAVAILLIEZ OU NON, votre environnement agit sur l'état général, mental et physique. Aménagez l'endroit où vous passer le plus de temps en laissant s'exprimer votre désir naturel de créer un nid douillet afin de réaliser un cadre de vie agréable, harmonieux et relaxant, bourré d'énergie positive.

POINTS FORTS

Limitez le stress

Évitez les sources de pollution

Faites que votre cadre de vie soit agréable et relaxant

Ne vous épuisez pas au travail

TRADITION CHINOISE

Le feng shui est une notion ancestrale de compréhension et d'utilisation du *chi*, cette énergie cosmique qui circule dans tous les lieux, apportant partout sa force positive de vie, de bonheur, de prospérité et de santé. Vous améliorerez votre cadre de vie en suivant certains préceptes du feng shui.

- Placez des miroirs et des surfaces réfléchissantes qui capteront l'image du paysage extérieur et chasseront les mauvaises énergies à l'extérieur.
- Clochettes et carillons à vent stimuleront un *chi* stagnant (n'en placez pas dans la chambre à coucher).
- Des fleurs et des plantes apporteront une bonne énergie yang : ôtez les fleurs fanées et évitez cactus et plantes grasses. Les plantes sont déconseillées dans la chambre à coucher, mais pas les fruits. La grenade, en particulier, symboliserait la fécondité.
- Aérez bien les pièces et changez l'air confiné en ouvrant toutes les fenêtres au moins une fois par semaine.
- Mettez, une fois par semaine, de la musique forte et joyeuse pour faire le plein d'énergie.
- Veillez à ce que l'image d'un lit ne se reflète pas dans un miroir, cela pourrait être source de problèmes cardiaques.
- Ne dormez jamais sous une poutre apparente (déplacez le lit ou masquez la poutre).
- Disposez votre lit en diagonale par rapport à la porte de la chambre pour que ni votre tête ni vos pieds ne soient orientés vers cette porte.
- La tête du lit devrait toujours être contre un mur.
- Évitez une fontaine ou autre jeu d'eau dans une chambre à coucher.
- Les murs d'une chambre peints en rouge stimuleraient le désir amoureux et porteraient chance aux couples désireux de fonder une famille.

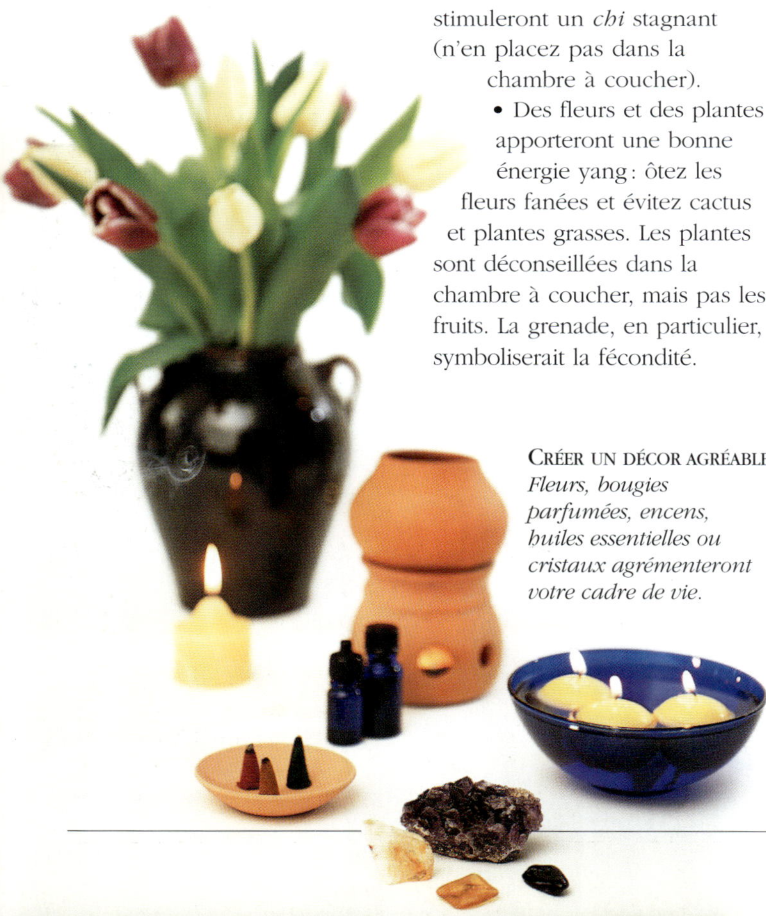

CRÉER UN DÉCOR AGRÉABLE *Fleurs, bougies parfumées, encens, huiles essentielles ou cristaux agrémenteront votre cadre de vie.*

FAIRE PLACE NETTE

Vous vous préparez à accueillir un nouvel être dans votre vie. Trouvez le temps pour faire de l'ordre et jeter ce qui est inutile. Cela vous permettra de faire de la place – au sens propre et au sens figuré – pour votre futur enfant. Pour la décoration, choisissez les couleurs en imaginant que vous amenez de la lumière, du bonheur et de l'harmonie. Évacuez l'énergie stagnante en faisant sonner des cloches ou un carillon, ou tout simplement en claquant des mains, surtout dans les angles. Apportez des fleurs fraîches, allumez des bougies et de l'encens ou vaporisez dans la pièce de l'eau additionnée de quelques gouttes d'huile essentielle de lavande, de mandarine ou de pamplemousse.

Fuyez la pollution

Évitez au maximum le contact avec les sources de pollution en tout genre.

- Ne restez pas près d'un four à micro-ondes lorsqu'il fonctionne.
- Évitez la proximité des lignes à haute tension pendant votre grossesse.
- Utilisez de préférence des produits d'entretien et des produits phytosanitaires naturels et écologiques (lisez bien les étiquettes).
- Déplacez-vous en automobile plutôt aux heures creuses et remontez toujours les vitres lorsque vous passez sous un tunnel.
- Lavez bien tous les fruits et légumes et ôtez les feuilles extérieures des légumes. Mangez de préférence des produits biologiques.
- Évitez les ustensiles de cuisine en aluminium ainsi que le papier aluminium.

Vos conditions de travail

Si vous n'occupez pas un emploi particulièrement dangereux ou fatigant, et si votre grossesse se déroule normalement, vous devriez pouvoir continuer à travailler jusqu'à la 32e semaine. Il faut cependant prendre certaines précautions.

- Si vous travaillez sur ordinateur, vérifiez que l'écran est à la bonne distance et à la bonne hauteur, et faites souvent de courtes pauses.
- Asseyez-vous aussi souvent que possible avec les jambes surélevées *(voir ci-dessous)*. N'ayez pas peur de demander de l'aide si vous en avez besoin et faites une pause lorsque vous êtes fatiguée.
- Vérifiez que vous connaissez bien les articles du code du travail relatifs à la maternité.

Thérapies naturelles

Plusieurs thérapies relevant de la médecine douce permettent de vivre dans une atmosphère positive et sereine.

- En élixir floral, l'achillée millefeuille est indiquée en cas de stress de toute sorte, dont les radiations et autres sources toxiques, et lors des voyages, surtout en avion (évitez d'ailleurs de prendre l'avion durant le premier trimestre de votre grossesse, surtout si des risques de fausse couche existent). Ce remède peut être avalé ou appliqué sur le ventre.
- Le quartz peut avoir une influence bénéfique sur un lieu de vie ou de travail. Placez-en, par exemple, à proximité de votre ordinateur si vous l'utilisez souvent. Les cristaux d'ambre, de citrine et de tourmaline protégeraient, du moins en partie, contre les radiations et les ondes électromagnétiques. Un cristal de couleur vive, accroché à l'entrée, aurait une influence favorable sur le *chi*.

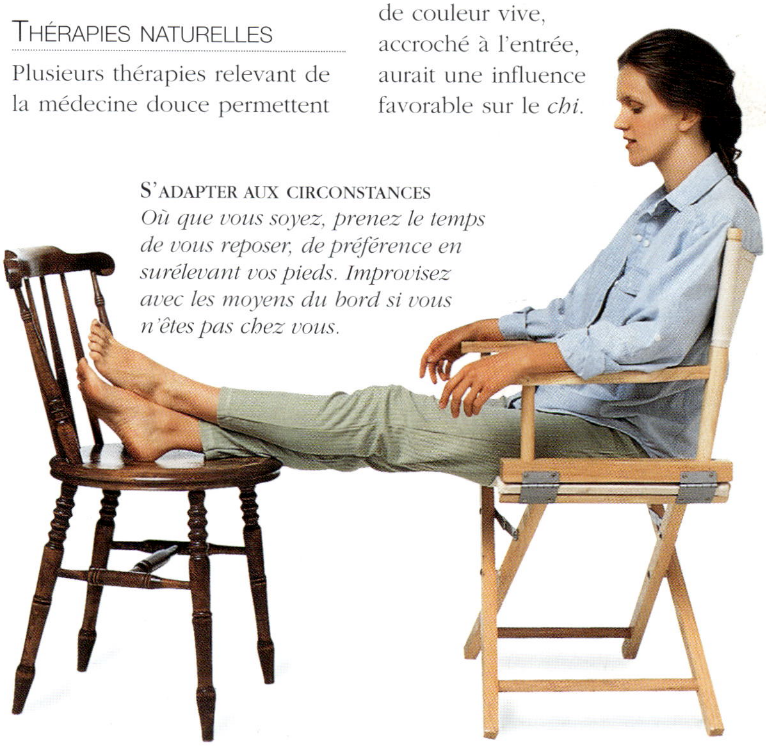

S'ADAPTER AUX CIRCONSTANCES
Où que vous soyez, prenez le temps de vous reposer, de préférence en surélevant vos pieds. Improvisez avec les moyens du bord si vous n'êtes pas chez vous.

Bilan prénatal

TOUTES LES FEMMES ENCEINTES SONT SUIVIES médicalement durant leur grossesse. Certains tests de dépistage d'une anomalie fœtale pourront vous être proposés en fonction de vos antécédents familiaux, de vos précédentes grossesses ou de votre âge. Avant de les pratiquer, renseignez-vous sur les risques courus par le fœtus.

POINTS FORTS

Ayez toujours votre carnet de grossesse avec vous

Prenez dans le calme la décision d'effectuer les examens proposés

Ne manquez aucune consultation prénatale

EXAMENS DE ROUTINE

Lors de votre première visite, le gynécologue-obstétricien notera vos antécédents médicaux et cherchera à déterminer le terme théorique de votre grossesse. Il vous examinera, vous pèsera, notera votre pouls et votre tension artérielle (essayez d'être bien détendue). Il vous donnera des conseils sur l'alimentation, le tabac, l'alcool et l'hygiène de vie. Il vous prescrira enfin des analyses de sang et d'urine pour voir si vous ne courez aucun risque. Vous serez suivie tous les mois puis, à la fin, tous les quinze jours, voire toutes les semaines.

ANALYSES DE SANG ET D'URINE

Une analyse de sang permettra de vérifier que vous n'êtes pas anémiée et ne souffrez d'aucune pathologie, de confirmer votre groupe sanguin et votre facteur rhésus (à la recherche d'un risque d'incompatibilité mère-enfant : une mère rhésus négatif développera vers la 28e semaine des anticorps si son bébé a un rhésus positif). On pourra en outre savoir si vous êtes immunisée contre la rubéole (il faudra, le cas échéant, contrôler la sérologie tous les mois durant les six premiers mois), la toxoplasmose et le cytomégalovirus. En cas de doute sur la date de la conception, un dosage de prolan lèvera l'incertitude. On peut également rechercher différentes maladies pouvant

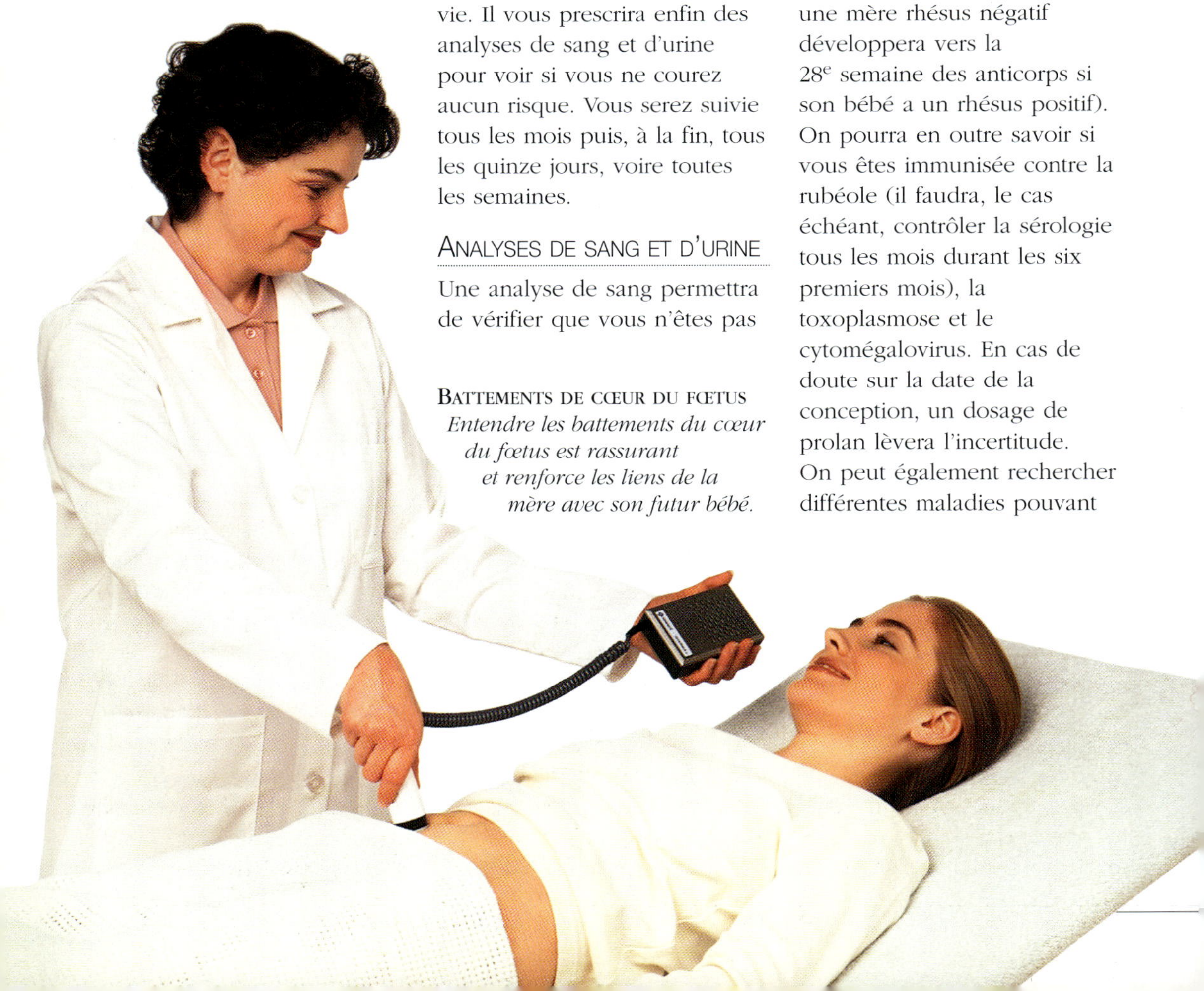

BATTEMENTS DE CŒUR DU FŒTUS *Entendre les battements du cœur du fœtus est rassurant et renforce les liens de la mère avec son futur bébé.*

EXAMENS PRÉNATAUX

DOSAGE DES ALPHAFŒTOPROTÉINES Ce test sanguin est proposé entre la 15e et la 18e semaine pour vérifier le niveau des protéines et, surtout, dépister une anomalie chromosomique (spina-bifida, hydrocéphalie, etc.). Il permet parfois à une femme âgée de 40 ans ou plus d'éviter le recours à une amniocentèse lorsque le résultat est normal. Le résultat n'est pas toujours fiable : des taux bas ou élevés d'alphafœtoprotéines ont été trouvés chez des femmes dont l'enfant s'est avéré parfaitement normal ou qui souffraient de fortes nausées. Il faut attendre environ 10 jours pour avoir le résultat.	AVANTAGES *Examen anodin, sans risque pour l'enfant et dépourvu d'effets secondaires.* INCONVÉNIENTS *Efficace dans 50 % des cas environ ; on obtient de faux résultats positifs dans 5 à 10 % des cas.*
BIOPSIE DU TROPHOBLASTE Ce prélèvement d'un minuscule morceau des villosités tapissant le placenta permet de détecter une anomalie chromosomique et génétique comme un syndrome de Down (trisomie 21) ou une anémie à hématies falciformes. On insère une sonde dans l'utérus, entre la 8e et la 12e semaine, afin de prélever quelques cellules.	AVANTAGES *Examen très fiable donnant des résultats préliminaires au bout de 48 heures.* INCONVÉNIENTS *Le risque de fausse couche est de 1 %.*
AMNIOCENTÈSE On ponctionne un peu de liquide amniotique, sous anesthésie locale, par une minuscule incision dans la paroi abdominale, aux environs de la 18e semaine de grossesse, afin d'établir un caryotype permettant de diagnostiquer une éventuelle anomalie chromosomique comme le syndrome de Down (trisomie 21). Il faut attendre 2 ou 3 semaines pour avoir les résultats.	AVANTAGES *Fiable à 90 % ; permet de connaître le sexe de l'enfant (important pour certaines pathologies).* INCONVÉNIENTS *Risque de fausse couche (- de 1%) ; désagréable ; risque de saignement ou d'infection ; révèle peu d'anomalies.*
TEST TRIPLE/QUADRUPLE/ DE RÉACTION À L'ACTIVITÉ BIOLOGIQUE Ce sont des examens sanguins destinés à améliorer le dépistage d'une anomalie chromosomique (comme la trisomie 21), d'un problème de fermeture du tube neural chez le fœtus (comme l'anencéphalie, absence d'encéphale, ou un spina-bifida) ou encore d'une anémie hypochrome.	AVANTAGE *Aucun risque de fausse couche.* INCONVÉNIENTS *La fiabilité est de 60 % à 80 %.*

être transmises au bébé comme les hépatites B ou C, l'herpès génital, la syphilis ou le sida. L'analyse d'urine cherchera à déceler la présence de sucre, d'albumine ou de sang.
On peut également doser les cétones qui diminuent l'efficacité du transport de l'oxygène par le sang ainsi que les protéines qui peuvent révéler un risque d'éclampsie ou d'infection.
En cas de diabète, votre glycémie sera surveillée régulièrement et l'on pourra vous prescrire une épreuve d'hyperglycémie provoquée.

ÉCHOGRAPHIES

On réalise généralement trois échographies : la première à la 12e semaine, la deuxième à la 22e semaine et la dernière à la 32e semaine. Cette méthode d'analyse par ultrasons, non douloureuse et sans aucun risque, permet de confirmer la grossesse et, de ce fait, la date du terme, de vérifier la bonne insertion du placenta et, surtout, de visualiser le bébé et son développement, à la recherche d'une grossesse multiple et d'éventuelles anomalies.

Grossesses particulières

CERTAINES GROSSESSES dites à risque font courir au fœtus un plus grand danger. En cas de complication, des professionnels du corps médical vous suivront de près tout au long de votre grossesse. Il faudra surveiller votre alimentation et d'autres aspects de votre mode de vie.

POINTS FORTS

Reposez-vous le plus possible

Arrêtez de travailler plus tôt

Veillez à ce que votre alimentation contienne les nutriments essentiels

Signalez symptômes et changements

GROSSESSES GÉMELLAIRES

Bien souvent, les femmes qui donnent naissance à des jumeaux ou à des triplés ont suivi un traitement contre la stérilité. Une grossesse multiple présente peu de risques, mais il est probable que vous accouchiez avant terme. Vous serez plus sujette à des troubles mineurs tels que nausées matinales, brûlures d'estomac, dorsalgies, troubles du sommeil, fatigue et hypertension artérielle *(voir p. 36-43, 54-67 et 78-91)*. L'essentiel est de vous reposer le plus possible et d'adopter un régime équilibré, en privilégiant les aliments riches en fer et en acide folique afin de prévenir le risque d'anémie, fréquent lorsque l'on attend plus d'un enfant.

MÈRES DE PLUS DE 40 ANS

De plus en plus de femmes ont un enfant après 40 ans. Il est alors plus important d'avoir une alimentation saine et une bonne hygiène de vie. Si vous êtes dans ce cas, vous pourrez bénéficier d'un congé maternité plus long et vous aurez besoin de plus de repos – surtout entre 17 heures et 19 heures *(voir p. 132)* – ainsi que

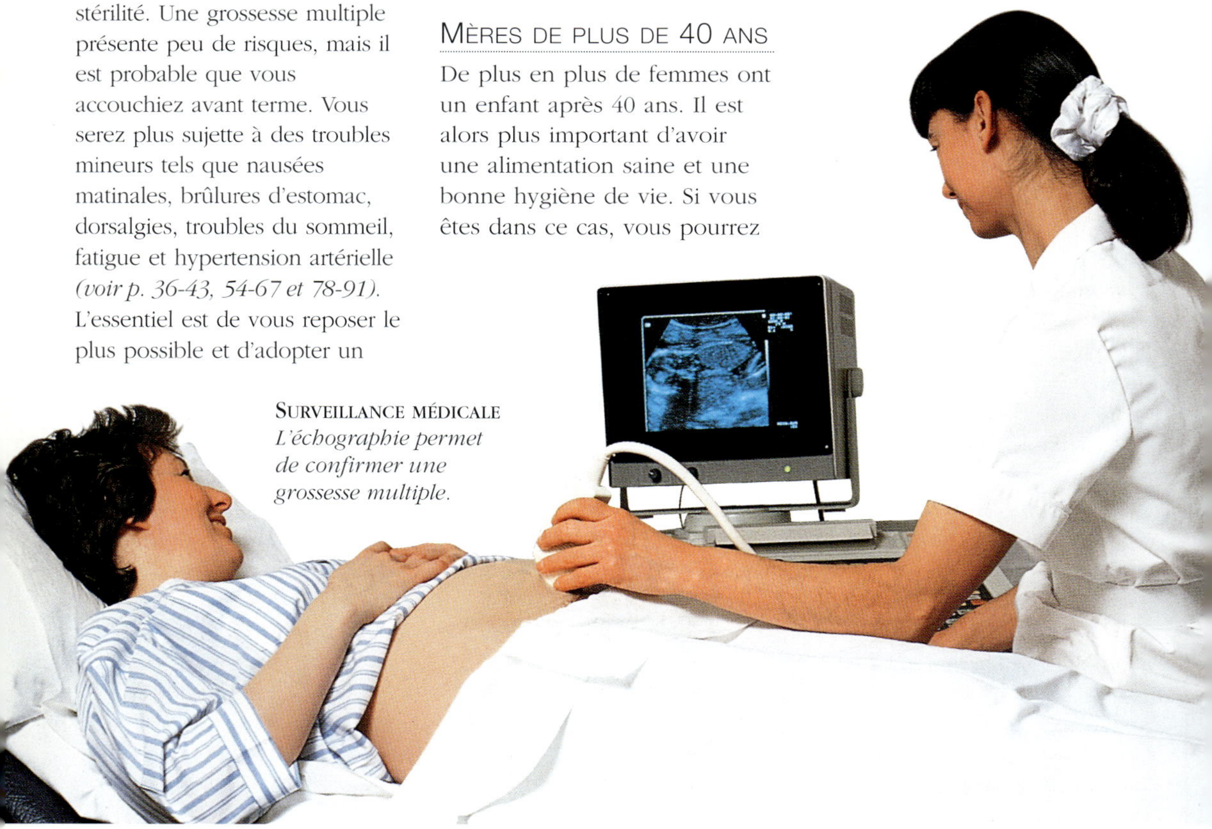

SURVEILLANCE MÉDICALE *L'échographie permet de confirmer une grossesse multiple.*

d'adopter un régime équilibré *(voir p. 12-13)* en prenant éventuellement un complexe multiminéraux-multivitamines.

Fécondation in vitro (FIV)

Les femmes ayant recours à l'assistance médicale à la procréation doivent bien se préparer. Parfois plus âgées que la moyenne, elles souffrent – aux yeux de la médecine chinoise traditionnelle – d'une faiblesse des reins, siège de l'énergie ancestrale, que pourra corriger un acupuncteur. Prenez plusieurs jours de congé afin d'être bien reposée pour la FIV. Privilégiez les aliments riches en zinc et en acides gras essentiels.

Naissance prématurée

Un enfant est prématuré lorsqu'il naît 6 semaines ou plus avant le terme. Si cela vous est arrivé lors d'une précédente grossesse, il se peut que vous fassiez de même cette fois encore. L'acupuncture peut s'avérer utile à la condition de débuter le traitement en milieu de grossesse. Reposez-vous et adoptez un régime équilibré, en privilégiant les aliments riches en acides gras essentiels, en zinc et en fer. Buvez beaucoup d'eau pour éviter une infection urinaire, source parfois de prématurité, et faites attention aux douleurs au bas du dos qui peuvent indiquer que le travail a commencé.

Diabète

Le diabète gravide, qui apparaît durant la grossesse, touche environ 5 % de femmes qui n'avaient aucun antécédent. Cette affection – révélée par une classique analyse d'urine – survient le plus souvent durant la seconde moitié de la grossesse. Vous serez alors plus facilement sujette aux cystites, candidoses et à l'hypertension artérielle. On vous proposera peut-être, à la 36e semaine, de déclencher le travail ou de pratiquer une césarienne. Vous serez bien suivie par toute l'équipe médicale, dont un diététicien. Il faudra vous astreindre à un régime draconien : manger peu et souvent, choisir avec soin vos aliments *(voir ci-dessous)* et limiter la prise d'alcool. Un traitement homéopathique du terrain *(voir p. 148-149)*, pratiqué par un thérapeute qualifié, pourra vous aider.

Réduire l'apport de sucre

Évitez certains aliments si votre analyse d'urine révèle la présence de sucre.

À ÉVITER
- Sucre, boissons sucrées, apéritifs et sirops, biscuits et gâteaux, crèmes et certaines conserves
- Aliments gras
- Sel et aliments salés
- Produits alimentaires industriels

À PRIVILÉGIER
- Sucres lents (pain, pâtes, riz, céréales…)
- Fruits et légumes
- Légumes secs
- Aliments à teneur réduite en matière grasse

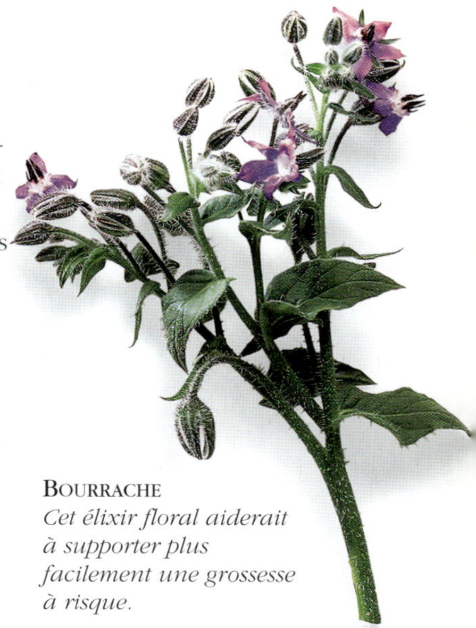

Bourrache
Cet élixir floral aiderait à supporter plus facilement une grossesse à risque.

Thérapies naturelles et grossesses à risque

En cas de grossesse à risque, il est indispensable d'informer l'équipe médicale, des thérapies naturelles que vous comptez suivre. Par ailleurs, choisissez un thérapeute qualifié et au fait de votre état. Les élixirs floraux sont des remèdes doux, pouvant être proposés dans bien des cas : angélique en début de grossesse, en cas d'antécédents de fausse couche ; bourrache pour procurer un peu de sérénité si le contexte de la grossesse est difficile ; églantine en cas de grossesse à risque ; gentiane afin de mieux accepter les coups durs qui surviennent pendant la grossesse ; lis de Mariposa afin de garder une attitude positive à tous les stades de la grossesse ; et, enfin, lis tigré pour que la grossesse se déroule dans les meilleures conditions possibles chez une femme de plus de 40 ans.

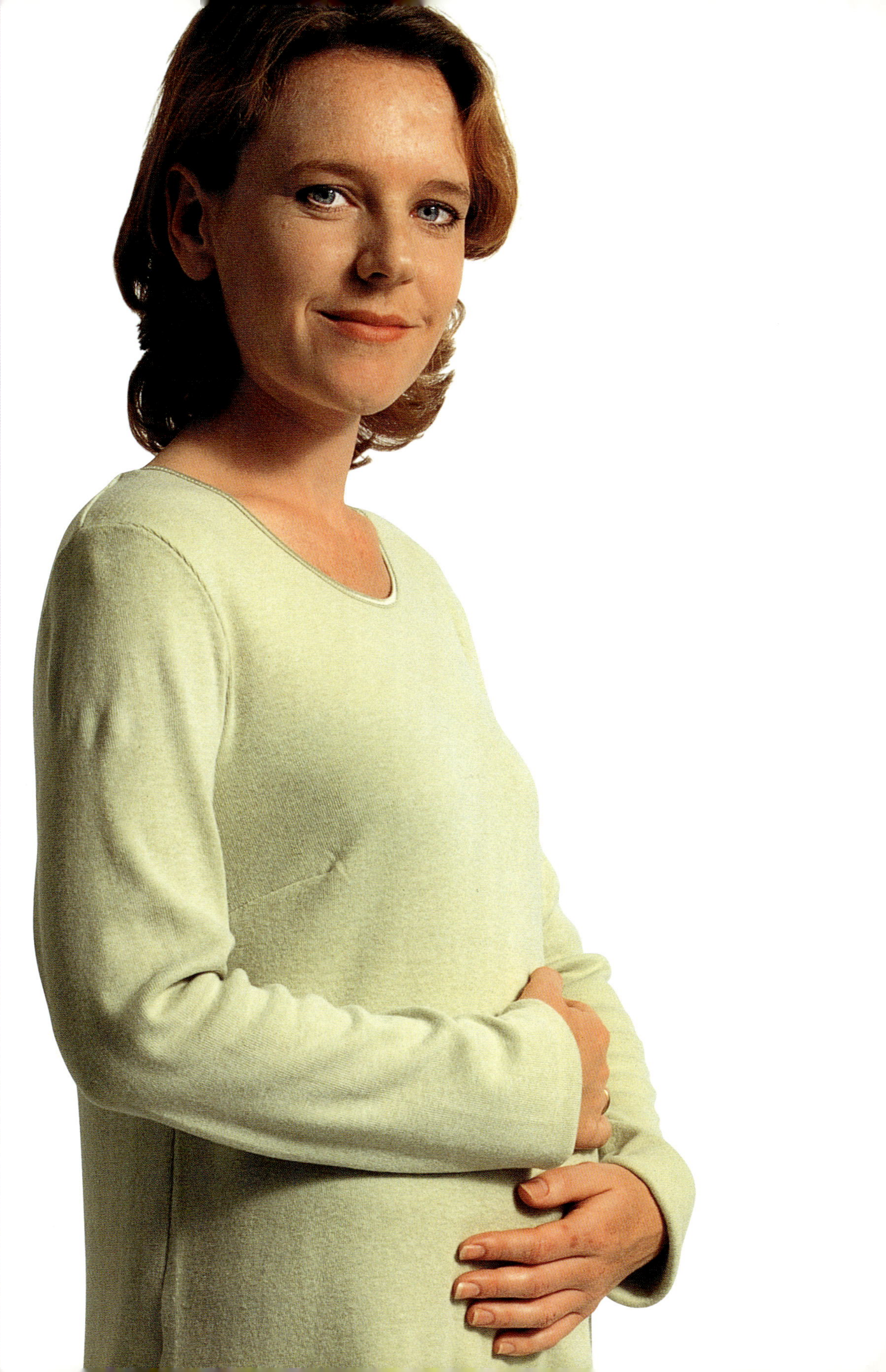

Les trois premiers mois de la grossesse sont à la fois source de joie et d'anxiété. En général, les futurs parents pensent qu'il est trop tôt pour annoncer la « bonne nouvelle », mais vous êtes d'ores et déjà en route pour de grands changements – non seulement dans votre corps, mais également dans votre vie. Vous allez devoir vous habituer l'un et l'autre à l'idée de

Le premier trimestre

devenir parents avec, peut-être, des hauts et des bas. Ce chapitre aborde les problèmes d'anxiété, bien naturels, et vous conseille sur l'alimentation et les activités physiques. Il vous propose enfin des solutions pour résoudre les troubles mineurs dont vous pourriez souffrir au cours de ce premier trimestre.

Évolution de la mère et du bébé

Le développement d'un bébé prend 38 semaines (soit 40 semaines de grossesse en partant du premier jour de vos dernières règles). Trois semaines après la conception, lorsque vous constaterez un retard de règles, vous penserez que vous êtes peut-être enceinte.

Points forts

Pensez aux examens prénataux, tous ne sont pas obligatoires

Mangez peu et souvent, si vous avez des nausées

Reposez-vous souvent

Acceptez l'idée qu'il faut du temps pour s'habituer à ce nouvel état

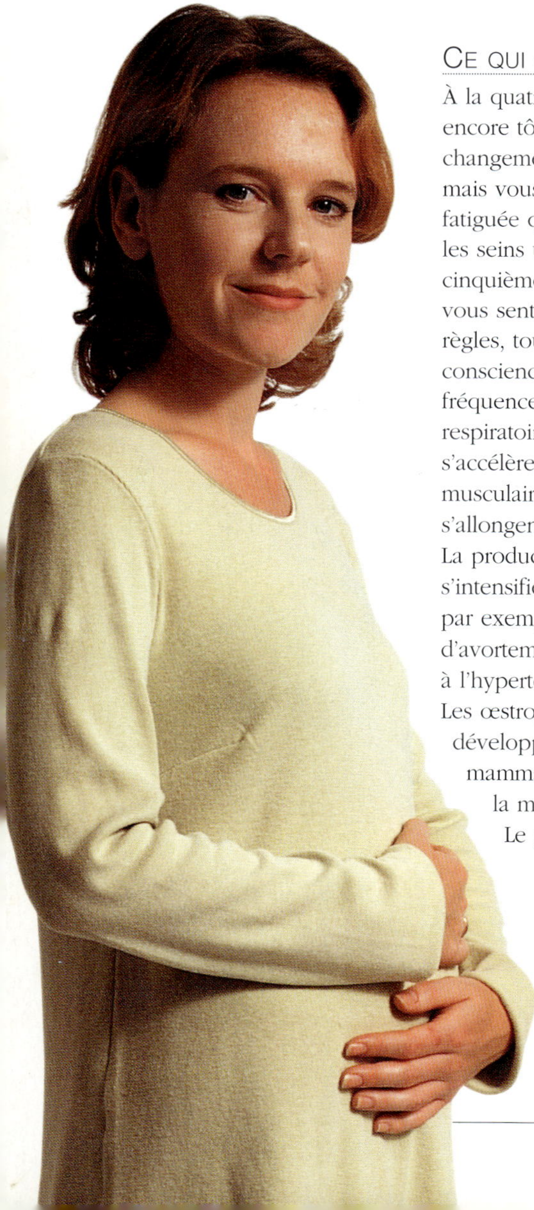

Les premiers jours *Au cours des 12 premières semaines, peu de signes extérieurs témoignent de ce bouleversement dans votre corps.*

Ce qui change

À la quatrième semaine, il est encore tôt pour remarquer des changements dans votre corps – mais vous êtes sans doute plus fatiguée que d'habitude, avec les seins un peu tendus. À la cinquième semaine, vous pouvez vous sentir comme avant vos règles, tout en prenant conscience de modifications : fréquences cardiaque et respiratoire et métabolisme s'accélèrent, les fibres musculaires de l'utérus s'allongent et s'épaississent. La production hormonale s'intensifie. La progestérone, par exemple, s'oppose au risque d'avortement spontané et à l'hypertension artérielle. Les œstrogènes stimulent le développement des glandes mammaires et épaississent la muqueuse de l'utérus. Le prolan sécrété par le placenta permet le diagnostic précoce de la grossesse. Ces hormones agissent sur le psychisme (qui connaît des hauts et des bas) et sur le corps (nausées et vomissements).

Bilan et décisions

La grossesse est confirmée à la sixième semaine. Prévoyez une visite médicale prénatale entre la huitième et la douzième semaine. Prenez aussi rendez-vous avec votre dentiste pour un bilan dentaire. Vous aurez conscience des bouleversements métaboliques, vous sentant parfois « vidée ». Vers la huitième semaine, vous sentirez peut-être de légères douleurs abdominales, car l'utérus commence à s'étirer. Consultez un médecin si ces douleurs sont importantes. Vers la neuvième semaine, il faudra penser à faire les examens prénataux. Plusieurs sont conçus pour déceler les anomalies génétiques du fœtus. Réfléchissez à ce que vous déciderez en cas de réponse positive *(voir p. 23)*. Vers la douzième semaine, l'utérus grandit hors du pelvis, devenant un organe abdominal, et le cœur pompe plus de sang.

LE DÉVELOPPEMENT DU BÉBÉ

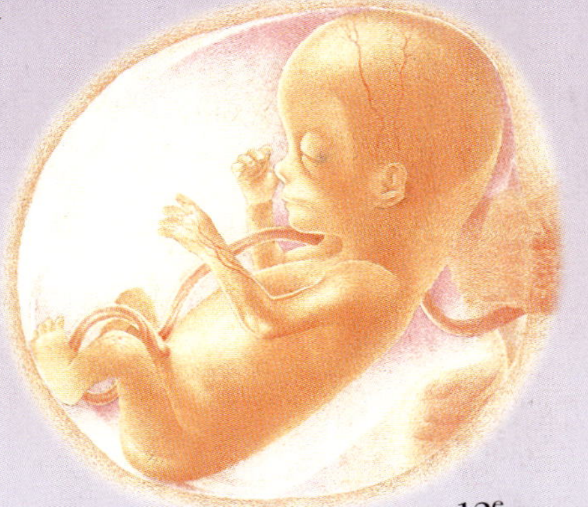

12e SEMAINE

SEMAINE 1 Les noyaux du spermatozoïde et de l'ovule fusionnent pour former un zygote qui commence à se diviser.

SEMAINE 2 Au bout de 6 à 7 jours, la masse cellulaire s'évide au centre pour donner un blastocyste qui s'implante, vers le dixième jour, dans l'endomètre.

SEMAINE 3 Le blastocyste, gros comme une tête d'aiguille, continue de se multiplier. Les cellules de la cavité évoluent en embryon.

SEMAINE 4 L'embryon mesure environ 2 mm et pèse moins de 1 g. Les tissus de son corps se forment à partir de trois feuillets embryonnaires : cheveux, ongles, glandes mammaires, émail des dents, oreille interne et cristallin dériveront du premier ; système nerveux, rétine, hypophyse, muscles, cartilage, os, sang et lymphe du deuxième ; poumons, trachée, foie, pancréas et vessie du troisième.

SEMAINE 5 Le cœur commence à se développer avec ses quatre cavités. La paroi supérieure de la bouche se forme.

SEMAINE 6 L'embryon a plus ou moins la taille d'un bout de doigt. Le cœur bat à 130 pulsations par minute. Les paupières, les oreilles ainsi que des moignons de mains et de pieds se constituent. On discerne la forme de la tête et la courbure de la colonne.

SEMAINE 7 La taille de l'embryon a quadruplé. Le système nerveux se développe. Il commence à bouger son corps, ses mains et ses pieds. Ces mouvements sont visibles à l'échographie, mais vous ne les sentez pas. Poumons, foie et reins commencent à se développer.

SEMAINE 8 L'embryon qui mesure environ 2,5 cm a évolué en fœtus. Le cerveau se développe rapidement et le cordon ombilical s'est formé. Les oreilles se constituent. La bouche est capable de s'ouvrir et de se fermer.

SEMAINE 9 Le fœtus mesure à présent 4 cm. Il gigote légèrement. Les systèmes digestif et nerveux se développent rapidement. Le cerveau est quatre fois plus grand qu'il y a quatre semaines.

SEMAINE 10 Le système nerveux a atteint une maturité suffisante : le fœtus remue plus. Tous les organes et la cavité de liquide amniotique sont formés. Le fœtus ressemble à présent à un être humain.

SEMAINE 11 Le foie prend en charge la formation des globules rouges. Les reins fonctionnent. Le fœtus mesure environ 5 cm et grandit rapidement. Son visage est entièrement formé. La tête grandit pour donner de la place au cerveau.

SEMAINE 12 Le bébé entièrement formé mesure 6 cm. Il doit encore beaucoup grandir. Ongles et cheveux commencent à pousser. Ses mâchoires ont 32 petits bourgeons dentaires. Il suce son pouce. Les organes sexuels internes sont formés.

Nourrir la mère et l'enfant

Les trois premiers mois de la grossesse sont essentiels pour le bon développement du bébé. Une mauvaise alimentation risque d'affecter la formation des organes et la constitution des différents systèmes, et d'entraîner la naissance d'un enfant de poids insuffisant. Plusieurs vitamines et sels minéraux sont indispensables.

Points forts

Mangez peu et souvent, si vous avez des nausées

Mangez des aliments riches en fer

Prenez de l'acide folique en complément nutritionnel

Un bon départ

L'alimentation est importante dès la phase qui précède la conception *(voir p. 10-13)*. Cette période se prolonge jusqu'aux débuts de la grossesse car, bien souvent, on découvre que l'on est enceinte quatre ou cinq semaines après la conception. Des étapes essentielles du développement de l'embryon ont déjà eu lieu. Au bout de douze semaines, l'embryon est entièrement formé et la structure des organes, des membres, des muscles et des os est en place *(voir p. 29)*.

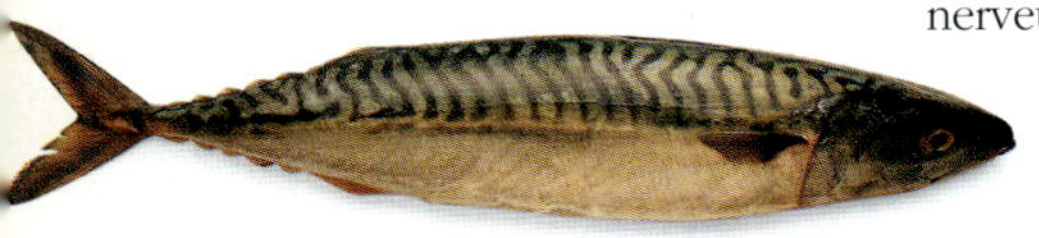

Aliments clés

La mère a besoin de beaucoup de protéines pour la constitution et l'entretien des cellules, des muscles, des organes et des tissus, et pour la production des enzymes. La moitié des calories doit provenir des glucides – principalement des féculents. Le fer et l'acide folique sont essentiels. L'acide folique, ou vitamine B 9, sert à la division cellulaire, à la formation des globules rouges et au développement du système nerveux du bébé. Comme le tube neural se forme à la quatrième semaine, un apport en acide folique

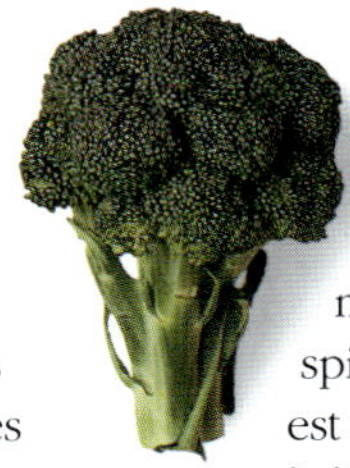

serait nécessaire avant la conception afin de prévenir des malformations comme le spina-bifida (l'acide folique est rarement apporté par l'alimentation en quantité suffisante, il faudra probablement continuer la supplémentation). Le fer, présent dans l'hémoglobine, sert au transport de l'oxygène et du gaz carbonique, à la formation d'enzymes et à la production d'énergie. La demande en fer augmente durant la grossesse en raison de l'augmentation du volume sanguin chez la femme enceinte et du développement du placenta.

Principes d'un régime quotidien équilibré

- 6 portions de céréales
- 5 portions de légumes
- 2 portions de viande maigre, poisson ou légumes secs
- 2 portions d'aliments riches en acide folique
- 2 portions d'aliments riches en calcium
- Beaucoup d'eau, minérale ou filtrée

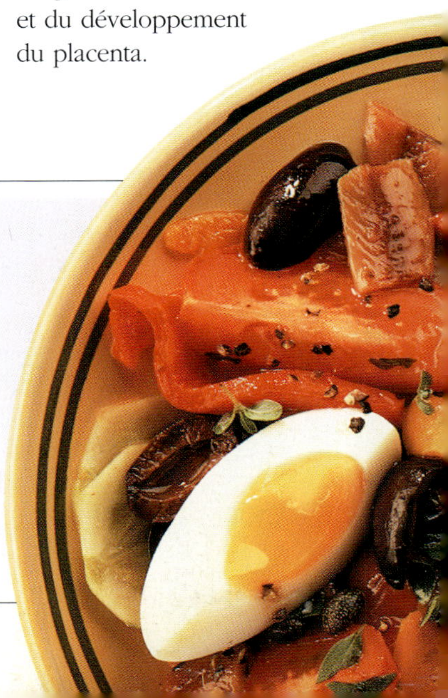

Salade estivale *Une salade de poivrons grillés, de tomates, de concombre, d'anchois et d'œufs constitue un plat principal équilibré.*

ÉLÉMENTS NUTRITIFS ESSENTIELS

VITAMINES ET MINÉRAUX	POUR LA MÈRE	POUR L'ENFANT
VITAMINE A Une partie de vos apports en bêta-carotène peut être transformée en vitamine A.	*Pour ses propriétés antioxydantes et anti-infectieuses.*	*Différenciation cellulaire, développement des yeux et formation des membranes cellulaires.*
VITAMINES B Augmentez les apports, si vous êtes adolescente, attendez des jumeaux ou souffrez de diabète.	*B 2 et B 6 pour l'équilibre hormonal ; B 2 et B 5 pour l'énergie ; B 6 pour améliorer le métabolisme.*	*B 12 pour le système nerveux ; B 6 pour la santé du système immunitaire et le développement du cerveau.*
AUTRES VITAMINES Le besoin de vitamine D est accru ; et celui de vitamine E si vous consommez beaucoup d'acides gras polyinsaturés.	*C pour l'absorption du fer et la production hormonale ; D pour l'absorption et la fixation du calcium.*	*D pour la santé des os ; E pour le développement du cœur.*
ACIDE FOLIQUE (B 9)	*Voir* Aliments clés, *ci-contre.*	*Voir* Aliments clés, *ci-contre.*
FER	*Voir* Aliments clés, *ci-contre.*	*Voir* Aliments clés, *ci-contre.*
CALCIUM Le fœtus fixe rapidement le calcium au cours du premier trimestre.	*Pour la santé des os et des dents.*	*Pour la contraction musculaire et la transmission nerveuse.*
ZINC Essentiel durant toute la grossesse.	*Pour la sécrétion d'hormones.*	*Pour la multiplication des cellules et la croissance ; pour éviter un poids faible à la naissance.*
AUTRES MINÉRAUX L'iode est essentiel avant la conception. Le chrome prévient les nausées et le magnésium un risque d'hypertension.	*Manganèse et chrome régulent la glycémie ; manganèse et magnésium l'équilibre hormonal et la production d'énergie.*	*Manganèse pour prévenir les malformations du fœtus, iode pour prévenir l'hyperthyroïdie.*

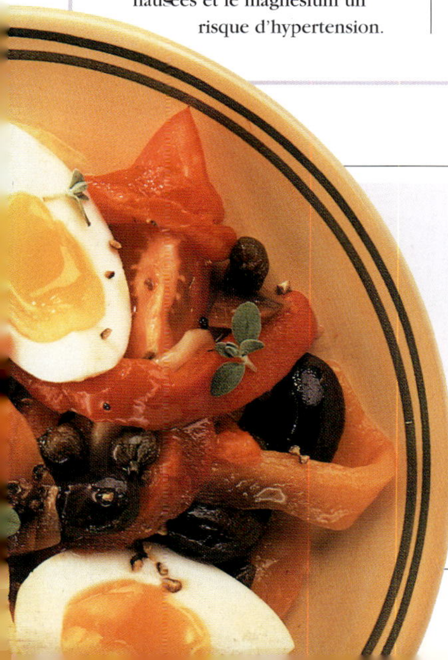

SUGGESTION DE MENUS

PETIT DÉJEUNER
Flocons d'avoine, graines de sésame, banane, poire et lait

COLLATION DU MATIN
Pomme, biscuit aux flocons d'avoine et fromage à pâte dure

REPAS DE MIDI
Maquereau au cresson, carottes râpées et tomates ; pain complet et beurre ; une orange

COLLATION
Figues sèches et amandes

DÎNER
Ragoût d'agneau et de haricots blancs, pommes de terre, carottes et brocolis

COLLATION DU SOIR
Confiture de myrtille avec pain complet et beurre

Gymnastique adaptée

DES BOULEVERSEMENTS PHYSIQUES ET PSYCHIQUES adviennent durant les premiers mois de la grossesse. Certaines femmes sont préoccupées par leur corps et font tout pour être en pleine forme tandis que d'autres sont en proie à la fatigue et aux coups de cafard, classiques en début de grossesse.

POINTS FORTS

Arrêtez-vous en cas de gêne importante ou de douleur

Allez-y progressivement

Évitez d'avoir trop chaud

Fixez-vous des objectifs réalistes

ÉCHAUFFEMENT ET RETOUR AU CALME

IL EST IMPORTANT *de toujours commencer une séance d'exercices physiques par des étirements et une mobilisation en douceur des principales articulations, avant de pratiquer des exrcices sur un rythme rapide qui accélère le pouls et tonifie les muscles. Pour terminer, étirez les muscles que vous avez sollicités et détendez l'ensemble de votre corps.*

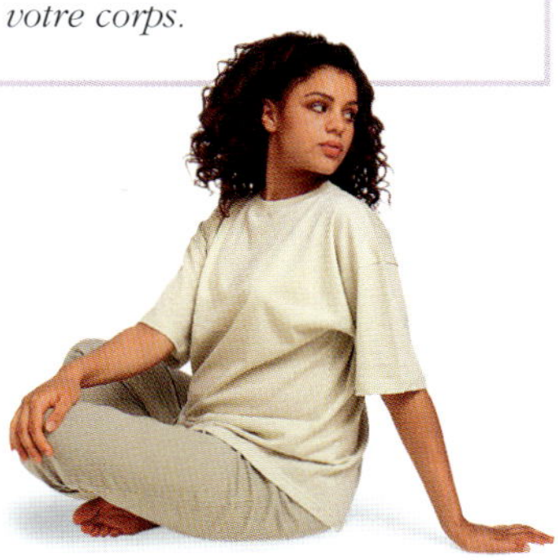

RÈGLES DE BASE

Ne négligez jamais les règles à respecter pour pratiquer une activité physique pendant votre grossesse *(voir p. 18-19).*

ASSOUPLIR LES ARTICULATIONS

Faites travailler tout votre corps en commençant par le haut.

• **Tête et cou** Assise en tailleur, tournez la tête doucement et lentement, d'un côté à l'autre. Inclinez ensuite la tête vers une épaule, puis redressez-la (6 à 8 fois de chaque côté). Faites un demi-cercle vers l'avant et vers le bas en allant d'une épaule à l'autre (6 à 8 fois de chaque côté).

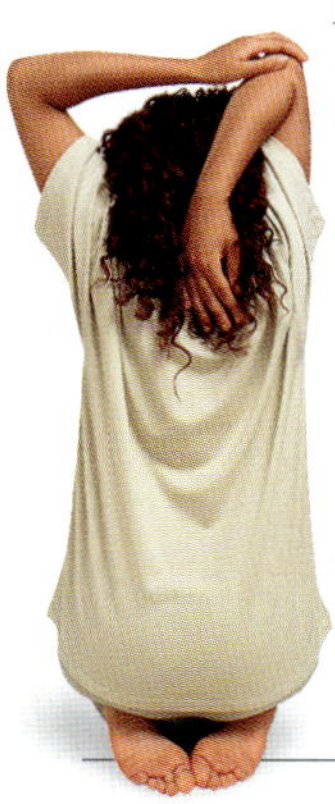

• **Épaules et bras** Levez et baissez une épaule, faites de même avec l'autre ; faites ensuite des rotations avec les deux épaules, d'abord vers l'avant, puis vers l'arrière (chaque mouvement 6 à 8 fois). Asseyez-vous sur les talons, tendez le bras droit vers le haut, pliez le coude et posez la main derrière la nuque ; avec la main gauche, poussez doucement le coude vers l'arrière pour augmenter l'étirement *(voir à gauche).* Inversez la position des bras.

• **Colonne vertébrale et bassin** Assise en tailleur, le dos et la tête bien droits comme si on vous tirait vers le haut, en expirant, tournez le buste vers la gauche et posez la main gauche derrière vous *(voir à gauche).* Mettez la main droite sur le genou gauche pour accentuer la rotation. Changez de côté. Mettez-vous ensuite debout, pieds à l'écartement du bassin, genoux souples, hanches et pieds dirigés vers l'avant. Tournez lentement le buste de chaque côté. Faites de même avec les hanches. Pour terminer, faites basculer le bassin en contractant en même temps les fesses et les abdominaux.

• **Hanches et jambes** Debout, pieds écartés, genoux souples, fesses serrées, levez la jambe droite tendue et gardez la position 5 secondes, 6 à 8 fois de suite, et changez de jambe. Asseyez-vous sur le sol, jambes tendues, les mains posées derrière vous. Pliez et tendez chaque jambe plusieurs fois *(voir ci-dessous).*

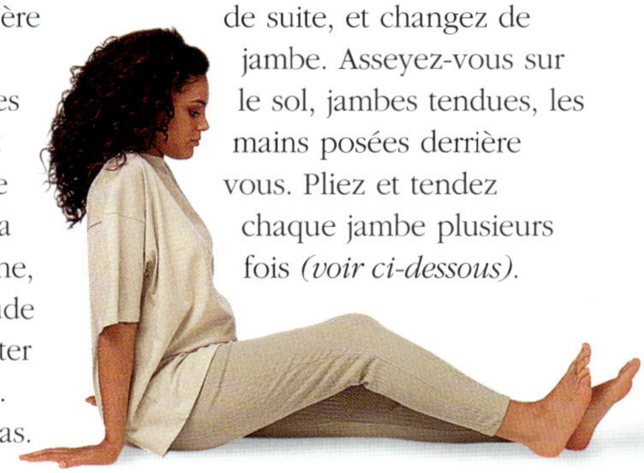

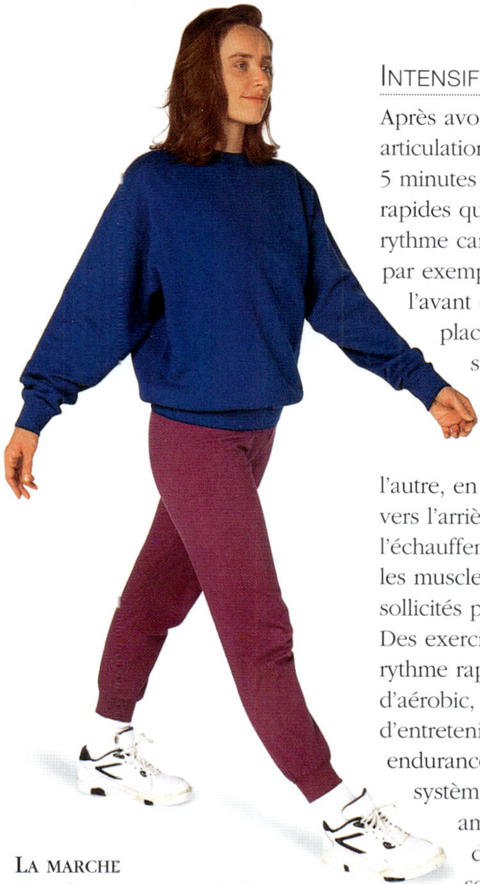

La marche
Marcher d'un pas rapide accélère le rythme cardiaque et active la circulation sanguine.

Intensifier l'effort

Après avoir assoupli les articulations, faites pendant 5 minutes des mouvements plus rapides qui vont accélérer le rythme cardiaque. Vous pouvez, par exemple, marcher vers l'avant et vers l'arrière, sur place en levant les genoux, sur le côté en position semi-accroupie et transférer votre poids, d'une jambe sur l'autre, en fléchissant une jambe vers l'arrière. À la fin de l'échauffement, étirez en douceur les muscles que vous avez sollicités pour les détendre. Des exercices pratiqués sur un rythme rapide, genre séance d'aérobic, vous permettront d'entretenir ou d'accroître votre endurance et stimuleront votre système cardiovasculaire, améliorant l'oxygénation de tout le corps. Vous serez ainsi bien préparée aux efforts demandés par la grossesse et l'accouchement.

Vous pouvez tout simplement faire les mouvements indiqués précédemment, sur un rythme plus rapide, en les combinant dans une une séance de 15 minutes.

- **Flexions du genou** En appui sur le pied droit, fléchissez le genou gauche vers l'arrière en portant le talon vers les fesses. Balancez les bras sur le côté. Inversez la position des jambes.

Force musculaire et endurance

Une femme enceinte doit faire travailler plus particulièrement certains muscles afin d'améliorer sa posture et de se préparer au travail de l'accouchement et à la période qui suivra la naissance de son bébé. Renforcez les muscles du haut du corps en faisant, par exemple, des tractions à quatre pattes. Pour faire travailler le bas du corps, levez une jambe sur le côté ou accroupissez-vous et relevez-vous plusieurs fois de suite.

Étirer la région lombaire

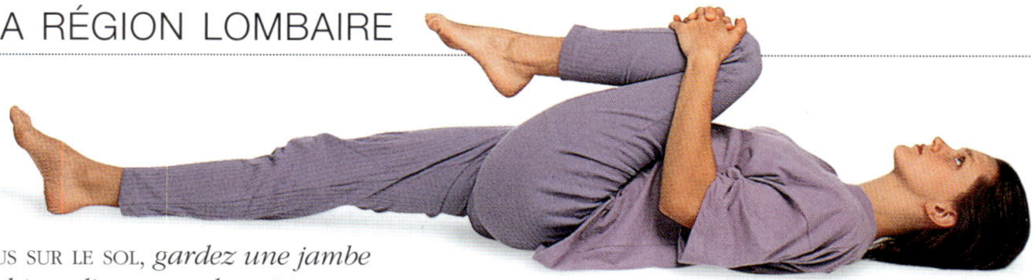

1 Allongez-vous sur le sol, *gardez une jambe tendue et fléchissez l'autre sur la poitrine, ce qui vous aidera à plaquer le bas du dos sur le sol, soulageant d'éventuelles douleurs lombaires (au-delà de 16 semaines, travaillez assise sur une chaise ou le dos contre un mur).*

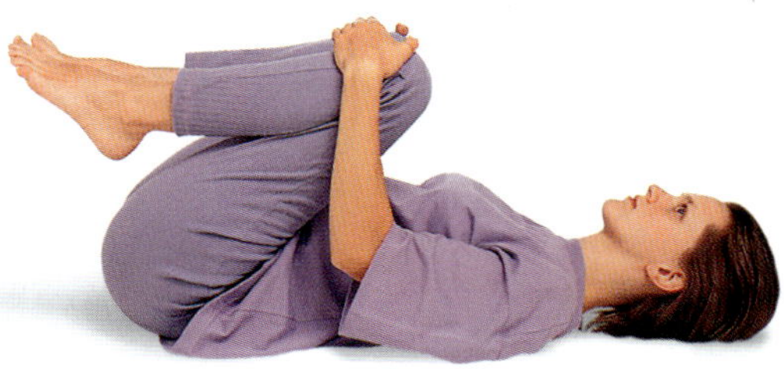

2 Allongée dans la même position, *ramenez les deux genoux sur la poitrine. Maintenez-les ainsi quelques instants avant de relâcher.*

Stratégie en cinq points

Les trois premiers mois de votre grossesse, qu'elle soit prévue ou non, seront, certes, enthousiasmants mais parfois également difficiles à vivre. Durant les premières semaines, vous devrez accepter les modifications de votre corps et tous les changements que cet enfant va apporter dans votre vie. Voici quelques conseils pour vous aider.

1 Le temps de l'adaptation

Vous allez connaître des moments difficiles et, peut-être, vous sentir fatiguée comme cela ne vous était jamais arrivé. Vous avez de nombreuses décisions à prendre : quand annoncer la « bonne nouvelle » et quand cesser de travailler, que prévoir pour l'enfant... Beaucoup de femmes préfèrent ne révéler leur grossesse qu'à la fin des trois premiers mois. Ne vous pressez pas : prenez votre temps pour y voir plus clair.

2 Une meilleure alimentation

Passez en revue ce que vous mangez. L'alimentation moderne est souvent carencée en vitamines et en sels minéraux, et il se peut que vous n'apportiez pas à votre corps tout ce dont il a besoin pour le bébé. Privilégiez les produits frais biologiques, prenez un complexe multi-vitaminé (sans oublier l'acide folique) et faites une croix sur l'alcool, le thé, le café et les aliments industriels.

3 Le sommeil réparateur

Rien de tel qu'une bonne nuit de sommeil pour être fraîche et dispose le matin au réveil. Couchez-vous chaque soir de bonne heure pour répondre aux besoins de votre corps. Vous dormirez mieux si vous vous êtes contentée, le soir, d'une collation légère qui sera facile à digérer. Surélevez les jambes durant la journée et faites une sieste l'après-midi si vos occupations vous le permettent.

4 Pas d'exercices violents

Ne vous obligez pas à faire de la gymnastique si vous n'en avez pas envie. Les activités physiques conseillées sont la marche, les étirements et la natation. On connaît encore mal les effets de l'augmentation de la température du corps, après un effort, sur la formation des organes vitaux du bébé durant les trois premiers mois. Évitez par conséquent de vous épuiser ou d'avoir trop chaud.

5 Préparation mentale

Prenez le temps, chaque jour, de vous détendre et de réfléchir aux changements que va apporter ce bébé dans votre vie. Sans négliger les considérations d'ordre pratique, qu'il ne faut pas négliger, il vous faut également instaurer une relation avec votre futur enfant en le visualisant. Écoutez de la musique si cela peut vous aider à être plus sereine et détendue.

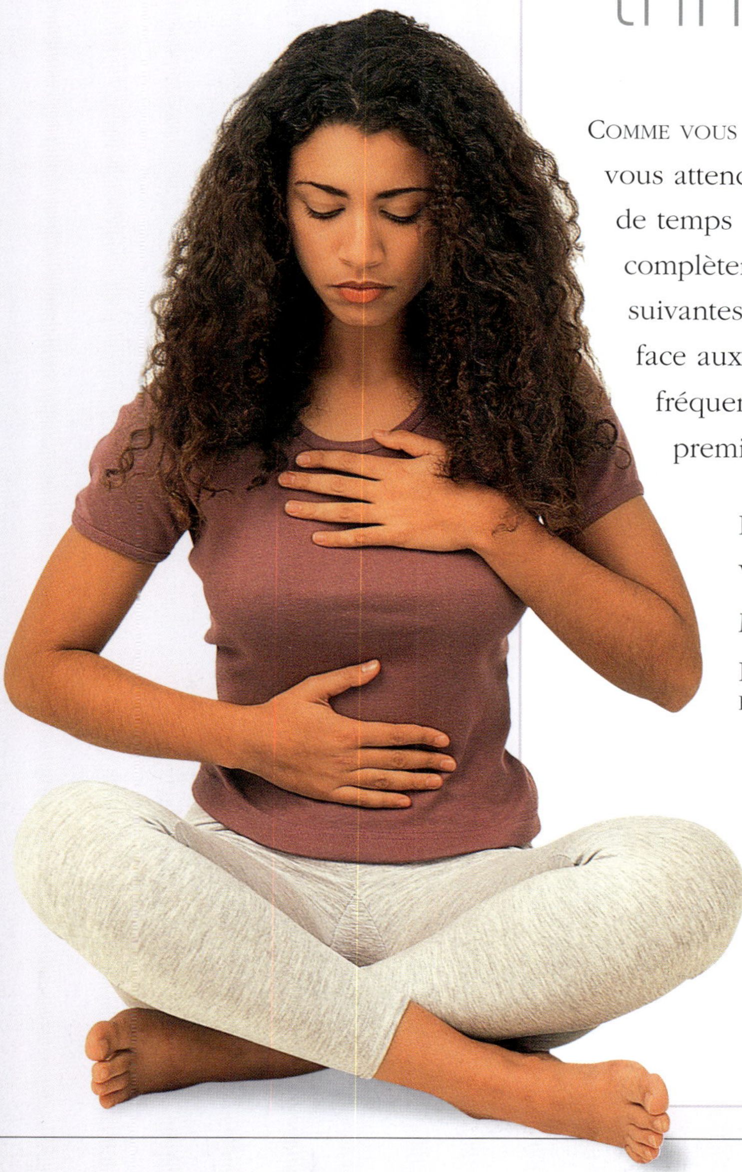

Les problèmes courants du premier trimestre

COMME VOUS NE SAVEZ PAS BIEN à quoi vous attendre, vous serez peut-être, de temps à autre, angoissée – ou complètement vidée. Les pages suivantes vous aideront à faire face aux troubles qui surviennent fréquemment au cours du premier trimestre.

Nausées matinales

ENVIRON LA MOITIÉ DES FEMMES ENCEINTES souffrent de nausées le matin – peut-être en raison d'une alimentation déséquilibrée. Cela serait dû à la formation du placenta et à la production hormonale associée, avec un pic vers les neuvième-dixième semaines. Le vomissement peut être une façon d'éliminer des toxines accumulées.

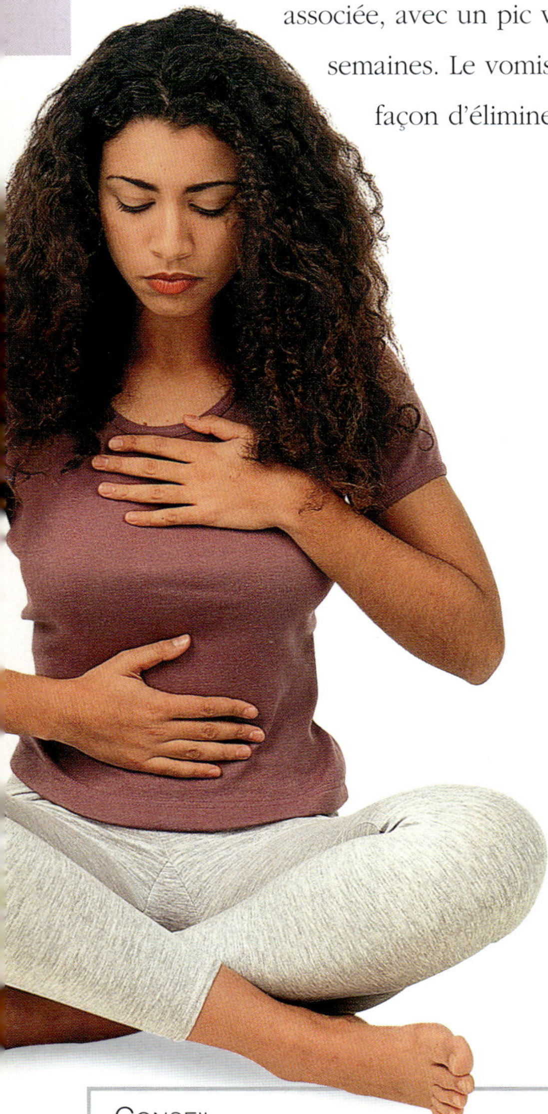

SYMPTÔMES

Nausées et vomissements

Salivation excessive

Perte d'appétit

Effet secondaire : fatigue

RÉGIME ALIMENTAIRE

Mangez ce qui vous fait envie en faisant plusieurs petits repas afin de maintenir une glycémie constante. Vous avez un besoin accru en vitamines B6, B9 et B12 ainsi qu'en fer et en zinc. Les nausées seraient dues, entre autres, à une carence en vitamine B6 et en fer, et les vomissements répétés peuvent entraîner un manque de magnésium. Privilégiez les aliments suivants pour faire le plein de vitamines et de minéraux, plutôt que de prendre des compléments nutritionnels.

- Pain complet, pois chiches, germes de blé, noisettes et raisins secs pour la vitamine B6.
- Lait, yaourt et poisson à chair blanche pour la vitamine B12.
- Légumes verts, levure, céréales enrichies, noix et légumes secs pour la vitamine B9 (acide folique).
- Brocolis, abricots et sardines pour le fer.
- Volaille, viande maigre, graines de tournesol, pain complet et germes de blé pour le zinc.
- Noix, céréales complètes, abricots, tofu pour le magnésium.

Voir pages 30-31 pour de plus amples informations

SOULAGER LES NAUSÉES
Faites cet exercice respiratoire avant de manger. Posez une main sur l'estomac et l'autre sur la poitrine. Concentrez-vous sur votre estomac en respirant profondément 5 min.

CONSEIL

Buvez beaucoup pour éviter une déshydratation signalée par une accélération du rythme cardiaque, une langue chargée, une mauvaise haleine et une diurèse trop faible. Consultez un médecin en cas de vomissements persistants *(voir p. 38-39)*.

POINTS FORTS

Beaucoup de repos

Mangez ce qui vous fait envie, buvez beaucoup d'eau

Repas légers et fréquents

Évitez graisses et épices

Ayez près du lit quelque chose à manger le matin au réveil

THÉRAPIES NATURELLES

Avant d'avoir recours à ces thérapies, lisez attentivement explications, conseils et mises en garde.

ACUPUNCTURE

On place de fines aiguilles en des points précis, selon le terrain et la nature des nausées. Comptez de 4 à 6 semaines de traitement.

* Un acupuncteur stimulera peut-être, durant 12 à 15 minutes, le point 6 du méridien maître du cœur (6 MC) situé à l'avant-bras.

Voir p. 134-135 pour de plus amples informations

DIGITOPUNCTURE

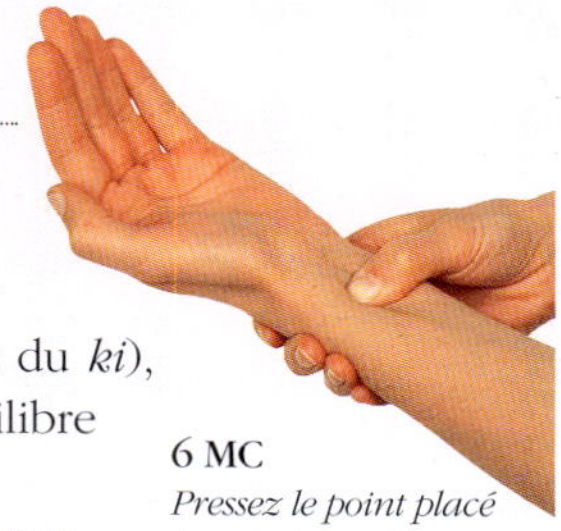

6 MC
Pressez le point placé à trois doigts du poignet, entre les deux tendons.

En vertu du même principe que l'acupuncture (pour éliminer un blocage du *ki*), le thérapeute rééquilibre le *ki* en stimulant certains points. Essayez vous-même :

* Stimulez le point 6 du méridien maître du cœur, sur l'avant-bras, pour soulager les nausées (10 minutes quatre fois par jour).
* Portez jour et nuit un aimant de magnétothérapie, sur ce même point (c'est parfois efficace).

Voir p. 136 pour de plus amples informations

RÉFLEXOLOGIE

La réflexologie améliore les nausées et les vomissements, surtout en association avec d'autres thérapies comme l'acupuncture,

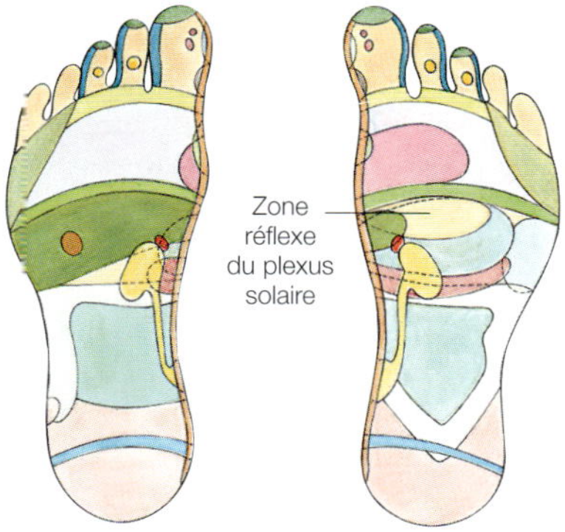

le shiatsu ou l'homéopathie. Un réflexologue massera la zone du plexus solaire sous la plante du pied gauche pour soulager les nausées.

Voir p. 140-141 pour de plus amples informations

YOGA ET MÉDITATION

Yoga et méditation détendent le diaphragme. Pour favoriser la relaxation, le professeur de yoga enseigne des postures *(asanas)* destinées aussi bien au corps qu'à l'esprit.

* Si des pensées surviennent pendant que vous méditez, concentrez-vous sur les sensations que vous procure la respiration.

Voir p. 142-143 pour de plus amples informations

PHYTOTHÉRAPIE OCCIDENTALE

Le gingembre est l'un des remèdes de base contre les nausées. Riche en zinc, il pallie les carences parfois responsables des nausées. D'après des études cliniques, il soulagerait les nausées et les vomissements qui en résultent.

* Mangez du gingembre sous toutes ses formes et, surtout, buvez des tisanes : laissez infuser pendant 5 minutes 5 g de gingembre frais râpé dans une tasse d'eau bouillante. Buvez deux à trois tasses par jour ou encore des gorgées de temps à autre, toute la journée.
* La camomille, le fenouil, la menthe et la menthe poivrée sont également conseillées en tisane. Buvez-en deux à trois tasses par jour. Vous pouvez aussi faire des glaçons à sucer.

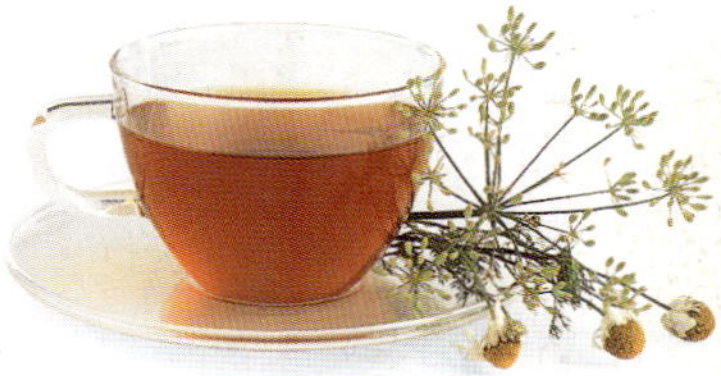

CAMOMILLE ET FENOUIL
Un remède naturel contre les nausées.

Voir p. 150-151 pour de plus amples informations

HOMÉOPATHIE

Essayez les remèdes suivants en fonction de vos symptômes.

* *Nux vomica* 5 CH nausées matinales avec irritabilité.
* *Ipeca* 5 CH si vous ne pouvez rien avaler et que les vomissements ne calment pas les nausées.
* *Pulsatilla* 5 CH nausées du soir et crises de larmes.

Voir p. 148-149 pour de plus amples informations

Vomissements

UNE FEMME ENCEINTE SUR 100 souffre de vomissements importants. Cela peut se reproduire d'une grossesse à l'autre. Entraînant une déshydratation et un déséquilibre nutritionnel, ces vomissements nécessitent parfois une hospitalisation. Un régime équilibré dans les mois qui précèdent la grossesse aide à prévenir ce problème.

SYMPTÔMES

Vomissements importants et répétés

Déshydratation

Effets secondaires : dépression et sentiment d'isolement

ACUPUNCTURE

Si vous avez souffert de vomissements incoercibles lors d'une grossesse précédente, vous envisagez peut-être des séances d'acupuncture avant la conception d'un autre enfant. Selon la médecine traditionnelle chinoise, l'acupuncture associée à une supplémentation en zinc et en vitamines B corrigerait les déséquilibres liés à la grossesse. En fonction des symptômes, l'acupuncteur stimulera des points du méridien de l'estomac ou du foie.

* Un acupuncteur posera de fines aiguilles qu'il laissera agir pendant 15 à 20 minutes.

Voir p. 134-135 pour de plus amples informations

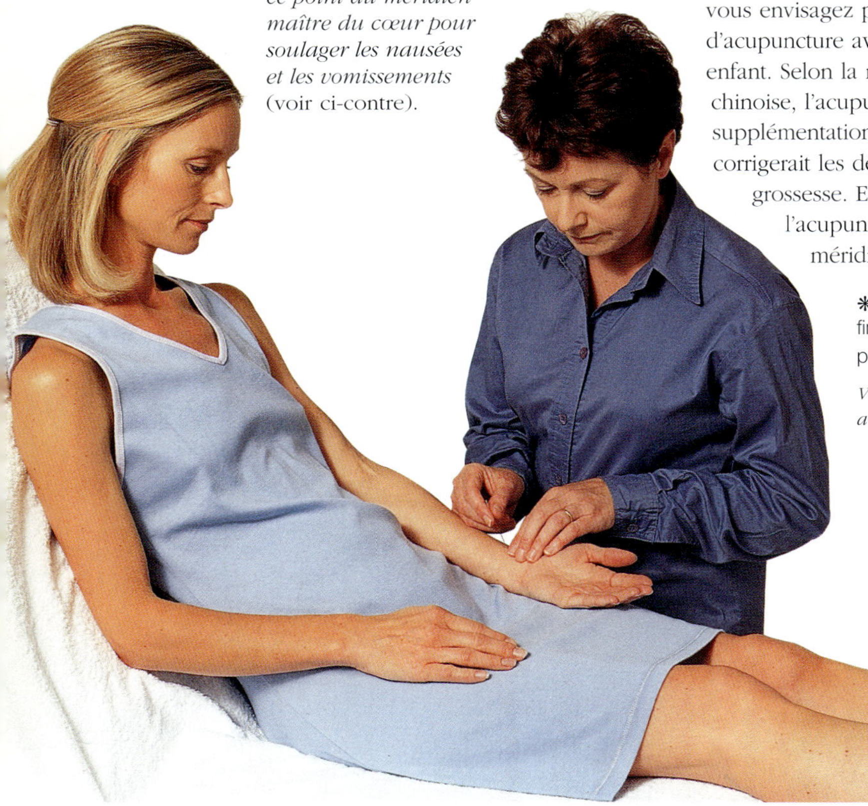

6 MC
L'acupuncteur stimule ce point du méridien maître du cœur pour soulager les nausées et les vomissements (voir ci-contre).

POINTS FORTS

Beaucoup de repos

Levez-vous lentement et évitez les mouvements brusques

Buvez beaucoup

Repas légers et fréquents

Évitez les odeurs désagréables

Prenez une collation au coucher

CONSEILS

En cas de vomissements répétés, faites attention au risque de déshydratation *(voir p. 36)*, buvez beaucoup et consultez votre médecin.

Thérapies naturelles

Avant d'avoir recours à ces thérapies, lisez attentivement explications, conseils et mises en garde.

Digitopuncture

Les méridiens de l'estomac et du foie sont souvent stimulés pour pallier les nausées qui peuvent être soulagées en pressant quatre fois par jour pendant dix minutes le point 6 du méridien maître du cœur (6 MC), à trois doigts du poignet, entre les tendons.

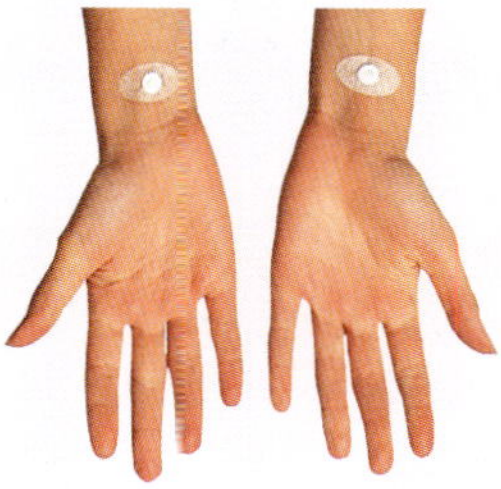

Aimants
Fixés sur un support adhésif, ils sont faciles à placer.

- Le point 6 MC peut être stimulé par des aimants.
- Si les vomissements sont importants, utilisez un neurostimulateur *(voir p. 109)*. Posez pendant 45 minutes, deux fois par jour, une électrode sur les deux points 6 MC.

Voir p. 136 pour de plus amples informations

Chiropractie

Un chiropracteur manipulera votre colonne vertébrale et vos articulations pour réaligner votre corps et améliorer la fonction digestive. Un tel traitement soulage parfois les nausées.

Voir p. 147 pour de plus amples informations

Hypnose

Cette thérapie vise à soulager le stress et les vomissements – pour en bénéficier il faut y être réceptive. Le thérapeute, recommandé par l'équipe médicale qui vous suit, pourra vous proposer des techniques à utiliser chez vous pour calmer vos nausées.

Voir p. 145 pour de plus amples informations

Homéopathie

Un homéopathe vous prescrira l'un de ces médicaments en fonction de vos symptômes.

- *Antimonium tartaricum* 5 CH en cas de spasmes soudains et de vomissements importants.
- *Ipeca* 5 CH si les vomissements ne calment pas les nausées.

Voir p. 148-149 pour de plus amples informations

Aromathérapie

Quelques gouttes d'huile essentielle de citron ou de bergamote, dans un brûle-parfum, pourront soulager vos nausées.

Attention voir p. 153 les HE à éviter pendant la grossesse.

Voir p. 152-153 pour de plus amples informations

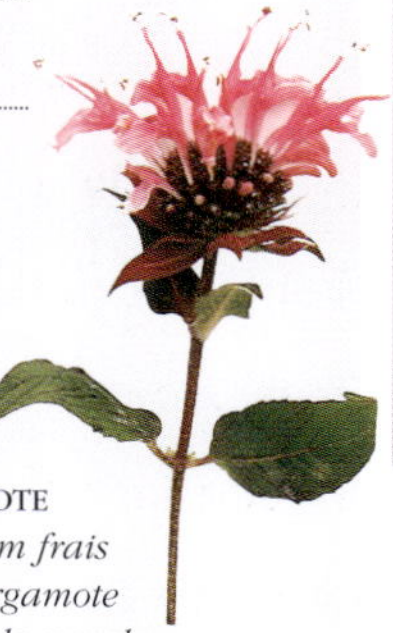

Bergamote
Le parfum frais de la bergamote remonte le moral.

Élixirs floraux

Les femmes souffrant de vomissements importants sont anxieuses, fatiguées et sujettes aux émotions. Essayez les élixirs suivants :

- Marronnier rouge, si le bébé vous rend anxieuse.
- Pommier sauvage, en cas d'aversion physique.
- Camomille pour les bouleversements émotionnels.

Voir p. 154 pour de plus amples informations

Régime alimentaire

Le fœtus parviendra toujours à se procurer les nutriments dont il a besoin. Privilégiez, cependant, les aliments indiqués ci-dessous – il est possible que vous ne puissiez avaler que des glucides insipides (riz, pommes de terre à l'eau, pâtes, toast nature...). En cas d'antécédents d'hyperémèse, prenez de la vitamine B 6 avant la conception.

- Bananes, pois chiches, pain et riz complets, raisins secs augmentent l'apport en vitamines B 6.
- Les femmes enceinte ont besoin d'un surplus de zinc que vous fourniront : gingembre, volaille, viande maigre, pain complet et amandes.
- Noix, céréales complètes, germes de blé et abricots secs sont riches en magnésium que l'on perd en vomissant.
- Il en va de même pour le potassium. Mangez : bananes, pastèque, raisins secs, figues et jus de fruits.

Voir p. 30-31 pour de plus amples informations

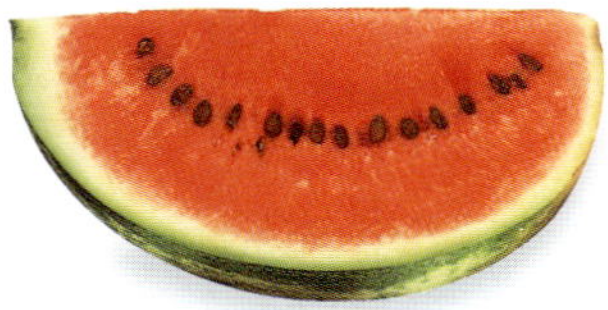

Pastèque
Après un vomissement, ce fruit riche en potassium vous aidera à vous réhydrater.

Maux de bouche

LES CHANGEMENTS HORMONAUX rendent les gencives plus épaisses et tendres. La gingivite (inflammation des gencives), courante durant la première moitié de la grossesse, peut faire saigner les gencives et entraîner la perte de dents. Le virus *herpes simplex* provoque des boutons de fièvre, généralement lorsque le système immunitaire est affaibli.

SYMPTÔMES

Gencives enflammées, sensibles et saignantes

Boutons de fièvre

Goûts inhabituels

Dents qui bougent

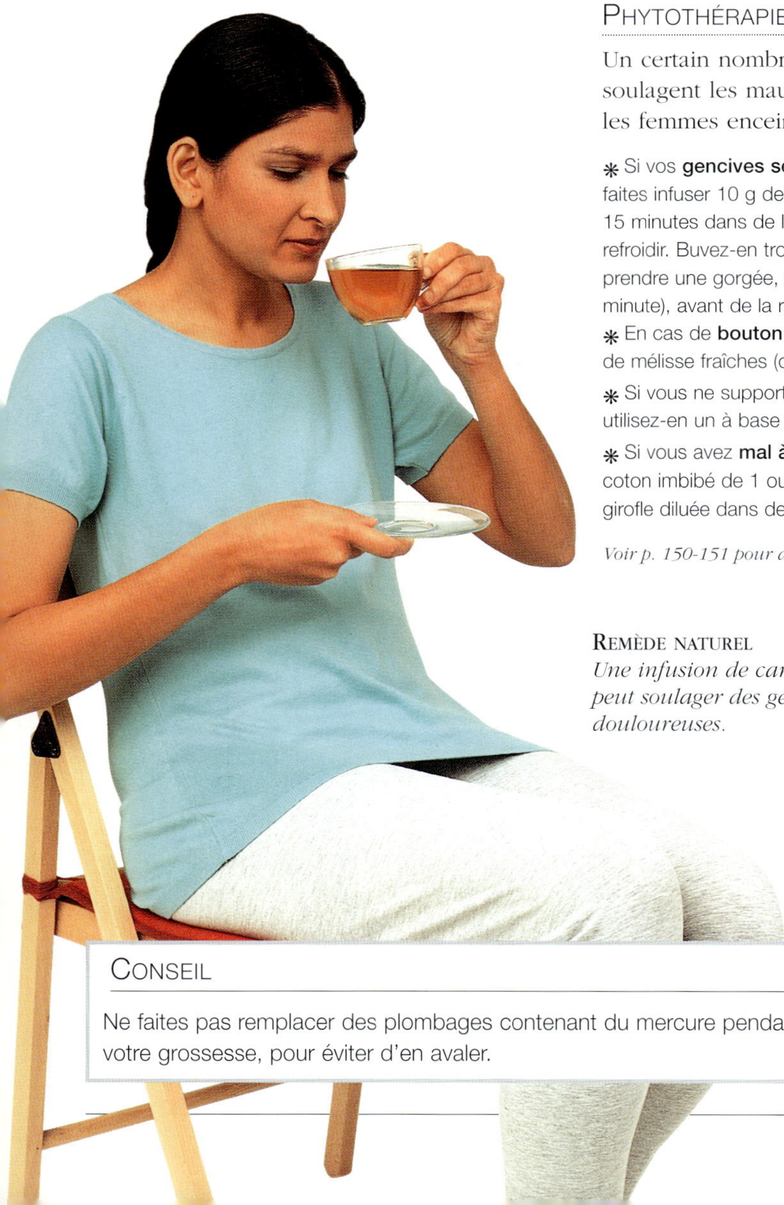

PHYTOTHÉRAPIE OCCIDENTALE

Un certain nombre de plantes médicinales soulagent les maux de bouche dont souffrent les femmes enceintes.

- Si vos **gencives sont douloureuses ou saignent**, faites infuser 10 g de camomille, ou un sachet, pendant 15 minutes dans de l'eau bouillante. Filtrez et laissez refroidir. Buvez-en trois fois par jour. Vous pouvez aussi prendre une gorgée, sans l'avaler (laisser agir une minute), avant de la recracher.
- En cas de **bouton de fièvre**, appliquez des feuilles de mélisse fraîches (ou une lotion).
- Si vous ne supportez pas votre dentifrice habituel, utilisez-en un à base de plantes.
- Si vous avez **mal à une dent**, appliquez dessus un coton imbibé de 1 ou 2 gouttes d'huile essentielle de girofle diluée dans de l'huile d'amande douce.

Voir p. 150-151 pour de plus amples informations

REMÈDE NATUREL
Une infusion de camomille peut soulager des gencives douloureuses.

POINTS FORTS

Brossez-vous les dents deux fois par jour, en massant les gencives ; utilisez du fil dentaire

Évitez sucre raffiné et féculents

Consultez régulièrement votre dentiste

Protégez vos lèvres avec un écran total pour éviter les boutons de fièvre

CONSEIL

Ne faites pas remplacer des plombages contenant du mercure pendant votre grossesse, pour éviter d'en avaler.

Thérapies naturelles

Avant d'avoir recours à ces thérapies, lisez attentivement explications, conseils et mises en garde.

Homéopathie

Plusieurs médicaments homéopathiques sont indiqués pour soulager les affections concernant les dents, les gencives ou les lèvres. Un homéopathe vous prescrira un traitement de fond en fonction de votre terrain et de vos symptômes, mais vous pouvez aussi essayer de vous soigner toute seule avec l'un des médicaments suivants :

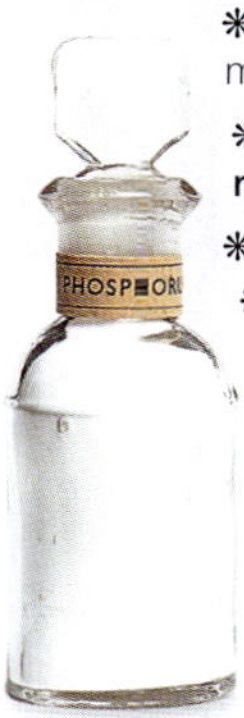

* *Mercurius solubilis* 5 CH en cas de mauvaise haleine **et de gingivite**.
* *Kreosotum* 5 CH si les **gencives, rouges et enflées**, saignent facilement.
* *Phosphorus* 5 CH si les **gencives saignent**.
* *Natrum mur.* 5 CH **boutons de fièvre**.

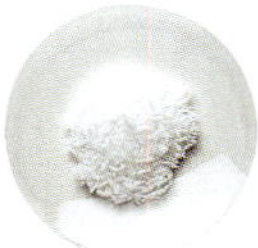

Phosphorus
C'est le médicament prescrit lorsque les gencives saignent dès qu'on les touche.

Voir p. 148-149 pour de plus amples informations

Régime alimentaire

Pour avoir des dents et des gencives saines ainsi que pour renforcer les défenses naturelles, afin de mieux résister aux attaques des virus, il faut manger beaucoup de légumes – surtout ceux qui ont des feuilles vertes – ainsi que des fruits frais, des céréales complètes, des graines, des noix, du poisson et de la viande maigres qui vous apporteront tous les éléments nutritifs essentiels. Mastiquez bien chaque bouchée pour masser les gencives et améliorer ainsi leur vascularisation. Vos besoins en calcium sont multipliés au moins par trois – pour la formation des dents et des os de votre bébé –, évitez toute carence qui affecterait dans un premier temps le développement de bébé et, dans un second, vos propres os et dents. Mangez des aliments riches en magnésium, car ce dernier facilite l'absorption du calcium et, de ce fait, la solidité des os. L'activité physique facilite également l'assimilation du calcium, de même que la vitamine D qui est produite par la peau sous l'action des rayons ultraviolets du soleil (20 minutes par jour suffisent). Voici quelques règles alimentaires à respecter :

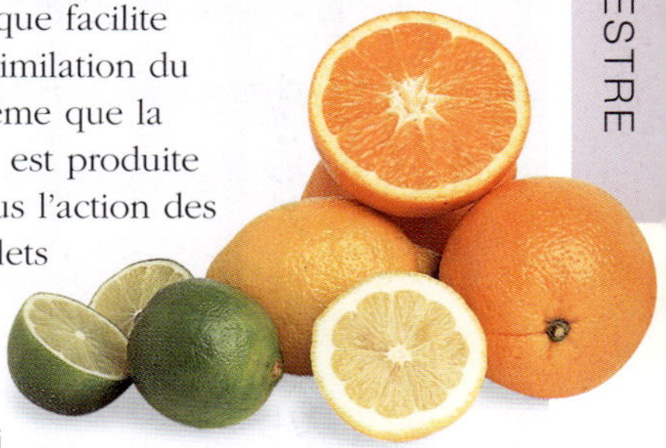

Agrumes
Une alimentation riche en fruits frais permet d'avoir des dents et des gencives saines.

* Privilégiez les aliments riches en vitamine C pour renforcer vos gencives et prévenir les **gingivites, saignements de gencives et boutons de fièvre**. Il faudrait cinq portions par jour de fruits et de légumes, à choisir parmi : abricots, agrumes, cassis, cerises, choux de Bruxelles, cresson, luzerne, persil frais et pommes.
* Évitez toute carence en calcium, grâce aux aliments suivants : persil, cresson, noix, graines de tournesol, œufs, lait écrémé, poisson gras (comme les sardines ou le saumon) et poulet.
* Évitez tout ce qui empêche l'assimilation du calcium : café, boissons sucrées, sucre raffiné, alcool, protéines (en excès) et sel.
* Mangez des aliments riches en magnésium qui favorisent l'assimilation du calcium tels que : abricots secs, germes de blé, soja, noix de cajou, lait écrémé et yaourt.
* N'oubliez pas les aliments riches en vitamine D pour la même raison. Les poissons gras en sont de loin la meilleure source, mais il y a aussi dans le riz complet, les œufs, le lait, le beurre et la margarine.
* Mangez du sucre raffiné et des féculents en quantités modérées pour que des caries dentaires ne viennent s'ajouter à la gingivite.

Voir p. 30-31 pour de plus amples informations

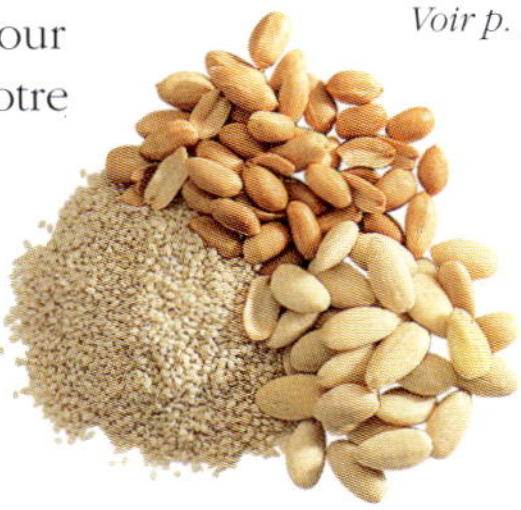

Noix et graines
Ces aliments sont riches en protéines et en nutriments essentiels, comme le magnésium.

Risque de fausse couche

UNE GROSSESSE SUR TROIS se terminerait par un avortement spontané. Parfois, la femme ne s'est même pas rendu compte qu'elle était enceinte. Les causes sont multiples : carences nutritionnelles, déséquilibre hormonal, infection, anomalie fœtale chromosomique ou auto-immune. Si cela vous est déjà arrivé, soyez vigilante dès avant la conception *(voir p. 10-11)*.

SYMPTÔMES

Dorsalgies

Douleurs abdominales ressemblant à celles ressenties lors des règles

Traces de sang ou saignements

ACUPUNCTURE

D'après la médecine traditionnelle chinoise, les reins sont associés à la reproduction. En cas de faiblesse des organes génitaux, un acupuncteur cherchera à les renforcer en intervenant sur des points du méridien des reins. Il notera vos antécédents, prendra vos pouls et examinera votre langue. Une sensation de chaud ou de froid est un indice révélateur du risque de fausse couche.

* Pour prévenir une fausse couche, la médecine traditionnelle chinoise préconise de stimuler le point 1 du méridien rate-pancréas (1Rt) en le chauffant parfois d'abord avec un moxa.

Voir p. 134-135 pour de plus amples informations

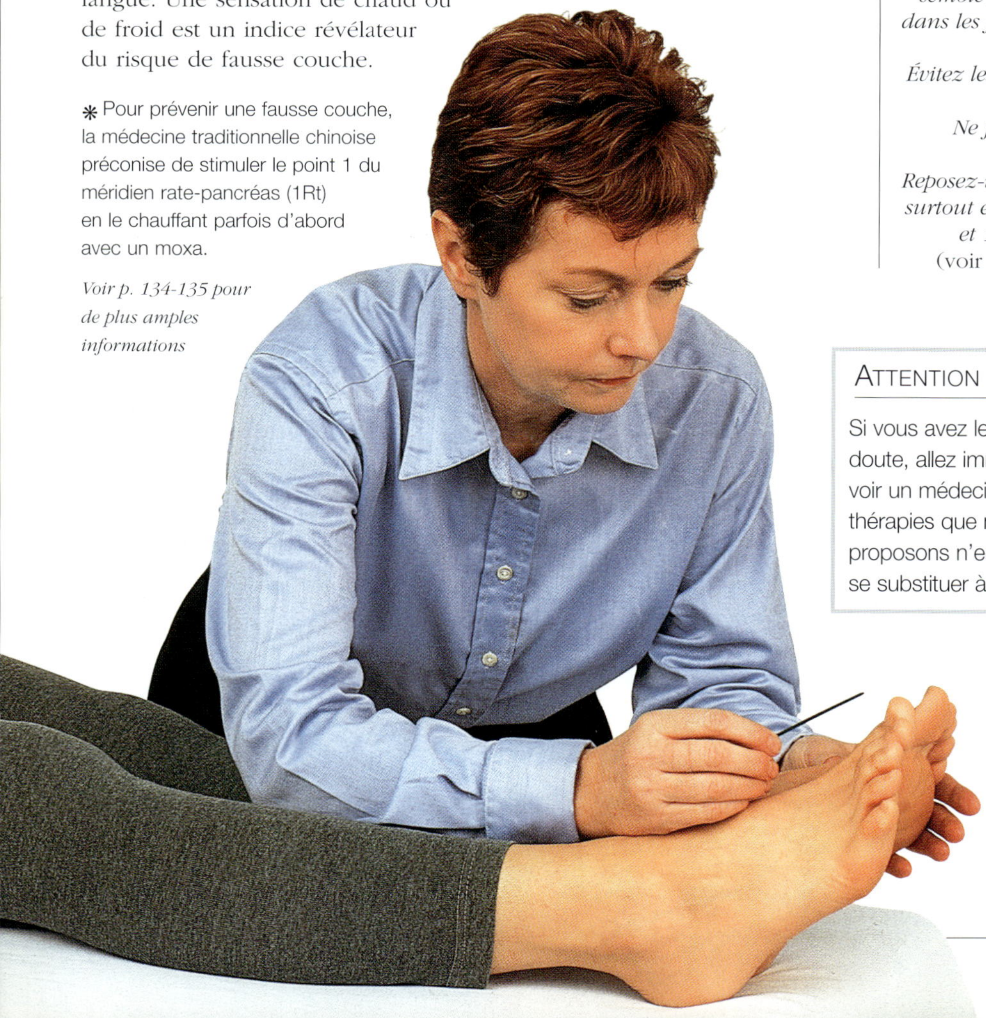

1 RT
Le point 1 du méridien rate-pancréas, situé sur le gros orteils, est chauffé avec un moxa.

POINTS FORTS

Supprimez l'alcool

Évitez le café, le thé et la caféine en général qui semble jouer un rôle dans les fausses couches

Évitez les bains chauds

Ne fumez pas

Reposez-vous beaucoup, surtout entre 17 heures et 19 heures
(voir p. 132-133)

ATTENTION

Si vous avez le moindre doute, allez immédiatement voir un médecin. Les thérapies que nous proposons n'entendent pas se substituer à la médecine.

THÉRAPIES NATURELLES

Avant d'avoir recours à ces thérapies, lisez attentivement explications, conseils et mises en garde.

REIKI

Une séance de reiki procure une détente profonde qui peut contribuer à éviter une fausse couche. Les praticiens de cette technique pensent que le corps peut absorber l'énergie vitale comme une plante absorbe de l'eau. Arrivée à la cause du problème, elle stimule les mécanismes d'autoguérison.

Voir p. 139 pour de plus amples informations

VISUALISATION

Concentrez-vous sur votre bébé et adressez-lui des pensées positives. Essayez également de visualiser la couleur bleue, qui a des vertus curatives. En médecine traditionnelle chinoise, le bleu est associé à l'élément eau et aux reins, qui seraient responsables de la reproduction. Restez assise dans le calme pendant 15 minutes en visualisant une zone bleue autour du ventre et du bas du dos.

Voir p. 143 pour de plus amples informations

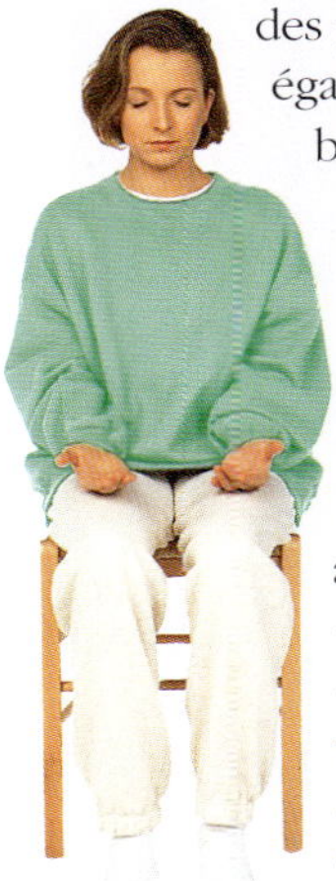

VISUALISATION
Le pouvoir de la pensée peut agir sur la santé et, par exemple, éviter une fausse couche.

HOMÉOPATHIE

En cas de risque de fausse couche et en fonction de vos symptômes, un homéopathe vous prescrira l'un des médicaments suivants :

- *Ipeca* 30 CH en cas de perte constante de sang clair, de crampes abdominales, de faiblesse et de nausées.
- *Kalium carbonicum* 30 CH contre des douleurs lombaires qui irradient vers l'avant.
- *Pulsatilla* 30 CH pour des pertes intermittentes de sang foncé à chaque fois plus abondantes.

Voir p. 148-149 pour de plus amples informations

PHYTOTHÉRAPIE OCCIDENTALE

(Chamaelirium luteum), la « plante étoilée » doit être pris sous la haute surveillance d'un phytothérapeute. Le gingembre est également recommandé, en aliment ou en infusion. Pour faire une tisane de gingembre, laissez infuser 5 g de gingembre frais râpé dans une tasse d'eau bouillante.

Voir p. 150-151 pour de plus amples informations

AROMATHÉRAPIE

Quelques gouttes d'huile essentielle de lavande ou de citron, dans un vaporisateur, pourront vous détendre et réduire le risque de fausse couche.

Attention voir p. 153 les HE à éviter pendant la grossesse.

Voir p. 152-153 pour de plus amples informations

ÉLIXIRS FLORAUX

Les élixirs suivants atténueront la peur de faire une fausse couche :

- Muscade pour combattre l'angoisse.
- Marronnier blanc si vous êtes préoccupée.
- Châtaignier contre le désespoir.

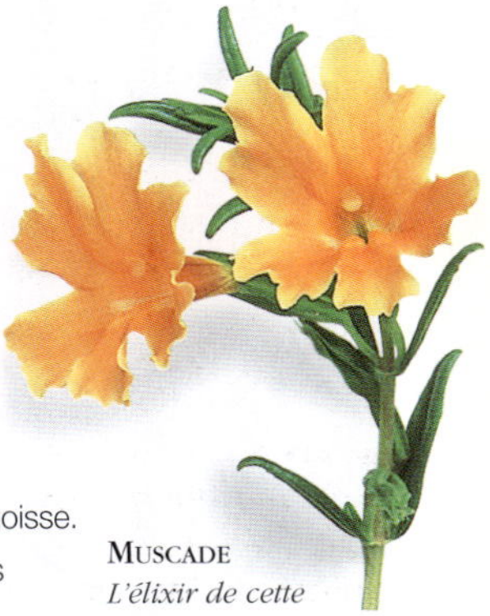

MUSCADE
L'élixir de cette fleur dissiperait les appréhensions.

Voir p. 154 pour de plus amples informations

RÉGIME ALIMENTAIRE

La vitamine E peut consolider l'implantation du placenta et diminuer les pertes de sang. Prenez pendant deux ou trois semaines un complément ou mangez des patates douces ou des légumes à feuilles vertes. Comme la vitamine E, le sélénium est un antioxydant qui peut limiter le risque de fausse couche. Prenez un complément pendant trois semaines ou mangez des noix du Brésil, du thon et des fruits de mer.

- Si vous perdez du sang, mangez des aliments riches en fer pour éviter de vous anémier *(voir aussi p. 56-57)*.

Voir p. 30-31 pour de plus amples informations

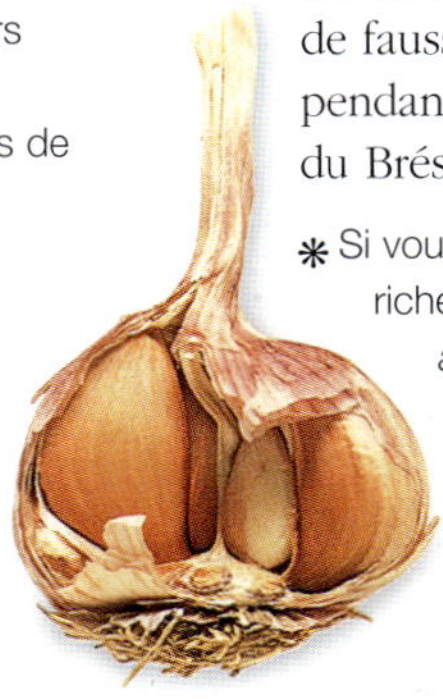

AIL
L'ail est une autre source importante de sélénium.

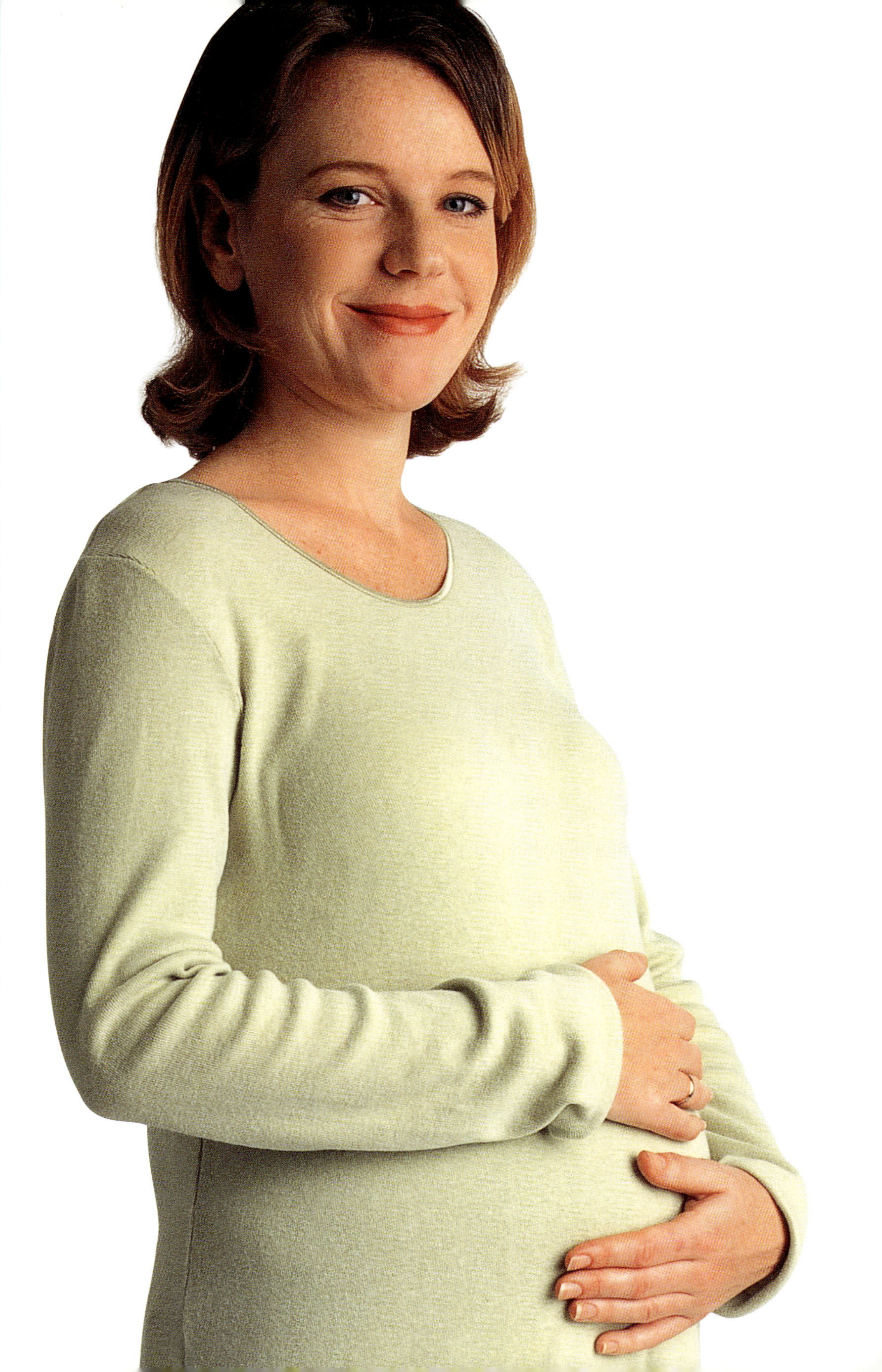

À CETTE ÉTAPE, vous serez probablement « rayonnante », les cheveux brillants et la peau éclatante. C'est, pour bien des femmes, la meilleure période : les résultats du bilan prénatal sont arrivés et l'on se sent plus en confiance pour vivre cette grossesse. La fatigue et les troubles divers ont bien souvent régressé. Vous avez plus d'énergie et un meilleur appétit. Il reste,

Le deuxième trimestre

néanmoins, quelques inconvénients mineurs. Ce chapitre aborde tous les aspects pratiques destinés à vous permettre d'être au mieux de votre forme, physique et psychique, à commencer par une alimentation équilibrée et des activités physiques adaptées.

DEUXIÈME TRIMESTRE

Évolution de la mère et du bébé

VOUS VOUS SENTEZ MOINS FATIGUÉE et vous avez retrouvé un meilleur appétit. Votre ventre commence à s'arrondir, car l'utérus grossit rapidement. Vous avez une conscience accrue de votre bébé en tant qu'être distinct, ce qui renforce votre instinct maternel.

POINTS FORTS

Inscrivez-vous aux cours de préparation à l'accouchement vers la 14e semaine

N'oubliez pas la 2e échographie, prévue vers la 22e semaine

Faites attention à votre dos quand vous vous penchez ou soulevez quelque chose

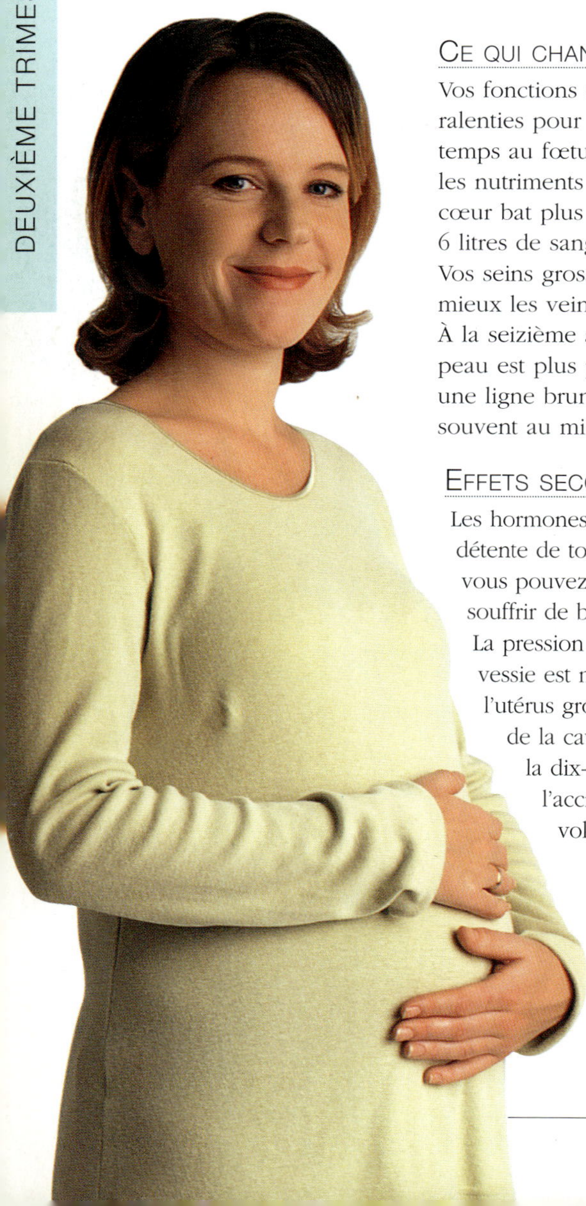

CE QUI CHANGE

Vos fonctions digestives sont ralenties pour laisser du temps au fœtus d'absorber les nutriments essentiels. Votre cœur bat plus vite (il pompe 6 litres de sang par minute). Vos seins grossissent ; on voit mieux les veines et l'aréole. À la seizième semaine, votre peau est plus pigmentée et une ligne brune apparaît souvent au milieu du ventre.

EFFETS SECONDAIRES

Les hormones provoquant une détente de tous les muscles, vous pouvez être constipée ou souffrir de brûlures d'estomac. La pression exercée sur la vessie est moindre car l'utérus grossit en sortant de la cavité pubienne. À la dix-huitième semaine, l'accroissement du volume sanguin peut provoquer une congestion nasale et des saignements de nez. Vous transpirez plus en raison de l'augmentation de votre métabolisme. À la dix-septième semaine, vous vous arrondissez. À la vingt-quatrième, vous prenez 250 à 500 g par semaine et plus encore à la vingt-septième semaine, car le bébé fait une poussée de croissance. Votre ventre se remarque davantage ; des vergetures peuvent apparaître. La croissance du bébé et la laxité de vos articulations et de vos tendons, due aux hormones, modifient votre centre de gravité et votre sens de l'équilibre.

SIGNES EXTÉRIEURS *Votre ventre est bien visible et votre taille a disparu.*

LES MOUVEMENTS DU BÉBÉ

Vers la seizième semaine, vous commencerez à sentir le bébé bouger dans votre ventre qui se soulèvera légèrement par endroits. À la vingtième semaine, ses mouvements sont manifestes. Quelques semaines plus tard, vous percevrez lorsqu'il dort et lorsqu'il est éveillé, voire s'il a le hoquet. À la vingt-quatrième semaine, il peut bouger quand vous vous mettez à parler.

Le développement du bébé

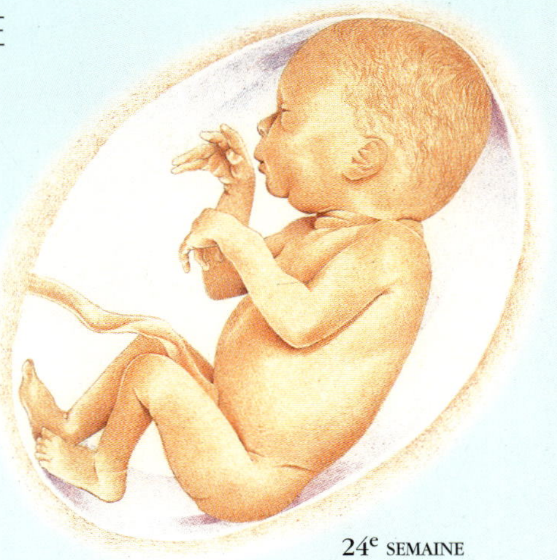

24e SEMAINE

Semaine 13 Le corps grandit rapidement. Le placenta assure le bon déroulement de la grossesse, apportant nutriments et oxygène.

Semaine 14 Le bébé a conscience du bruit et de la lumière, et répond au toucher. Les poumons sont formés. Les reins commencent à fonctionner. Au lieu d'absorber du liquide amniotique par la peau, il l'avale et l'élimine ensuite.

Semaine 15 Le corps grandit plus vite que la tête. Les mouvements sont plus vigoureux. Les os, en cartilage tendre, se densifient. Les cellules du cerveau se multiplient au rythme de 250 000 par minute.

Semaine 16 Les traits du visage s'affinent. Le corps se couvre d'un fin duvet (ou lanugo). Une gaine de myéline se forme autour des nerfs pour accélérer les connections entre les neurones.

Semaine 17 Le bébé mesure environ 18 cm et pèse un peu moins de 200 g. Il peut froncer les sourcils et loucher. Ses cils et ses sourcils se forment.

Semaine 18 Le bébé apprend à respirer en aspirant du liquide amniotique dans ses poumons et en « l'expirant ». Il commence parfois à sucer son pouce.

Semaine 19 Les cellules du cerveau continuent à se multiplier à une vitesse fulgurante : entre 50 000 à 100 000 par minute. La moelle épinière s'épaissit.

Semaine 20 Sa taille est environ la moitié de celle qu'il aura à la naissance. Les cheveux poussent. La croissance se ralentit pour que les organes aient le temps de se développer.

Semaine 21 Les bourgeons du goût se forment. Le bébé boit de grandes quantités de liquide amniotique.

Semaine 22 Les oreilles sont formées. Le bébé commence à reconnaître les voix et peut réagir aux bruits et aux voix. La musique stimule ses neurones.

Semaine 23 Les membres sont bien formés avec des mains capables de saisir. Vous pouvez identifier les différentes parties du corps du bébé en palpant votre ventre.

Semaine 24 Les yeux sont ouverts. Le bébé reconnaît les voix. Les poumons sont développés, mais il aurait des difficultés respiratoires s'il devait naître maintenant. Les organes majeurs sont formés. Le cœur bat moins vite. La peau est translucide, les vaisseaux sont visibles en dessous.

Semaines 25-26 Les phases de veille et de sommeil sont bien nettes. Le corps est recouvert de *vernix caseosa*, substance qui nourrit, protège et imperméabilise la peau.

Semaine 27 Le bébé grossit et connaît une nouvelle poussée de croissance. Le volume de liquide amniotique augmente.

Nourrir la mère et l'enfant

LES NAUSÉES ET LA FATIGUE INTENSE du début de grossesse se sont atténuées. Vous avez désormais plus d'énergie et votre appétit est meilleur. L'alimentation tient toujours une place prépondérante car certains éléments nutritifs sont essentiels au bon développement de votre bébé.

POINTS FORTS

Ne vous inquiétez pas de votre prise de poids

Continuez à prendre de la vitamine B 9 (acide folique)

Privilégiez les aliments riches en calcium, phosphore, magnésium

POUR UN BON DÉVELOPPEMENT

Au cours de ce trimestre, vous allez prendre environ 500 g par semaine et votre volume sanguin va augmenter. La progestérone oblige le corps à faire des réserves en vue de l'allaitement. Le développement du fœtus poursuit son rythme *(voir p. 47)*. Au bout de quatorze semaines, ses membres sont bien formés. À la vingt et unième, il commence lui aussi à prendre du poids. Son système nerveux se complexifie. Les neurones se multiplient au rythme incroyable de 50 000 à 100 000 par minute. Vers la fin de la vingt-quatrième semaine, les autres organes vitaux continuent de se développer. L'ossification de la colonne vertébrale se poursuit.

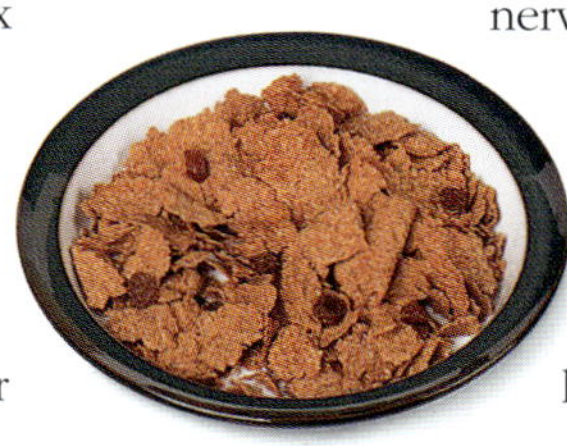

ALIMENTS CLÉS

Le calcium est utile au bébé pour construire des os et des dents solides, favoriser la croissance des muscles et commander les fonctions nerveuses et musculaires. Chez vous, il contribue, à une bonne coagulation et peut lutter contre l'hypertension.

Durant la grossesse, vos besoins en calcium sont au moins triplés – même si l'organisme assimile plus facilement le calcium. Le phosphore intervient aussi dans la formation et la santé des dents et des os. Il joue un rôle important dans la production d'énergie et le métabolisme, et participe à la préparation à la lactation. Le magnésium est également indispensable au bébé. Il s'associe au calcium pour la formation des cellules, des nerfs et des muscles. Il est nécessaire au fonctionnement du cœur et du foie, et au métabolisme des protéines et des glucides.

PRINCIPES D'UN RÉGIME QUOTIDIEN ÉQUILIBRÉ

- 7 portions de céréales
- 6 portions de légumes
- 4 portions de fruits dont 2 riches en vitamines C
- 3 portions de viande maigre, poisson ou légumes secs
- 3 portions d'aliments riches en calcium
- 3 portions d'aliments riches en phosphore
- 3 portions d'aliments riches en magnésium

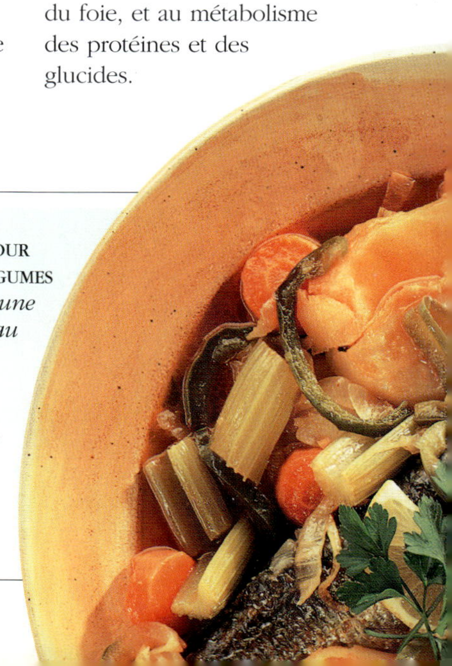

POISSON AU FOUR AUX PETITS LÉGUMES *Une truite ou une dorade cuite au four avec des carottes, du céleri, des poivrons et de l'ail apporte protéines et nutriments.*

Éléments nutritifs essentiels

Vitamines et minéraux	Pour la mère	Pour l'enfant
Vitamine A La moitié de vos apports en bêta-carotène peut être transformée en vitamine A.	*Pour le système immunitaire et la santé des muqueuses, des os, des dents, de la peau, des cheveux.*	*Pour les neurones du cerveau, les membranes cellulaires et la vision.*
Vitamines B Le corps en produit naturellement plus durant la grossesse.	*B 6 et B 12 pour le métabolisme des protéines (besoin accru de protéines durant la grossesse).*	*Pour le système nerveux, le métabolisme des acides gras et la production d'énergie.*
Vitamine C Il faut en prendre chaque jour, à raison de 0,5 g par jour.	*Pour la production hormonale, la stimulation du système immunitaire et l'absorption du fer.*	*Pour les os, les dents, la peau, les tissus et la production de collagène.*
Vitamine D Le besoin est accru durant la grossesse, surtout si vous vous exposez peu au soleil.	*Pour en stocker pour le bébé, pour l'action hormonale, l'absorption du calcium et du phosphore.*	*Pour la formation d'os solides, surtout les os du crâne, et des dents.*
Acide folique (B 9) Il faudra probablement un complément en vitamine B 9 car les réserves sont faibles.	*Pour le système nerveux, l'action hormonale, le métabolisme des protéines, la libération d'énergie.*	*Pour le développement du système nerveux, surtout de la moelle épinière.*
Fer Le nombre de globules rouges augmente de 30 % durant la grossesse.	*Pour la production d'hémoglobine et la prévention de l'anémie.*	*Pour la production d'hémoglobine.*
Calcium	*Voir* Aliments clés, *ci-contre.*	*Voir* Aliments clés, *ci-contre.*
Phosphore	*Voir* Aliments clés, *ci-contre.*	*Voir* Aliments clés, *ci-contre.*
Magnésium	*Voir* Aliments clés, *ci-contre.*	*Voir* Aliments clés, *ci-contre.*

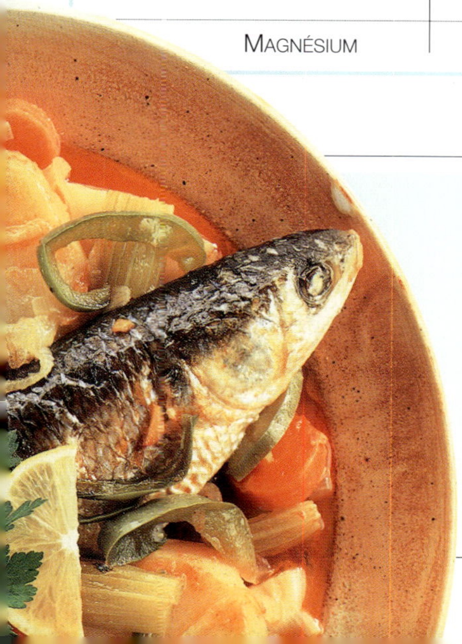

Suggestion de menus

Petit déjeuner
Corn-flakes, graines de sésame, banane et lait ; pain complet grillé ; jus d'orange

Collation du matin
Noix et pruneaux

Repas de midi
Sandwich au pain complet avec saumon et avocat ; kiwi et une tranche de melon

Collation
Purée de pois chiches et bâtonnets de carottes

Dîner
Poulet sauté avec soja, gingembre, mini-épis de maïs, graines de sésame, haricots mangetout et riz complet

Collation du soir
Pop-corn maison

Gymnastique adaptée

Au deuxième trimestre de la grossesse, dans ce domaine, l'accent doit être mis sur l'endurance et sur l'étirement des muscles. Votre corps se modifie et vous devez tonifier certains muscles pour conserver une bonne posture et vous adapter au mieux aux besoins physiologiques croissants de la grossesse.

Points forts

Arrêtez-vous en cas de gêne importante ou de douleur

Pensez à corriger votre posture

Pensez à tonifier votre périnée

Ne dépassez pas vos limites

Règles de base

Ayez toujours conscience des principes à respecter lorsque vous pratiquez une activité physique pendant votre grossesse *(voir p. 18-19)*. Commencer par un échauffement est indispensable de même que terminer par un retour au calme *(voir p. 32)*.

Exercices pour le bassin

Les exercices qui concernent la ceinture pelvienne deviennent de plus en plus importants au fur et à mesure de l'avancement de la grossesse.

- **Bascule du bassin** Debout, pieds à l'écartement du bassin, genoux souples, posez une main sur le ventre et l'autre sur les fesses. Contractez en même temps abdominaux et fessiers, et basculez le pubis vers le haut. Mobilisez également votre bassin à quatre pattes *(voir ci-contre)*.
- **Musculation du périnée** Ce muscle doit être tonifié tout au long de la grossesse *(voir p. 75)* et aussi après l'accouchement.

Exercices pour le dos

Votre bassin subit des modifications et votre colonne vertébrale est sollicitée par l'excès de poids de votre ventre. Les exercices qui renforcent la musculature du dos sont très importants *(voir p. 33)*.

Exercices abdominaux

Les femmes enceintes appréhendent souvent de faire des exercices abdominaux, tout en étant préoccupées par leur silhouette et la perte de leur tonus musculaire – surtout au niveau du ventre. À partir de la seizième semaine, contentez-vous de faire des contractions statiques.

- **Contractions des abdominaux** Dans la même position que pour la bascule du bassin *(voir ci-dessus)*, posez les mains sur le ventre autour du bébé.

Corriger sa posture

Debout bien droite
Quand vous êtes debout, tenez-vous bien droite, les épaules tirées vers l'arrière et les fesses serrées pour soulager le bas du dos. Quand vous êtes assise, gardez le dos droit et les pieds à plat sur le sol.

Posture consciente
Ayez toujours conscience de votre corps. Mettez-vous à genoux au lieu de vous pencher en avant. Si vous êtes couchée, levez-vous doucement. Pour soulever un objet, gardez le dos droit et pliez les genoux.

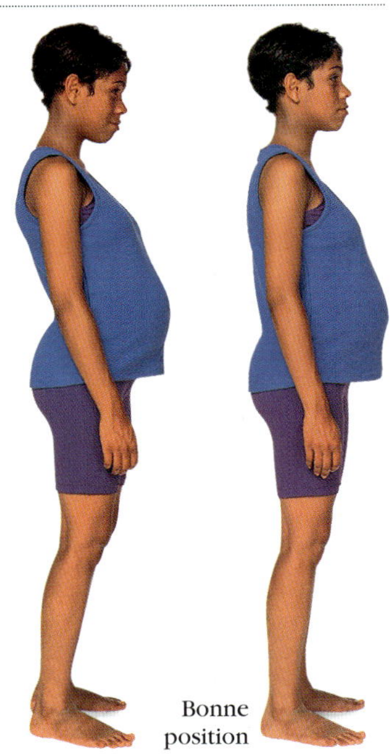

Mauvaise position

Bonne position

Mobiliser bassin et abdominaux

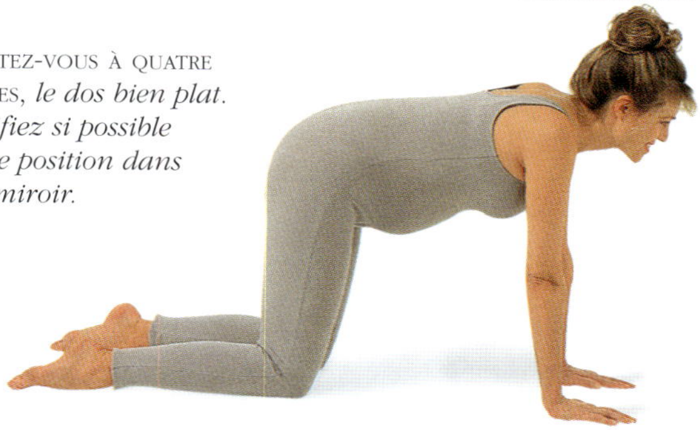

1 Mettez-vous à quatre pattes, *le dos bien plat. Vérifiez si possible votre position dans un miroir.*

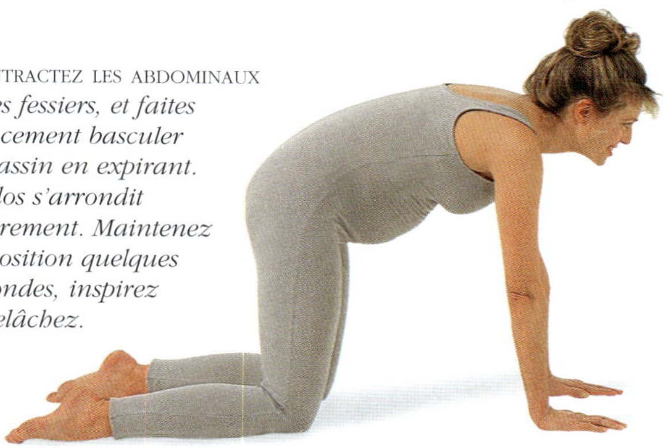

2 Contractez les abdominaux *et les fessiers, et faites doucement basculer le bassin en expirant. Le dos s'arrondit légèrement. Maintenez la position quelques secondes, inspirez et relâchez.*

Inspirez profondément. Expirez, serrez les fesses, basculez le pubis vers le haut et contractez les abdominaux autour du bébé. Restez ainsi quelques secondes, puis relâchez sans creuser le dos.

Prévention

Incluez dans votre programme *(voir p. 33)* quelques mouvements simples, destinés à prévenir certains problèmes courants durant la grossesse. L'objectif est d'éviter ou de soulager douleurs et crampes musculaires, brûlures d'estomac et autres troubles digestifs.

Améliorer la circulation

Marche, natation et gymnastique douce *(voir p. 33)* améliorent la circulation sanguine. Faites aussi les exercices suivants.

- **Flexion-extension de la cheville** Asseyez-vous sur le sol, jambes tendues, prenez appui sur vos mains posées derrière vous ou calez-vous le dos contre un coussin. Faites 10 flexions-extensions des chevilles, puis insistez sur la flexion en tendant bien les genoux pour étirer les muscles postérieurs. Maintenez l'étirement 4 secondes, en respirant normalement, puis relâchez. Recommencez 5 fois.
- **Mouvements circulaires** Sans bouger les hanches, faites des cercles avec chaque pied, dans un sens puis dans l'autre. Faites ensuite des cercles avec les jambes *(voir ci-dessous)*.

Faciliter la digestion

Pour bien digérer, baissez-vous en pliant les genoux plutôt qu'en vous penchant en avant. Faites de même pour soulever un objet. Ce mouvement de yoga, très simple, peut être efficace.

- **Soulager les brûlures d'estomac** Pour accroître l'espace sous le diaphragme, asseyez-vous, dos droit, paumes des mains jointes au niveau de la poitrine. Inspirez en levant les mains au-dessus de la tête. Expirez en ramenant les mains vers la poitrine. Recommencez plusieurs fois.

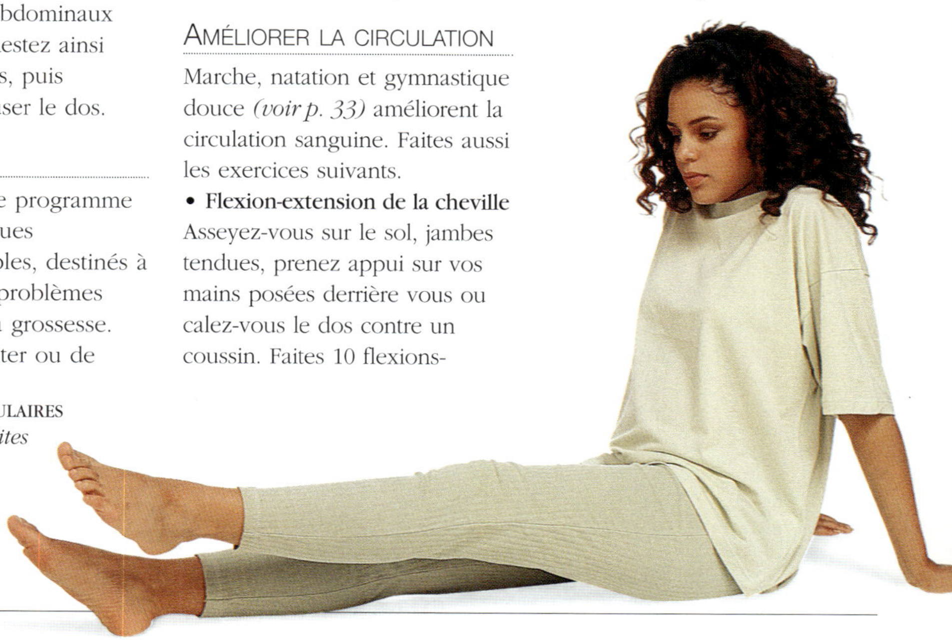

Mouvements circulaires *Lever un pied et faites de grands cercles dans un sens, puis dans l'autre. Faites de même avec l'autre pied.*

Stratégie en cinq points

C'EST LA PÉRIODE OÙ LA FEMME ENCEINTE est généralement resplendissante de santé et de bonheur. Les nausées et la fatigue diminuent, voire sont oubliées. Les mouvements du bébé se perçoivent nettement et sa future maman se sent plus en confiance. L'appétit et la vitalité sont de retour ; en un mot, à ce stade de la grossesse, vous êtes radieuse !

AIDEZ LE BÉBÉ À SE DÉVELOPPER

Le calcium et le magnésium sont utilisés pour la formation des os, des dents, des muscles et du système nerveux du bébé. Privilégiez tous les aliments qui contiennent ces minéraux : le sésame, le soja, les amandes, les produits laitiers et le poisson (pour le calcium) ; les flocons d'avoine, les germes de blé, le riz et les choux (pour le magnésium).

SORTEZ DE VOTRE RÉSERVE

Votre ventre s'arrondit, et votre grossesse sera bientôt évidente pour tout le monde, même si vous n'avez pas encore « annoncé la bonne nouvelle ». Pensez à vous inscrire aux cours de préparation à l'accouchement qui commencent dès le quatrième mois. Ils vous permettront de mieux comprendre ce qui se passe, et vous apprendrez à respirer et à vous détendre.

MANGEZ POUR DEUX

Ne mangez pas plus, mais ayez une alimentation riche en vitamines et en minéraux. Le bébé prend ce dont il a besoin, il faut donc faire constamment le plein d'éléments nutritifs. Votre volume sanguin augmente, il vous faut plus de fer pour éviter d'être anémiée. Mangez des aliments riches en fer et en vitamine C (qui favorise son absorption). N'oubliez pas les fibres pour éviter la constipation.

GARDEZ LA FORME

Avec votre regain de vitalité, vous pouvez avoir envie de vous dépenser. Écoutez toujours votre corps et fuyez tout effort intensif. Inscrivez-vous à des cours conçus pour femmes enceinte (yoga, aquagym, etc.). Évitez les mouvements brusques car votre silhouette change et vos ligaments sont détendus. Préférez des étirements en douceur à un cours d'aérobic intensif.

ÉCOUTE PARTAGÉE

Des recherches semblent indiquer que, vers la vingtième semaine, votre bébé est capable d'entendre des sons et d'y réagir. Écouter de la musique devrait permettre de stimuler l'activité de ses neurones et vous fournir, en outre, une excellente occasion pour vous reposer, les jambes surélevées, tout en partageant ce moment avec lui.

Les problèmes courants du deuxième trimestre

Même si vous vous sentez bien et si vous êtes plus rassurée quant au bon déroulement de votre grossesse, il se peut que vous soyez affectée par des troubles divers auxquels des solutions naturelles peuvent remédier.

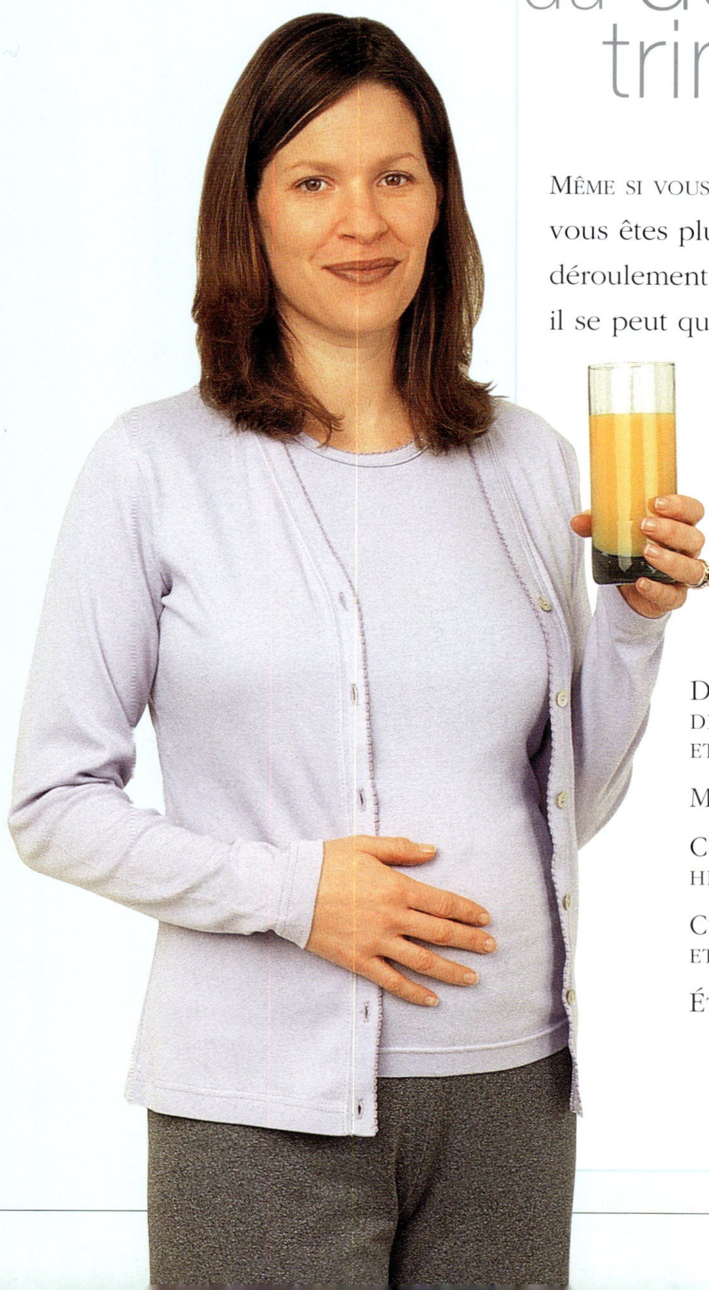

Reflux gastro-œsophagien

ENVIRON 80 % DES FEMMES ENCEINTES éprouvent des brûlures d'estomac, une sensation d'aigreurs dans la poitrine et dans la gorge. Les muscles abdominaux étant plus élastiques, le cardia – sphincter à l'entrée de l'estomac – se ferme mal et laisser refluer les liquides vers l'œsophage. Ces symptômes ont tendance à augmenter en intensité avec le temps.

SYMPTÔMES

Sensation de brûlure acide dans la gorge

Nausées

Goût désagréable dans la bouche

MÉDECINE TRADITIONNELLE CHINOISE

D'après la médecine traditionnelle chinoise, l'estomac devrait être au repos entre 19 heures et 21 heures. Pour éviter les brûlures d'estomac, il faudrait se reposer durant cette période. Prenez donc un repas léger vers 18 heures, puis une petite collation avant de vous coucher. Évitez de manger trop copieusement le soir, cela vous permettra également de mieux dormir.

* La réflexologie peut également soulager les brûlures d'estomac. Le praticien stimule les zones réflexes du pied correspondant à l'estomac et aux intestins.

Voir p. 132 et 140-141 pour de plus amples informations

POINTS FORTS

Faites plusieurs petits repas légers plutôt qu'un ou deux repas copieux

Pour dormir, surélevez votre buste avec plusieurs oreillers

Portez des vêtements amples

Évitez de vous pencher brusquement

Buvez peu aux repas

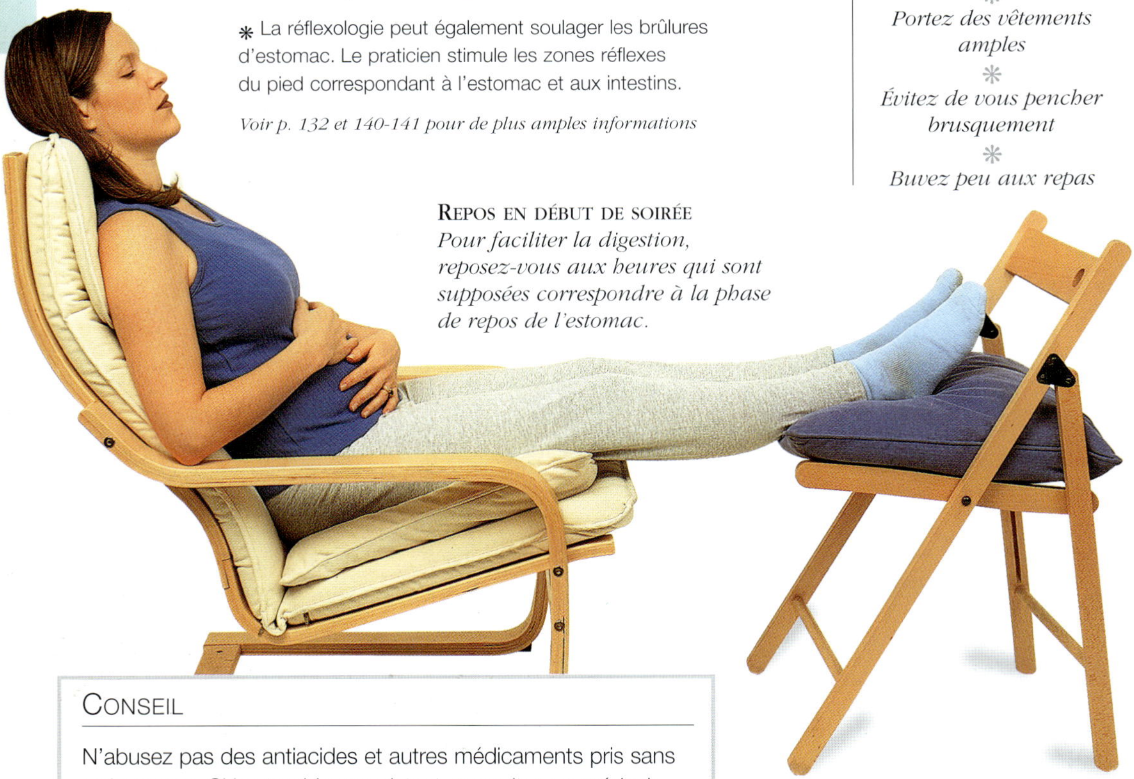

REPOS EN DÉBUT DE SOIRÉE
Pour faciliter la digestion, reposez-vous aux heures qui sont supposées correspondre à la phase de repos de l'estomac.

CONSEIL

N'abusez pas des antiacides et autres médicaments pris sans ordonnance. Si les troubles persistent, consultez un médecin.

THÉRAPIES NATURELLES

Avant d'avoir recours à ces thérapies, lisez attentivement explications, conseils et mises en garde

ACUPUNCTURE

La médecine traditionnelle chinoise considère que les brûlures d'estomac sont dues à un excès de « chaleur » dans l'estomac. Un acupuncteur cherchera à rééquilibrer vos fonctions digestives, il examinera votre langue pour faire son diagnostic. En cas de brûlures d'estomac, la pointe de la langue, qui représente le cœur, est rouge. Le centre de la langue, associé à l'estomac, peut aussi être très rouge. L'acupuncteur évacuera l'excès de « chaleur » en stimulant des points spécifiques sur les bras ou sur les pieds.

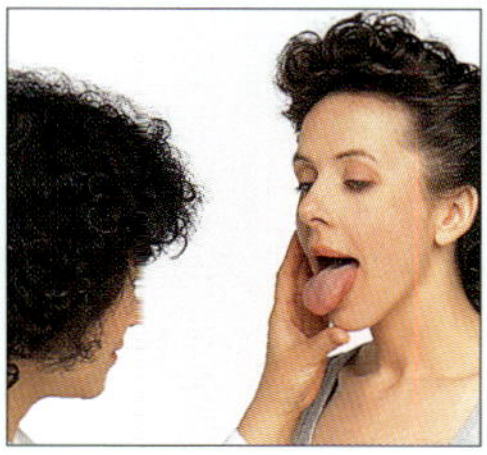

EXAMEN DE LA LANGUE
La couleur de la langue révèle parfois des problèmes digestifs.

Voir p. 134-135 pour de plus amples informations

DIGITOPUNCTURE

Vous pouvez intervenir vous-même sur les points d'acupuncture. Posez quatre doigts sur le point situé à mi-chemin entre le nombril et la pointe du sternum. Appuyez pendant dix secondes et relâchez pendant 5 à 10 minutes.

Voir p. 136 pour de plus amples informations

HOMÉOPATHIE

Plusieurs médicaments soulagent les brûlures d'estomac. L'homéopathe vous prescrira l'un des traitements suivants en fonction de vos symptômes :

- *Carbo vegetabilis* 5 CH en cas de ballonnements et de digestion difficile.
- *Nux vomica* 5 CH si vous avez l'impression d'avoir un poids sur l'estomac.
- *Pulsatilla* 5 CH si l'estomac gargouille.

Attention l'effet des médicaments homéopathiques est neutralisé par la menthe.

Voir p. 148-149 pour de plus amples informations

PHYTOTHÉRAPIE OCCIDENTALE

L'aneth, le carvi ou le fenouil peuvent soulager les brûlures d'estomac. Utilisez-les en cuisine, ou mâchez-en après le repas. Vous pouvez également essayer les remèdes suivants :

- Buvez de temps à autre, dans la journée, une tisane de mélisse, de camomille ou de menthe.
- En cas de ballonnements, mélangez 5 g de poudre d'orme rouge et 1 cuillerée à café de miel dans une tasse d'eau chaude.

Voir p. 150-151 pour de plus amples informations

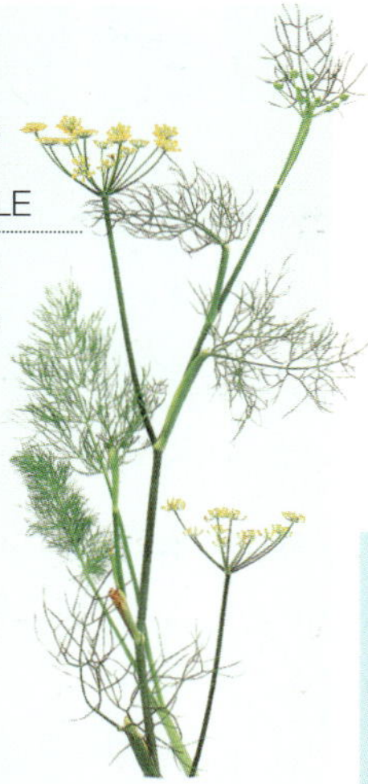

FENOUIL
Les graines de fenouil, mâchées ou infusées, sont un remède agréable au goût.

AROMATHÉRAPIE

Massez-vous le ventre avec quatre gouttes d'une huile essentielle mélangée à une huile végétale douce. Massez dans le sens des aiguilles d'une montre, pendant une demi-heure.

Attention voir p. 153 les HE à éviter pendant la grossesse.

Voir p. 152-153 pour de plus amples informations

RÉGIME ALIMENTAIRE

Les brûlures d'estomac sont aggravées par les repas trop copieux et certaines associations d'aliments. Des régimes comme le régime dissocié préconisent de ne pas mélanger dans un même repas des aliments acides (protéines) avec des aliments basiques (glucides).

Voir p. 48-49 pour de plus amples informations

ALIMENTS NEUTRES
Certains aliments peuvent être associés sans restriction avec d'autres.

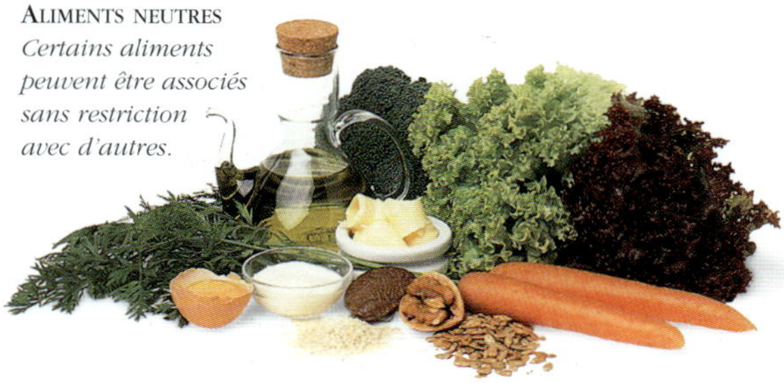

Anémie

Beaucoup de femmes enceintes sont anémiées. L'anémie survient lorsque le taux d'hémoglobine chute en dessous de la normale, l'hémoglobine servant à transporter l'oxygène dans les globules rouges. Il est important de ne pas être anémiée au moment de l'accouchement, ainsi que pour limiter le risque de dépression postnatale.

Symptômes

Étourdissements, palpitations et pâleur

Léthargie, malaise général, fragilité psychique

Prendre du fer peut provoquer la constipation

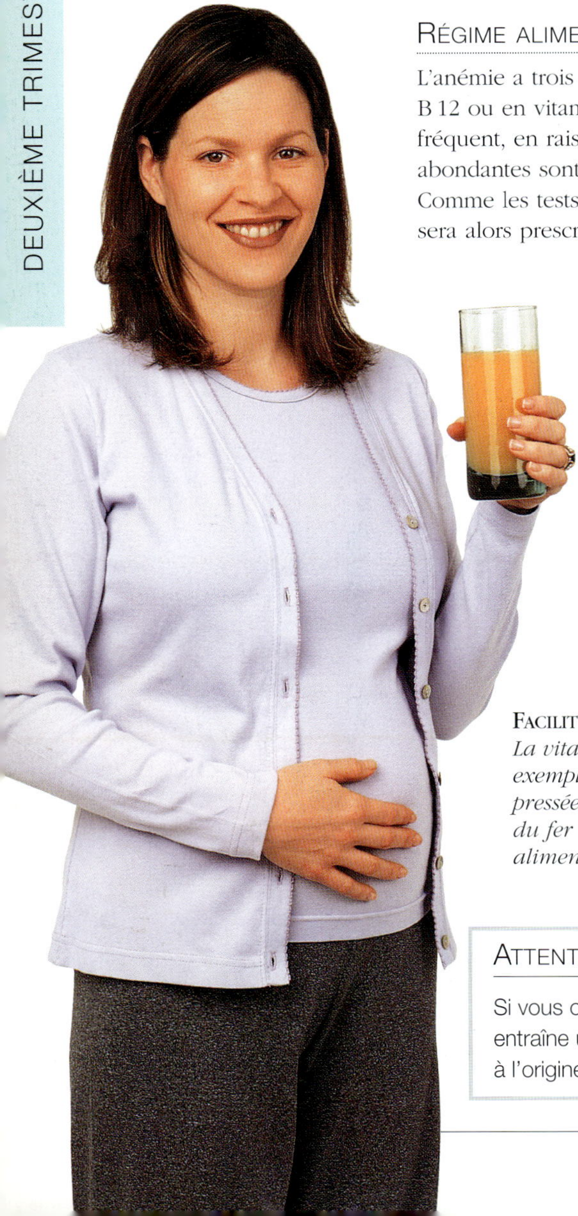

Régime alimentaire

L'anémie a trois causes principales : une carence en fer, en vitamine B 12 ou en vitamine B 9 (acide folique). Le manque de fer est le plus fréquent, en raison des besoins du bébé. Les femmes qui ont des règles abondantes sont parfois anémiées dès le début de leur grossesse. Comme les tests prénataux comprennent une analyse sanguine, il leur sera alors prescrit du fer en comprimés. L'anémie peut survenir avec un régime riche en fer, mais pauvre en vitamines B. Pour éviter une anémie, privilégiez les aliments suivants (à consommer tous les jours car le corps ne stocke pas les nutriments nécessaires).

- Légumes à feuillage vert, graines de citrouille, cerises, abricots secs, poisson et volaille, ainsi que jus de cassis et de canneberges pour prévenir une carence en fer.
- Œufs, lait, fromage, poisson à chair blanche, porc et levure de bière pour la vitamine B 12.
- Noix et légumes à feuillage vert, crus ou cuits, germes de blé, levure de bière et légumes secs pour la vitamine B 9.

Voir p. 48 et 49 pour de plus amples informations

Faciliter l'absorption du fer *La vitamine C, présente par exemple dans une orange pressée, améliore l'absorption du fer contenu dans certains aliments.*

Points forts

Mangez des aliments riches en fer et en vitamine C

Évitez de manger trop d'aliments riches en calcium, ils inhibent l'absoption du fer

Attention

Si vous craignez d'être anémiée, consultez un médecin. L'anémie entraîne une moins bonne résistance à l'infection et peut être à l'origine de crampes, car le sang est trop pauvre en oxygène.

Thérapies naturelles

Avant d'avoir recours à ces thérapies, lisez attentivement explications, conseils et mises en garde.

Acupuncture

Pour la médecine traditionnelle chinoise, le sang est responsable du bien-être physique et psychique. Si le volume de sang est faible, l'humeur sera elle aussi mauvaise, ce qui expliquerait pourquoi les femmes enceintes souffrent facilement de dépression ou de crises de larmes. Pour diagnostiquer une anémie, l'acupuncteur examinera votre langue, qui peut être pâle et sèche. Il vous demandera également de décrire les symptômes dont vous souffrez. Anxiété, palpitations, cauchemars ou troubles du sommeil seront révélateurs. Il stimulera les points liés au sang pour traiter l'anémie.

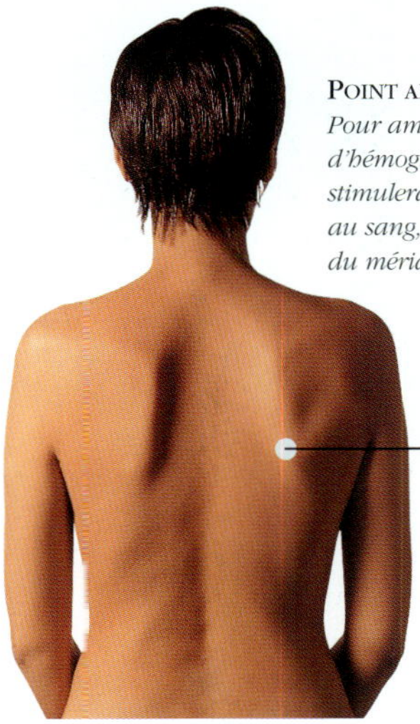

Point anti-anémie
Pour améliorer le taux d'hémoglobine, un acupuncteur stimulera des points liés au sang, comme le point 17 du méridien de la vessie.

* L'acupuncteur stimulera certains points sur les méridiens pour rééquilibrer le sang. Si vous vous sentez particulièrement fatiguée et faible, il pourra aussi chauffer ces points avec des moxas.

Voir p. 134-135 pour de plus amples informations

Digitopuncture

Cette acupuncture sans aiguille, parfaitement adaptée à l'automédication, repose sur les mêmes principes : stimuler certains points sur les méridiens pour rétablir la circulation de l'énergie vitale. Elle est particulièrement efficace pour stimuler les défenses immunitaires et soigner des affections bénignes. Dans le cas d'une anémie, massez tout le méridien de l'estomac pour revitaliser le sang.

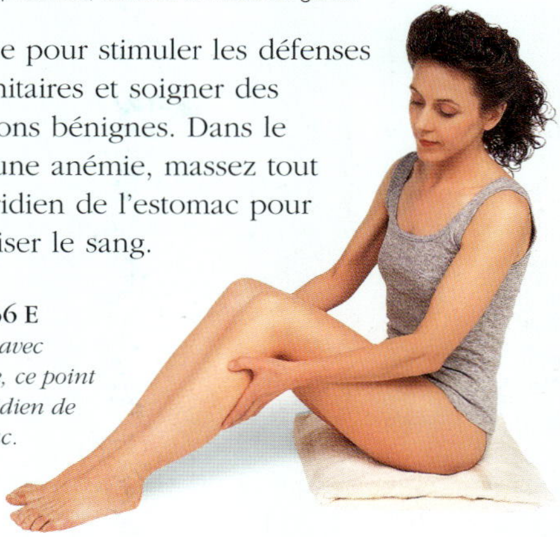

Point 36 E
Pressez avec le pouce, ce point du méridien de l'estomac.

* Assise par terre, jambes fléchies, posez les pouces sous la rotule, là où vous sentez un creux. Pressez pendant trois secondes, quatre ou cinq fois. Faites-le deux ou trois fois par jour.

Voir p. 136 pour de plus amples informations

Homéopathie

Les femmes qui manquent de fer ou veulent améliorer l'absorption du fer peuvent prendre les sels tissulaires (ou sels de Schüssler) suivants : *Ferrum phosphoricum* et *Calcarea phosphorica*. Pour les autres types d'anémie, consultez un homéopathe. Il pourra prescrire :

* *Ferrum metallicum* 4 CH si vos lèvres sont pâles ou en cas de fatigue physique et psychique.

Voir p. 148-149 pour de plus amples informations

Phytothérapie occidentale

La tisane d'orties est un tonique riche en sels minéraux. Laissez infuser 5 g d'orties séchées dans une tasse d'eau bouillante pendant 10 à 15 minutes.

Voir p. 150-151 pour de plus amples informations

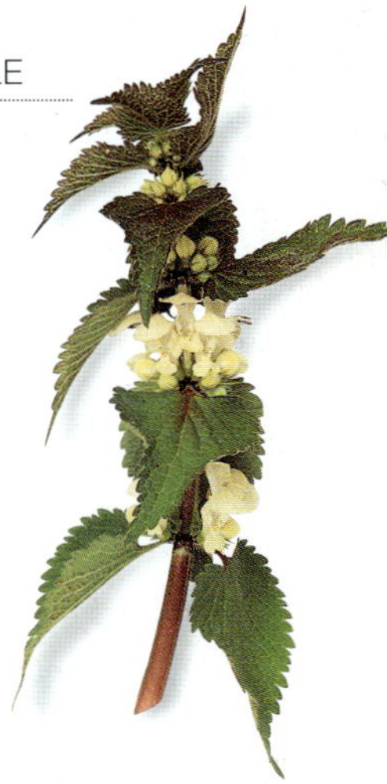

Orties
Riches en vitamine C et en fer, les orties constituent un bon tonique pour les femmes anémiées.

DEUXIÈME TRIMESTRE

Douleurs du dos, de la symphyse pubienne et sciatique

LES MODIFICATIONS HORMONALES, qui détendent ligaments et articulations, sont parfois responsables de dorsalgies et de douleurs de la symphyse pubienne empêchant de dormir et d'accomplir les gestes de la vie quotidienne. La sciatique résulte de la pression exercée par le fœtus et s'exprime par une douleur ou des engourdissements allant du dos jusqu'au tendon d'Achille.

SYMPTÔMES

Douleurs le long du dos ou au niveau du bassin

Engourdissement, douleur (fesses et/ou jambes)

Marche rendue pénible par la douleur

OSTÉOPATHIE

Lorsque vous changez de position, le fœtus peut accroître une **douleur dorsale ou lombaire**, surtout si son dos se trouve contre votre colonne vertébrale. Les articulations du bassin deviennent plus lâches sous l'action des hormones, en prévision de l'accouchement qui se prépare. Tout ceci exerce une pression sur la colonne vertébrale et le bassin, entraînant parfois des **douleurs au niveau de la symphyse pubienne**. Un ostéopathe atténuera les tensions exercées sur les os et les muscles, dues à la grossesse. Il manipulera les articulations sacro-iliaques en faisant pivoter légèrement le bassin, afin de soulager la pression sur les ligaments.

* Pour soulager la douleur, on vous prescrira peut-être une ceinture de grossesse (réglable, elle enveloppe les hanches, et entoure le ventre pour soutenir le poids du bébé).

Voir p. 146 pour de plus amples informations

POINTS FORTS

Écoutez votre corps et essayez d'éviter tout geste désagréable à accomplir

Reposez-vous et allégez le poids supporté par le bassin

La natation soulage les tensions dorsales

Portez une bande de soutien autour du ventre

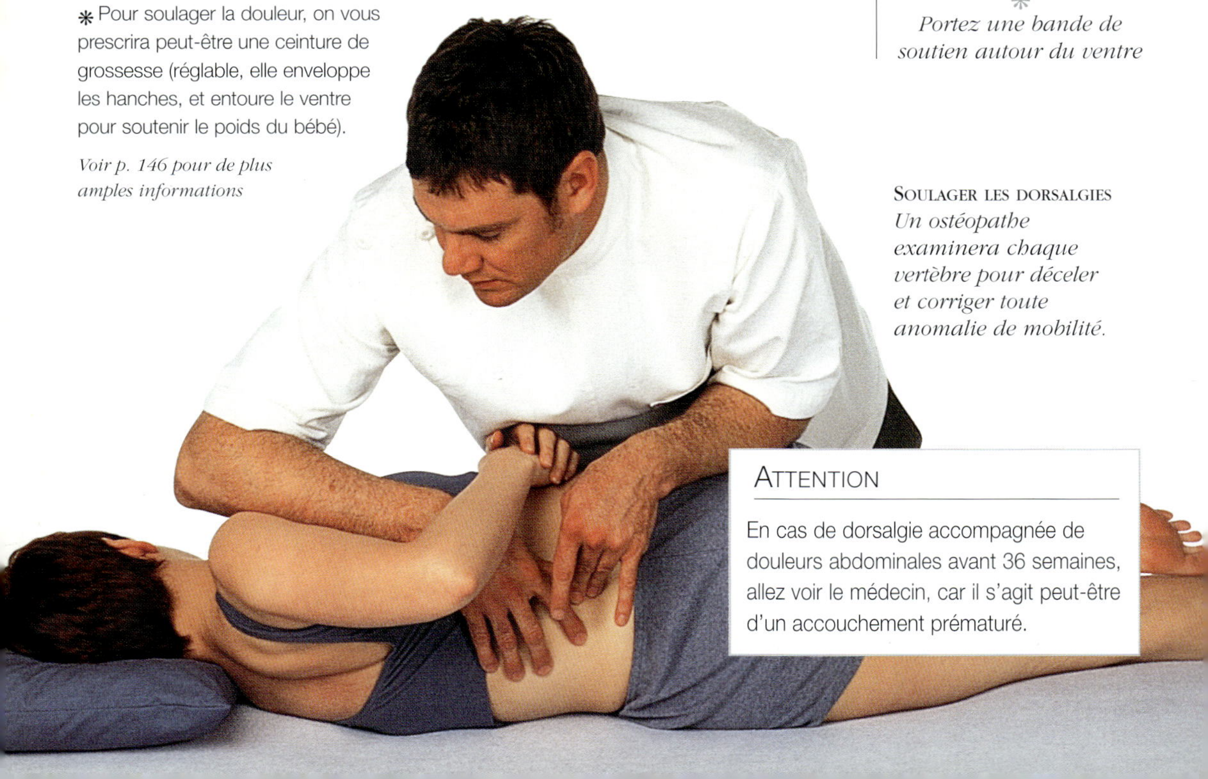

SOULAGER LES DORSALGIES *Un ostéopathe examinera chaque vertèbre pour déceler et corriger toute anomalie de mobilité.*

ATTENTION

En cas de dorsalgie accompagnée de douleurs abdominales avant 36 semaines, allez voir le médecin, car il s'agit peut-être d'un accouchement prématuré.

THÉRAPIES NATURELLES

Avant d'avoir recours à ces thérapies, lisez attentivement explications, conseils et mises en garde.

ACUPUNCTURE

Un acupuncteur étudiera vos antécédents médicaux avant de s'occuper de votre **dorsalgie**. Il vous demandera si elle est affectée par le froid ou la chaleur. Pour une **douleur de la symphyse pubienne**, il posera des aiguilles au niveau du dos et des jambes, ou du pubis.

* D'après la médecine traditionnelle chinoise, les os sont gouvernés par le méridiens des reins. L'énergie de ce méridien étant maximale de 17 à 19 heures, reposez-vous plus particulièrementà ce moment-là.
* Au dernier mois de la grossesse, un neurostimulateur *(voir p. 109)* peut soulager les douleurs lombaires.

Attention n'utilisez pas de neurostimulateur avant 36 semaines pour ne pas déclencher de contractions de l'utérus.

Voir p. 134-135 pour de plus amples informations

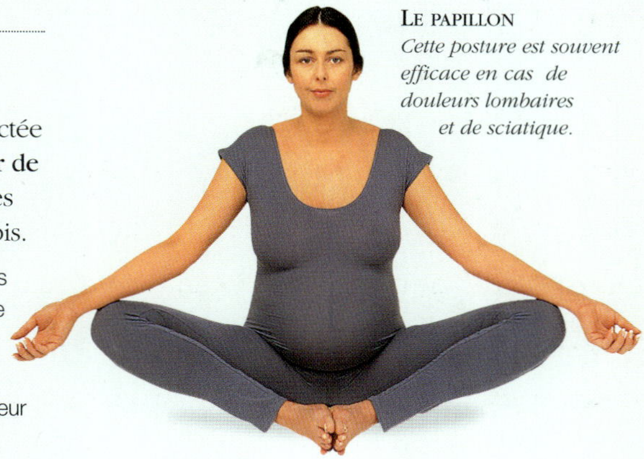

LE PAPILLON
Cette posture est souvent efficace en cas de douleurs lombaires et de sciatique.

RÉFLEXOLOGIE

Un réflexologue massera doucement le bord interne des pieds afin de soulager, de manière temporaire, une **dorsalgie**.

Voir p. 140-141 pour de plus amples informations

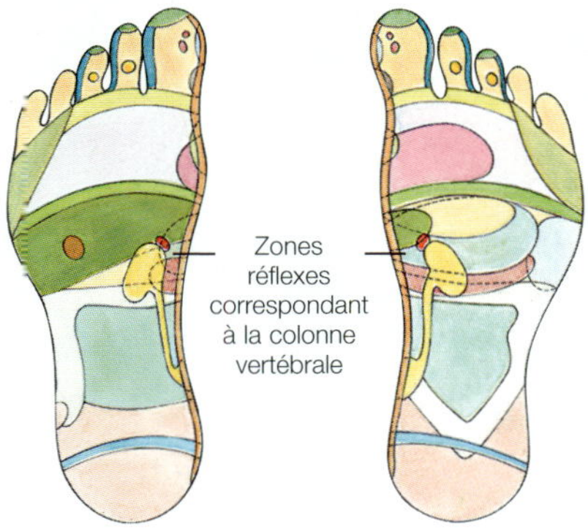

RÉFLEXOLOGIE
Masser le bord interne des pieds peut soulager les douleurs paravertébrales.

YOGA

Certaines postures permettent de soulager une **dorsalgie**. Assise sur les talons, penchez-vous en avant et posez les mains sur le sol en gardant le dos bien droit. En prenant appui sur les coudes, continuez de vous pencher pour aller poser la tête sur les bras, au sol. Votre ventre repose confortablement entre vos genoux, soutenu par le sol. Essayez également la posture ci-dessus.

Voir p. 142 pour de plus amples informations

CHIROPRACTIE

Un chiropracteur pourra soulager une **douleur dorsale, de la symphyse pubienne** ou une **sciatique**. Il réalignera les vertèbres lombaires en pratiquant des micromanipulations qui calmeront l'inflammation des nerfs spinaux.

Voir p. 147 pour de plus amples informations

TECHNIQUE ALEXANDER

Votre centre de gravité se déplace au fur et à mesure que votre silhouette se transforme. Un praticien de cette technique vous enseignera comment améliorer vos mouvements

Voir p. 147 pour de plus amples informations

MASSAGE

En cas de **dorsalgie**, faites-vous masser le dos avec une huile essentielle diluée dans une base huileuse (huile végétale).

Voir p. 152-153 pour de plus amples informations

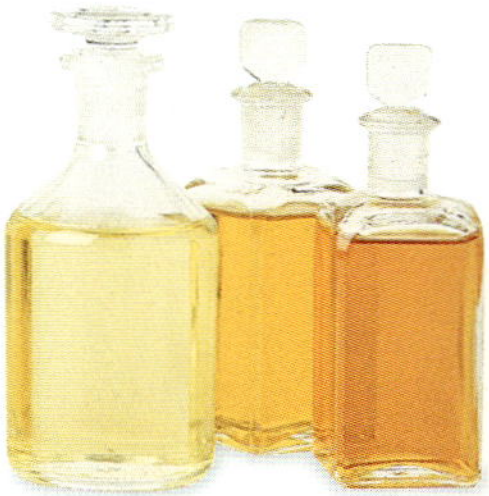

BASES HUILEUSES
Pour préparer une huile de massage, on y ajoute des huiles essentielles.

Migraine et maux de tête

ENVIRON 10 % DES FEMMES ENCEINTES souffrent de migraine. Ce violent mal de tête, dû à la dilatation des vaisseaux dans le cerveau, est lié aux modifications hormonales durant la grossesse. Le classique mal de tête survient, lui aussi, sous l'action des hormones ou à cause du stress ou d'une tension musculaire consécutive à une mauvaise position.

Symptômes

Douleur sourde aggravée par le mouvement

Douleur d'un côté de la tête ou aux tempes

Torpeur, vomissements ou troubles visuels

Digitopuncture

La médecine traditionnelle chinoise considère que les maux de tête en début de grossesse sont révélateurs d'un blocage de l'énergie vitale au niveau des méridiens du foie et de la vésicule biliaire. Pour y remédier, il suffirait de rétablir la circulation du *chi* en stimulant des points sur la tête.

- Stimulez le point 20 du méridien de la vésicule biliaire (20 VB), sur la nuque et à la base du crâne pour calmer une céphalée.
- En cas de migraine, massez avec le pouce le point *yintang* situé entre les sourcils, juste au-dessus de la racine du nez. Massez en décrivant de légers mouvements circulaires.

Voir p. 136 pour de plus amples informations

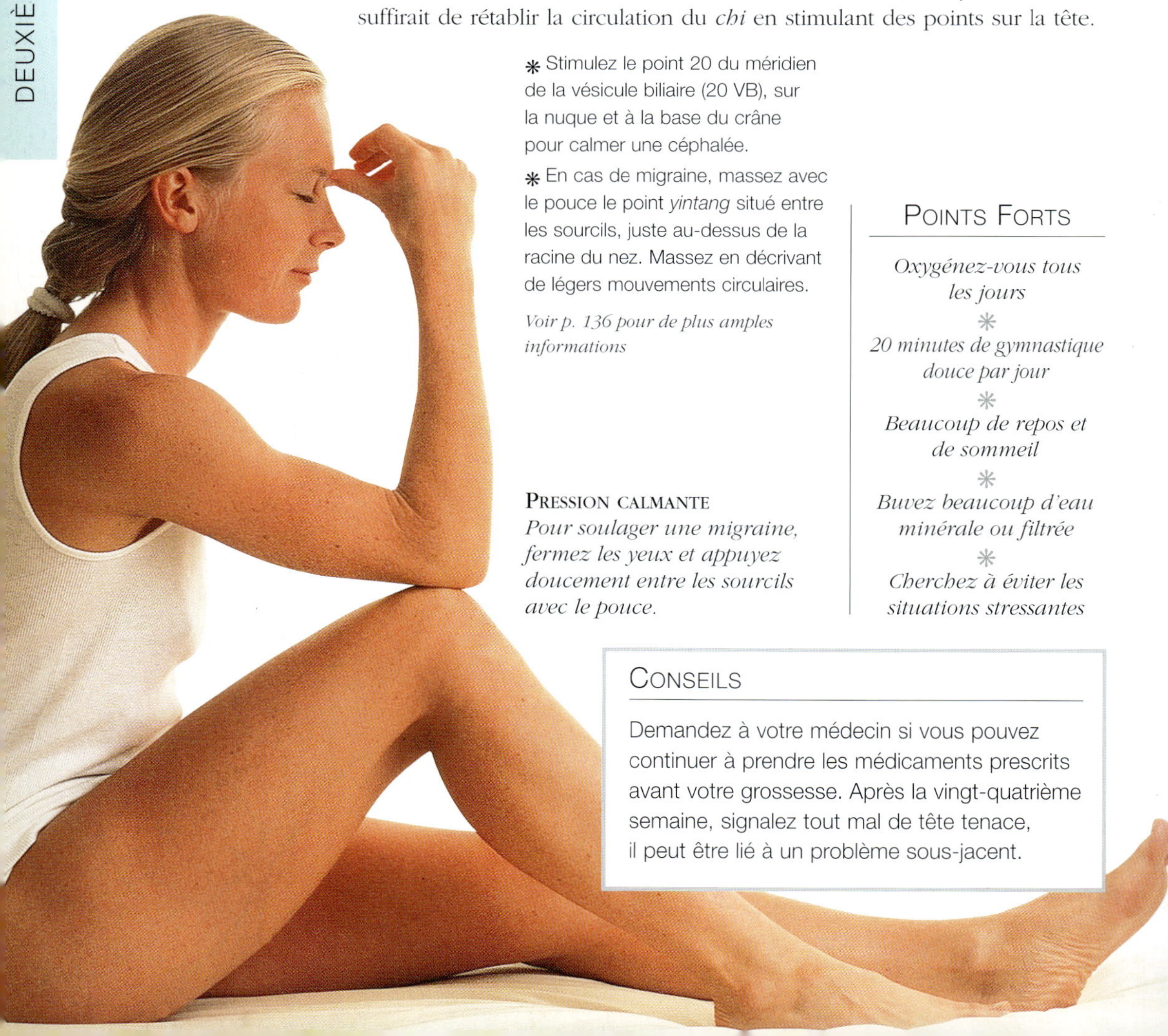

PRESSION CALMANTE
Pour soulager une migraine, fermez les yeux et appuyez doucement entre les sourcils avec le pouce.

Points forts

Oxygénez-vous tous les jours

20 minutes de gymnastique douce par jour

Beaucoup de repos et de sommeil

Buvez beaucoup d'eau minérale ou filtrée

Cherchez à éviter les situations stressantes

Conseils

Demandez à votre médecin si vous pouvez continuer à prendre les médicaments prescrits avant votre grossesse. Après la vingt-quatrième semaine, signalez tout mal de tête tenace, il peut être lié à un problème sous-jacent.

Thérapies naturelles

Avant d'avoir recours à ces thérapies, lisez attentivement explications, conseils et mises en garde.

Acupuncture

Selon la tradition chinoise, certains facteurs climatiques donnent des céphalées.
Il est important de préciser les symptômes. Une douleur aux tempes, par exemple, indique un déséquilibre de la vésicule biliaire. Il faut stimuler les points de ce méridien, sur la nuque.

Voir p. 134-135 pour de plus amples informations

Reiki

Une énergie universelle circulerait dans le corps. Le reiki détend et soulage les céphalées dues au stress, en agissant sur la circulation d'énergie.

Voir p. 139 pour de plus amples informations

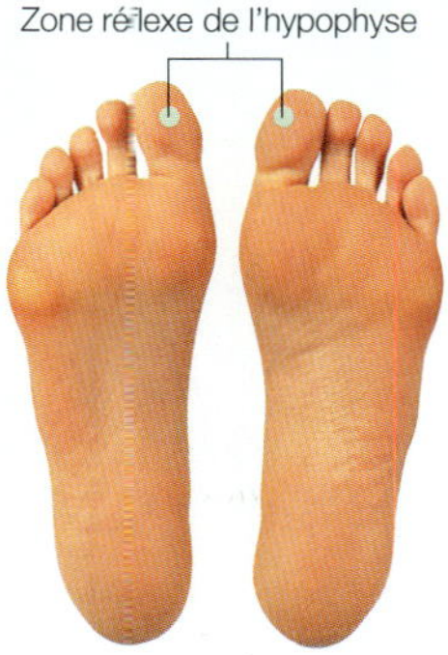

Réflexologie

Un réflexologue massera les gros orteils afin de soulager une migraine.

Voir p. 140-141 pour de plus amples informations

Calmer la migraine
Pour soulager la migraine, il faut stimuler la zone réflexe de l'hypophyse, située sur les gros orteils.

Chiropractie

Les migraines ou les maux de tête récurrents sont parfois dus à un mauvais alignement des vertèbres qui compriment alors des nerfs. Un chiropracteur réalignera les vertèbres.

Voir p. 147 pour de plus amples informations

Homéopathie

En fonction des symptômes, un homéopathe vous prescrira l'un des médicaments suivants :

* *Aconitum* 5 CH pour une sensation de barre douloureuse.
* *Belladona* 5 CH si la douleur est vive et soudaine.
* *Bryonia* 5 CH en cas d'irritabilité et de douleur aggravée par le mouvement et durant toute la journée.

Voir p. 148-149 pour de plus amples informations

Phytothérapie occidentale

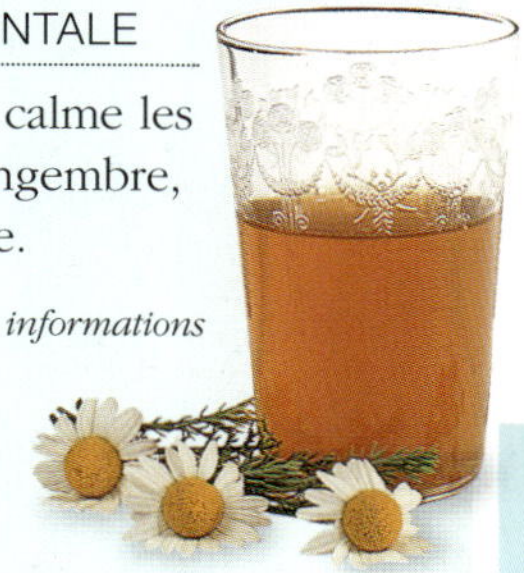

Une infusion de camomille calme les maux de tête. Quant au gingembre, c'est un tonique circulatoire.

Voir p. 150-151 pour de plus amples informations

Infusion de camomille
Les vertus apaisantes de la camomille agissent sur les maux de tête.

Aromathérapie

Appliquez sur les tempes une compresse imbibée de quatre gouttes d'huile essentielle de lavande.
Attention voir p. 153 les HE à éviter pendant la grossesse.

Voir p. 152-153 pour de plus amples informations

Massage

Masser les épaules et la nuque détend et améliore la circulation sanguine, ce qui soulage le mal de tête.

Voir p. 152-153 pour de plus amples informations

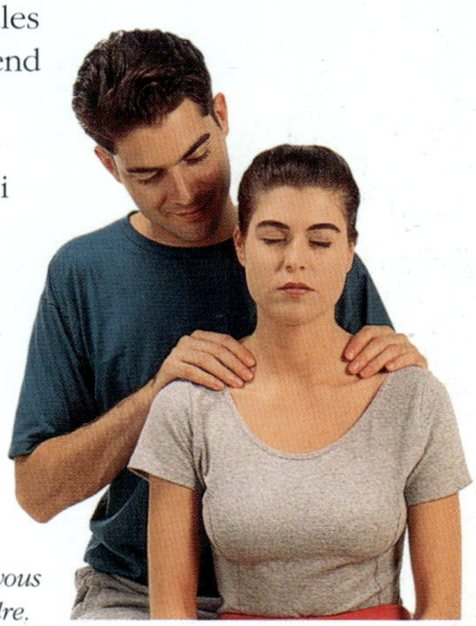

Masser les épaules
Un massage des muscles des épaules vous aidera à vous détendre.

Régime alimentaire

Les maux de tête sont courants chez les femmes enceintes qui sont déshydratées ou dont la glycémie est basse. Buvez beaucoup d'eau et suivez ces quelques conseils :

* Mangez régulièrement des sucres lents pour stabiliser la glycémie (flocons d'avoine, pain, légumes secs, féculents et céréales complètes), ainsi que des protéines.
* Évitez tout ce qui risque de provoquer la migraine (chocolat, caféine, alcool, agrumes et fromage).

Voir p. 48-49 pour de plus amples informations

Constipation, hémorroïdes et varices

La constipation est fréquente, car la progestérone ralentit les contractions intestinales. La constipation ou la pression du fœtus dans l'utérus causent parfois la dilatation des veines anales, provoquant des hémorroïdes. La prise de poids et l'augmentation du volume sanguin peuvent dilater et déformer les veines, surtout celles des jambes.

Symptômes

Difficulté à aller à la selle

Veines de l'anus dilatées, font mal, et saignent parfois

Veines des jambes dilatées et proéminentes

Acupuncture

En médecine traditionnelle chinoise, l'arrière de la langue représente les intestins. Un acupuncteur examinera cette zone à la recherche d'un dépôt jaunâtre, signe d'une constipation. Dans ce cas, il stimulera des points du méridien du gros intestin pour y amener de l'énergie. Il pourra également traiter les problèmes suivants :

- Soulager une douleur due à des **hémorroïdes** grâce à un point du méridien de la vessie situé à l'arrière du mollet. Un autre point se trouve sur la tête.
- Calmer la douleur d'une **veine variqueuse** en plantant des aiguilles autour de la zone douloureuse.

Voir p. 134-135 pour de plus amples informations

Points forts

Contre la constipation, marchez, buvez de l'eau et mangez des aliments riches en fibres

Pour soulager les hémorroïdes, reposez-vous, faites un peu d'exercice, buvez de l'eau, évitez thé, café et épices

Pour prévenir les varices, faites de l'exercice et portez des bas de contention

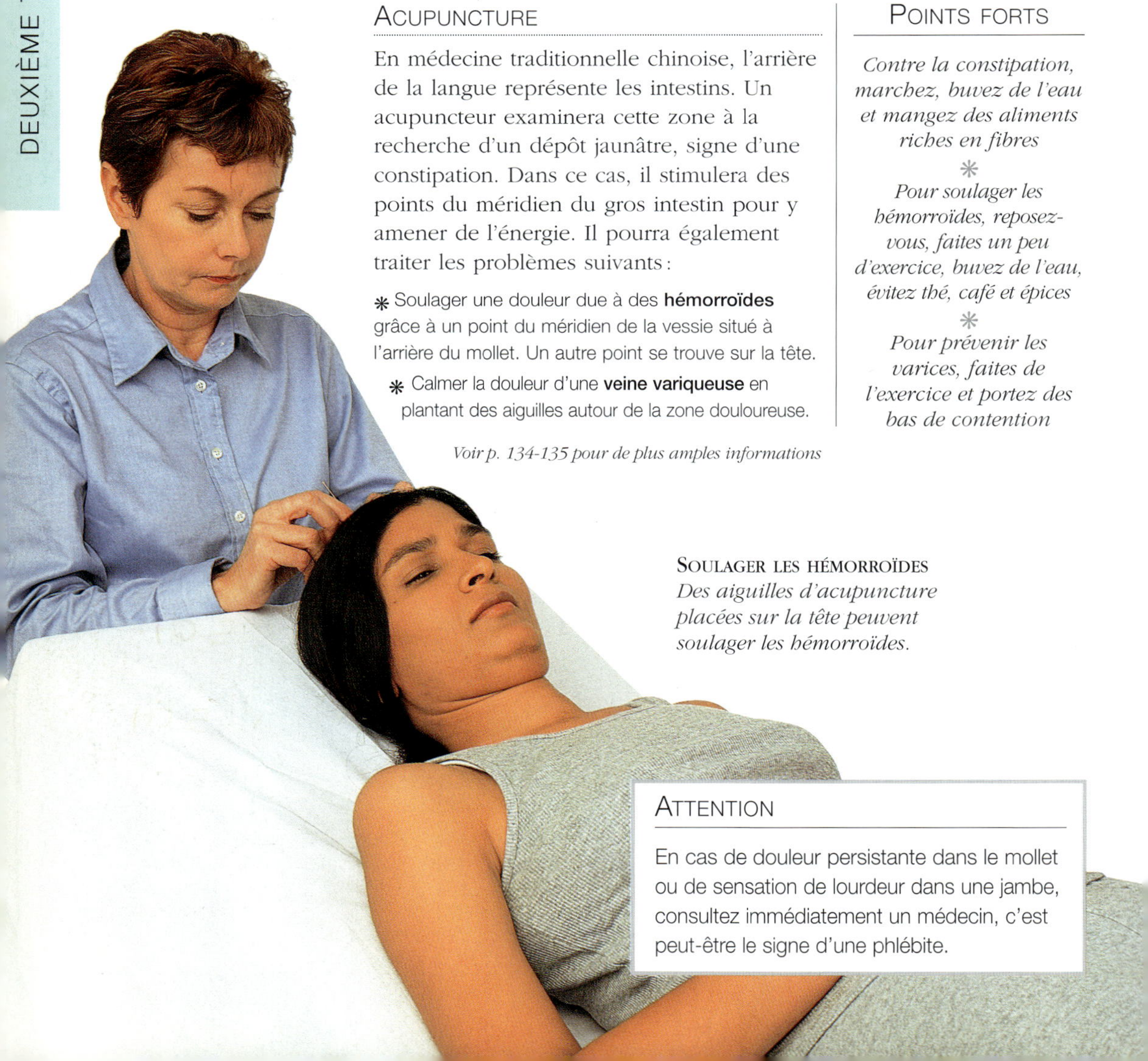

Soulager les hémorroïdes
Des aiguilles d'acupuncture placées sur la tête peuvent soulager les hémorroïdes.

Attention

En cas de douleur persistante dans le mollet ou de sensation de lourdeur dans une jambe, consultez immédiatement un médecin, c'est peut-être le signe d'une phlébite.

THÉRAPIES NATURELLES

Avant d'avoir recours à ces thérapies, lisez attentivement explications, conseils et mises en garde.

DIGITOPUNCTURE

En cas de **constipation**, stimulez le point situé à mi-chemin entre le pubis et le nombril. Effectuez des pressions intermittentes pendant dix secondes.

Voir p. 136 pour de plus amples informations

YOGA

Certaines postures de yoga peuvent aider à soulager **hémorroïdes** ou **varices**. Un exercice simple et efficace consiste à lever les jambes et à les appuyer contre un mur, pendant dix minutes, deux fois par jour.

Voir p. 142 pour de plus amples informations

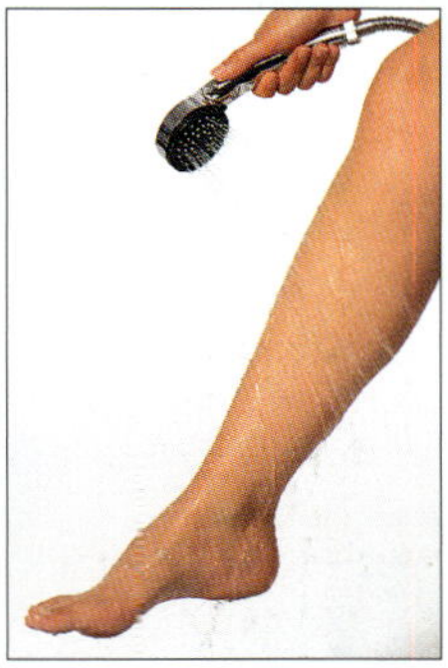

DOUCHE ÉCOSSAISE
Alterner jets d'eau chaude et jets d'eau froide sur les mollets active la circulation.

HYDROTHÉRAPIE

Pour soulager des **varices**, plongez vos mollets dans de l'eau chaude pendant deux minutes, puis dans de l'eau froide pendant deux minutes. Vous pouvez aussi utiliser le pommeau de la douche et alterner eau chaude et eau froide.

Voir p. 144 pour de plus amples informations

HOMÉOPATHIE

En fonction de vos symptômes, l'un de ces médicaments vous aidera à lutter contre les **hémorroïdes** :

- *Arsenicum album* 5 CH pour des hémorroïdes qui saignent et sont améliorées par un bain d'eau chaude.
- *Nux vomica* 5 CH si les hémorroïdes saignent, sont saillantes, démangent et sont améliorées par un bain froid.
- *Hamamelis* 5 CH pour de grosses hémorroïdes qui saignent et surviennent en fin de grossesse.
- *Sepia* 5 CH en cas d'hémorroïdes saillantes, sensibles.

Voir p. 148-149 pour de plus amples informations

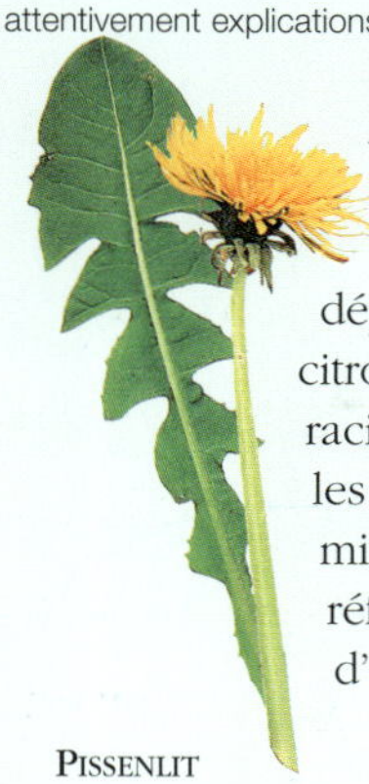

PISSENLIT
Les racines de pissenlit peuvent améliorer le transit intestinal.

PHYTOTHÉRAPIE OCCIDENTALE

Contre la **constipation**, buvez, avant le petit déjeuner, de l'eau chaude citronnée ou une décoction de racines de pissenlit. Pour soulager les **hémorroïdes** : pommade au millepertuis (à conserver au réfrigérateur), compresses froides d'infusion d'hamamélis ou d'orties, pomme de terre ou carotte crue râpée appliquée sur la zone sensible, voire glaçons d'eau de cuisson des poireaux. Pour des **varices**, appliquez des compresses imbibées de lotion, vendue dans le commerce, de calendula, d'aloe vera ou d'hamamélis.

Voir p. 150-151 pour de plus amples informations

AROMATHÉRAPIE

Contre la **constipation**, masser le ventre avec quelques gouttes d'huiles essentielles.

Attention voir p. 153 les HE à éviter pendant la grossesse.

Voir p. 152-153 pour de plus amples informations

RÉGIME ALIMENTAIRE

Pour prévenir ou soigner **varices** ou **hémorroïdes**, mangez des aliments riches en vitamine C et en bioflavonoïdes, qui renforcent la paroi des vaisseaux : persil, ail, oignon... Contre la **constipation** :

- Buvez beaucoup d'eau.
- Évitez les aliments industriels, pauvres en fibres.
- Consommez des graines de psyllium et de lin.
- Privilégiez fibres de son, fruits secs, chou, pois, papayes, figues.
- Mangez des amandes et des bananes pour la cellulose, du miel.

Voir p. 48-49 pour de plus amples informations

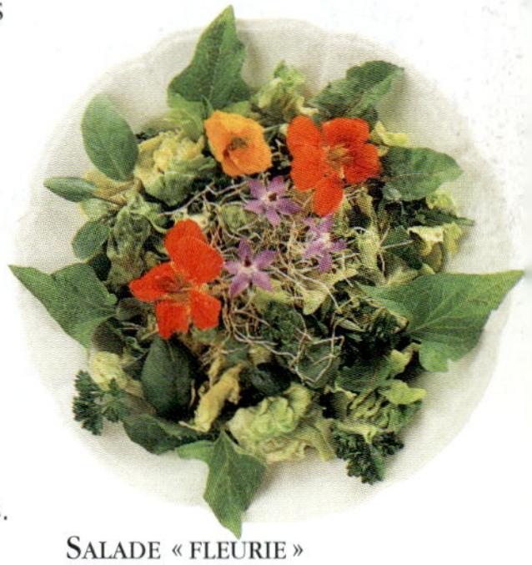

SALADE « FLEURIE »
Mangez de la salade à volonté, elle vous procurera votre ration quotidienne de fibres.

DEUXIÈME TRIMESTRE

Cystite, candidose et herpès

COURANTE CHEZ LES FEMMES ENCEINTES, la cystite est due à une bactérie qui provoque une inflammation de la muqueuse de la vessie. La candidose est une infection vaginale. Le virus *Herpes simplex* donne des boutons de fièvre et de l'herpès génital ; il contraint à recourir à la césarienne si les symptômes apparaissent juste avant ou pendant l'accouchement.

Symptômes

Cystite : douleur et besoin fréquent d'uriner

Candidose : pertes blanches, démangeaisons

Herpès : signes d'état infectieux, puis éruption

Aromathérapie

Les huiles essentielles de camomille, de géranium et de lavande sont bonnes pour les voies urinaires. Ajoutez-en quatre gouttes à l'eau du bain ou appliquez-en une compresse chaude sur le pubis ou les reins. Ces huiles atténuant le stress, elles empêchent le virus de l'herpès de se manifester.

* Pour calmer la douleur, ajoutez trois ou quatre gouttes d'huile de mélisse dans l'eau du bain ou mettez-en quelques gouttes dans un vaporisateur.
* Pour soulager une **candidose**, posez une compresse de camomille sur les reins ou ajoutez trois ou quatre gouttes d'huile de mélaleuca à de l'eau chaude ou tiède à utiliser en douche vaginale.

Attention voir p. 153 les HE à éviter pendant la grossesse.

Voir p. 152-153 pour de plus amples informations

Points forts

Cystite : buvez environ 2,5 litres d'eau par jour. Versez de l'eau tiède à la sortie de l'urètre lorsque vous allez aux toilettes

Candidose ou herpès : mangez beaucoup de fruits et de légumes frais en prévention

Pour éviter une poussée d'herpès, reposez-vous et évitez les situations stressantes

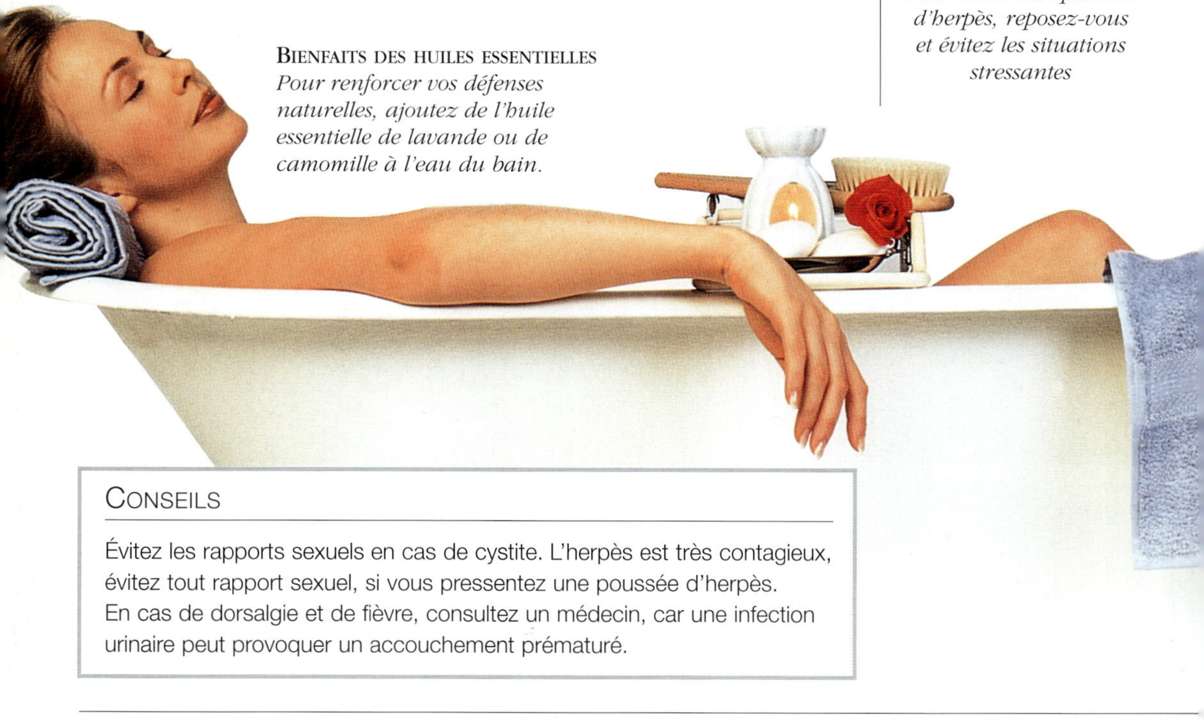

BIENFAITS DES HUILES ESSENTIELLES *Pour renforcer vos défenses naturelles, ajoutez de l'huile essentielle de lavande ou de camomille à l'eau du bain.*

Conseils

Évitez les rapports sexuels en cas de cystite. L'herpès est très contagieux, évitez tout rapport sexuel, si vous pressentez une poussée d'herpès. En cas de dorsalgie et de fièvre, consultez un médecin, car une infection urinaire peut provoquer un accouchement prématuré.

Thérapies naturelles

Avant d'avoir recours à ces thérapies, lisez attentivement explications, conseils et mises en garde.

Réflexologie

La **cystite** peut être traitée par la réflexologie. Pour soulager une cystite, un réflexologue va masser sur chaque pied, les zones réflexes du rein et des autres organes liés à la fonction urinaire, afin de disperser les toxines responsables de l'inflammation urinaire. Consultez toujours un réflexologue qualifié, ayant l'habitude de soigner les femmes enceintes.

Voir p. 140-141 pour de plus amples informations

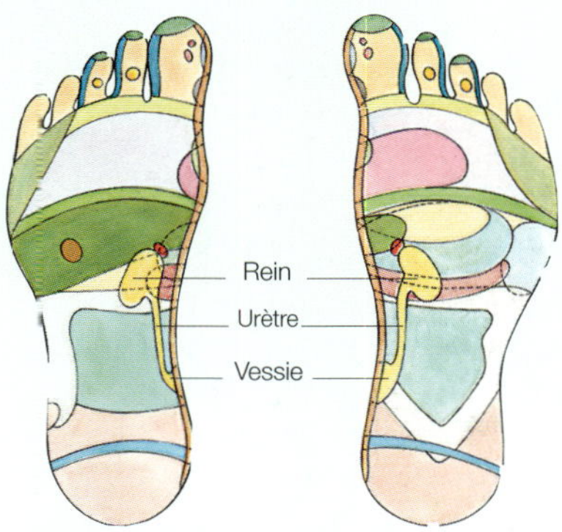

Soigner une cystite
Un réflexologue massera, sur chaque pied, les zones réflexes des reins, de la vessie et de l'urètre.

Hydrothérapie

En cas de **candidose**, procédez à une douche vaginale avec de l'eau chaude additionnée de 15 à 30 ml de vinaigre de cidre. Si cela brûle, appliquez du yaourt pendant deux heures.

Voir p. 144 pour de plus amples informations

Homéopathie

L'homéopathie peut intervenir en parallèle d'un traitement antibiotique.

- *Belladona* 5 CH en cas de **cystite** avec du sang rouge clair dans les urines.
- *Capsicum* 5 CH pour un **herpès** avec prurit.
- *Natrum muriaticum* 5 CH pour un **herpès** avec peau rouge et desséchée et lésions vésiculaires enflées.

Voir p. 148-149 pour de plus amples informations

Phytothérapie occidentale

Une pommade au calendula peut calmer une **candidose**, de même qu'une douche vaginale, au mélaleuca ou à la lavande. En cas d'**herpès**, appliquez une l'huile de calendula ou un gel à l'aloe vera. Vous pouvez aussi essayer :

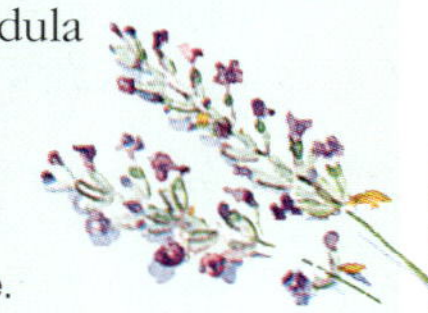

- Une tisane diurétique d'orties ou de pissenlit pour soigner une **cystite**.
- Contre une **candidose** : cinq gouttes de teinture de calendula et autant de teinture de millepertuis, mélangées à un litre d'eau, en douche vaginale, trois fois par jour et avant de se coucher.
- Une ou deux tasses par jour de tisane de camomille ou de mélisse pour éviter une poussée d'**herpès**.

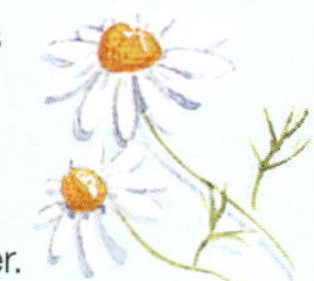

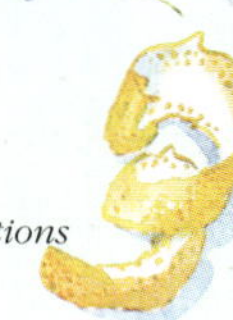

Voir p. 150-151 pour de plus amples informations

Régime alimentaire

Buvez beaucoup d'eau pour laver les voies urinaires et soulager une **cystite**. Pensez au jus de canneberge. Pour prévenir une poussée d'**herpès**, mangez de l'ail, des fruits frais et des aliments riches en lysine (poisson, poulet, bœuf, lait, fromage, œufs, haricots, légumes frais). Il est également conseillé de prendre 0,5 g de vitamine C par jour. Voici en outre quelques principes d'alimentation :

- Une alimentation à base de betteraves, de tomates et d'agrumes aggrave une **cystite**.
- Évitez les aliments contenant des levures et du sucre pour limiter les risques de **candidose**.
- Pour prévenir l'**herpès**, consommez avec modération des aliments riches en arginine, comme les noix, les graines, le blé, le riz complet et le chocolat, ainsi que les produits sucrés.

Voir p. 48-49 pour de plus amples informations

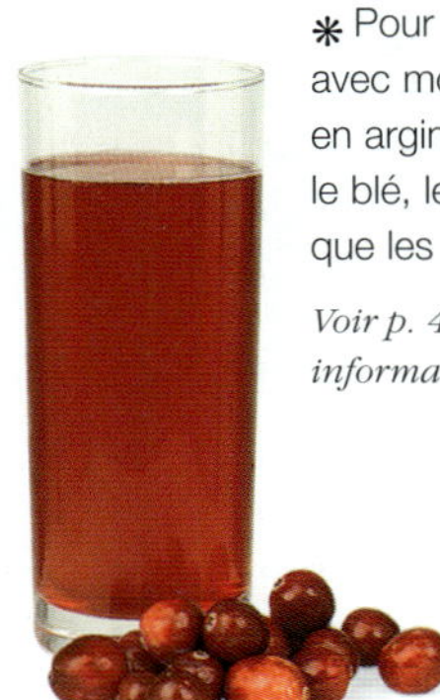

Canneberges
Ces baies empêcheraient les bactéries responsables de la cystite de se fixer sur la vessie.

DEUXIÈME TRIMESTRE

État dépressif

LES CHANGEMENTS HORMONAUX QUI SURVIENNENT pendant la grossesse affectent aussi bien le corps que le psychisme. Ils peuvent causer des nausées, une grande fatigue et un moral en dents de scie. Attendre un enfant implique bien des bouleversements chez la future mère. Parfois, de vieilles peurs, enfouies en nous, refont surface à cette occasion.

SYMPTÔMES

Pensées négatives, sautes d'humeur, indifférence

Troubles du sommeil

Crises d'angoisse

Appétit variable

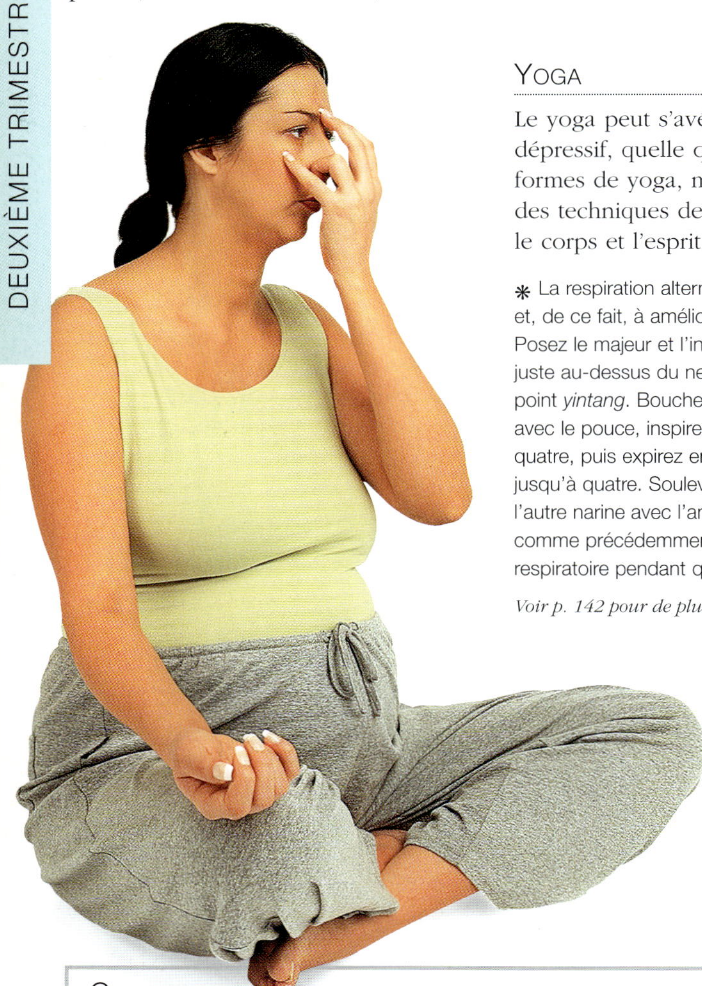

YOGA

Le yoga peut s'avérer efficace pour traiter un état dépressif, quelle qu'en soit la cause. Il existe différentes formes de yoga, mais toutes reposent sur des postures et des techniques de respiration dont le but est d'équilibrer le corps et l'esprit en apportant détente et bien-être.

* La respiration alternée aide à se détendre et, de ce fait, à améliorer un état dépressif. Posez le majeur et l'index sur votre front, juste au-dessus du nez, à l'emplacement du point *yintang*. Bouchez ensuite une narine avec le pouce, inspirez en comptant jusqu'à quatre, puis expirez en comptant également jusqu'à quatre. Soulevez le pouce et bouchez l'autre narine avec l'annulaire, puis respirez comme précédemment. Faites cet exercice respiratoire pendant quelques minutes.

Voir p. 142 pour de plus amples informations

LA RESPIRATION ALTERNÉE
Combinée avec la digitopuncture, cette technique de respiration profonde apaise l'esprit et atténue la dépression.

CONSEIL

Si vous vous sentez déprimée, n'hésitez pas à en parler au médecin ou à la sage-femme, ne vous repliez pas sur vous-même. Parler peut s'avérer aussi efficace que de prendre des antidépresseurs !

POINTS FORTS

Parlez avec un psychologue ou avec un proche

Évitez les sucreries et les aliments transformés

Évitez les excitants : caféine, tabac et alcool

Thérapies naturelles

Avant d'avoir recours à ces thérapies, lisez attentivement explications, conseils et mises en garde.

Acupuncture

L'acupuncture stimule la libération de neurotransmetteurs dans le cerveau, ce qui atténue les symptômes de la dépression.

Voir p. 134-135 pour de plus amples informations

Reiki

Le reiki est également efficace. Selon certains, il agirait sur le plan émotionnel, chassant les idées noires et procurant un sentiment de bien-être et de sérénité.

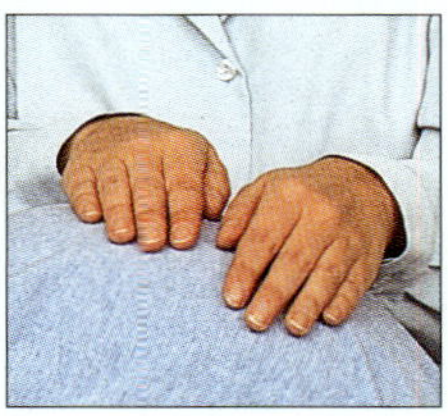

Voir p. 139 pour de plus amples informations

Reiki
Les mains du thérapeute transmettent une énergie bienfaisante.

Homéopathie

En cas de dépression sévère ou chronique, consultez un homéopathe qui agira sur votre terrain pour le renforcer. S'il s'agit d'une déprime passagère, essayez les médicaments suivants :

- *Ignatia* 30 CH en cas de moral en dents de scie.
- *Pulsatilla* 30 CH pour des crises de larmes aggravées par la chaleur.
- *Natrum muriaticum* 30 CH pour un repli sur soi.

Attention remplacez le thé et le café par des infusions, si vous suivez un traitement homéopathique.

Voir p. 148-149 pour de plus amples informations

Phytothérapie occidentale

Le millepertuis est un remède traditionnel contre la dépression et l'anxiété. Pris en infusion ou sous forme de teinture-mère, il peut aider à soulager une anxiété et une tension nerveuse source d'épuisement, d'irritabilité, voire d'état dépressif.

Attention consultez votre médecin avant de prendre du millepertuis si vous suivez un traitement allopathique.

Voir p. 150-151 pour de plus amples informations

Aromathérapie

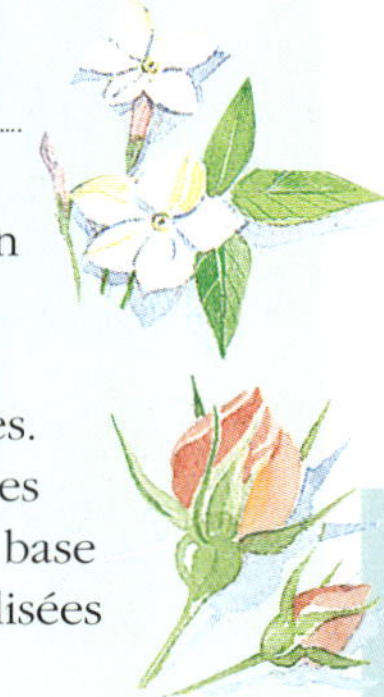

Certaines huiles essentielles agissent sur le système nerveux en chassant les idées noires. Les huiles de citrus, de lavande et de rose sont particulièrement efficaces. Quelques gouttes suffisent, ajoutées à l'eau du bain, mélangées à une base huileuse pour un massage, ou utilisées en vaporisation.

Attention voir p. 153 les HE à éviter pendant la grossesse.

Voir p. 152-153 pour plus d'informations

Élixirs floraux

Les élixirs floraux sont indiqués en cas de problèmes d'ordre émotionnel. Prenez-les séparément ou combinés (jusqu'à cinq). Mettez quelques gouttes de chaque élixir dans un flacon de 20 ml, ajoutez de l'eau minérale.

- Orme, si l'on se sent dépassé par les événements.
- Gentiane, contre le découragement et le doute.
- Houx, contre colère et impression de manquer d'amour.
- Muscade, contre les peurs.
- Bourrache, pour une dépression liée aux circonstances.

Voir p. 154 pour de plus amples informations

Régime alimentaire

Une alimentation carencée peut causer des déséquilibres hormonaux et affecter le moral. Contre le manque de zinc, fréquent durant la grossesse, privilégiez les aliments comme les œufs, les graines de tournesol et le pain complet. Mettez également l'accent sur les vitamines C et B. Évitez les aliments sucrés et les excitants (thé, café, alcool…).

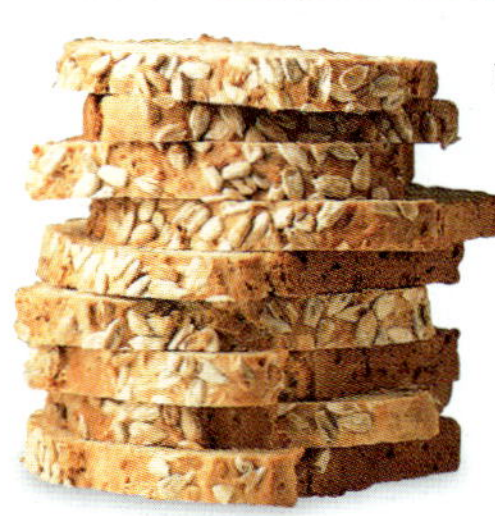

Voir p. 48-49 pour de plus amples informations

Pain complet
Excellent pour le moral, le pain complet est une source de zinc et de vitamine B 6.

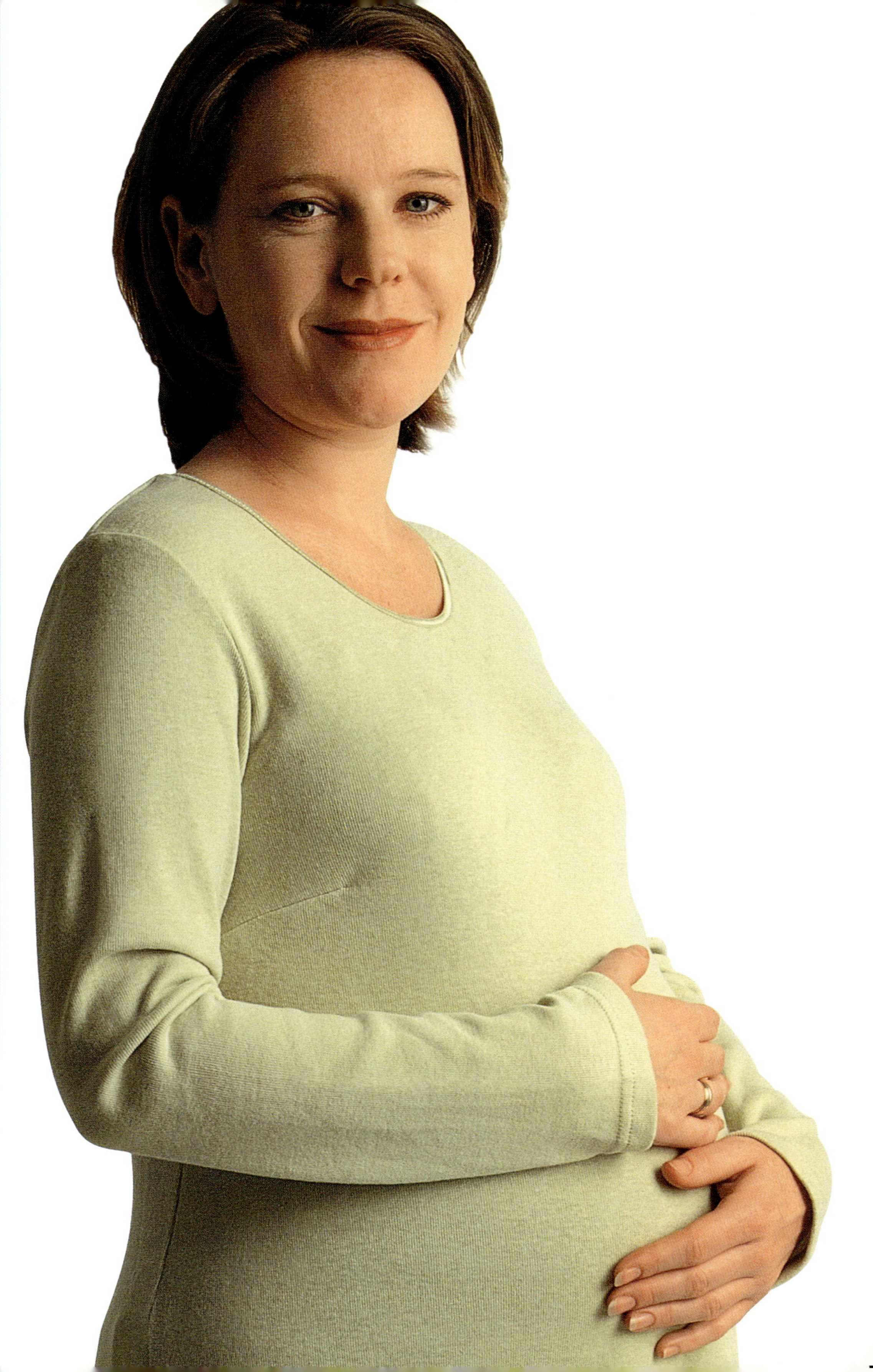

En cette période importante, vous devez vous préparer pour la naissance de votre bébé, mentalement et physiquement. Bien des femmes continuent à travailler – l'essentiel étant de pouvoir se reposer lorsque le besoin s'en fait sentir. Le volume sanguin augmente de 40 %, les articulations du bassin sont plus lâches, les seins grossissent et le fœtus se développe

Le troisième trimestre

beaucoup plus rapidement qu'au cours des deux trimestres précédents. Le repos et le sommeil jouent un rôle essentiel au cours de ce trimestre. Les thérapies naturelles, une alimentation équilibrée et une activité physique adaptée vous aideront à être prête pour l'accouchement.

Évolution de la mère et du bébé

PEUT-ÊTRE AVEZ VOUS L'IMPRESSION d'être enceinte depuis une éternité. Vos seins sont prêts à produire du colostrum et vous commencez à ressentir les premières contractions, irrégulières et indolores. Votre corps se prépare à l'accouchement.

POINTS FORTS

Faites-vous suivre tous les 15 jours ; chaque semaine, à partir de la 36e semaine

Reposez-vous

Surveillez les mouvements du bébé : consultez si vous ne les percevez pas

Pour un problème urinaire, consultez immédiatement

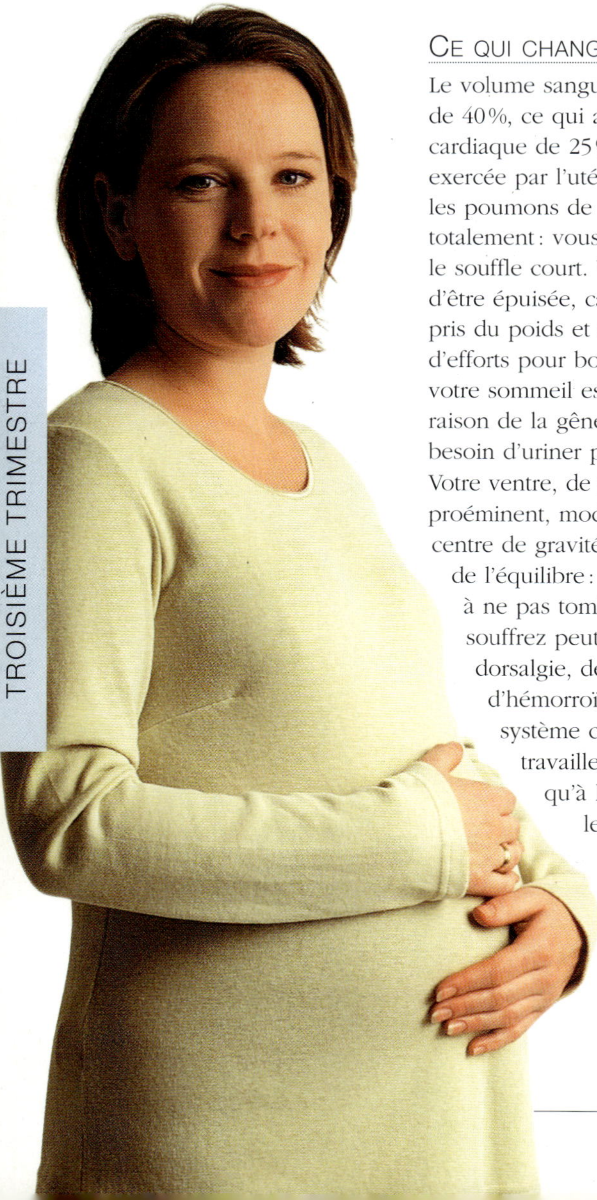

PRÊT À SORTIR *La forme du ventre se modifie lorsque la tête du bébé s'oriente vers la sortie.*

CE QUI CHANGE

Le volume sanguin a augmenté de 40 %, ce qui accroît le débit cardiaque de 25 %. La pression exercée par l'utérus empêche les poumons de se déployer totalement : vous avez parfois le souffle court. Vous risquez d'être épuisée, car vous avez pris du poids et devez faire plus d'efforts pour bouger. En outre, votre sommeil est moins bon en raison de la gêne ressentie et du besoin d'uriner plus fréquent. Votre ventre, de plus en plus proéminent, modifie votre centre de gravité et votre sens de l'équilibre : faites attention à ne pas tomber. Vous souffrez peut-être de dorsalgie, de sciatique, d'hémorroïdes. Votre système cardiovasculaire travaille deux fois plus qu'à l'accoutumée et les crampes aux jambes sont plus fréquentes. Vers la trente-deuxième semaine, vous grossirez plus qu'aux autres périodes de la grossesse. Vous prendrez entre 8,5 kg et 11,5 kg en tout, et vous sentirez très lourde. Chaque jour, plusieurs litres de sang circulent dans le placenta. Il faut vous reposer et travailler sans excès.

PRÊT POUR LA NAISSANCE

Dans 57 % des cas, le bébé se tourne vers la trente-deuxième semaine pour orienter sa tête vers le bas. Dans 25 % des cas, cela se produira après la trente-sixième semaine. Dès lors, il peut à tout moment engager sa tête dans le petit bassin. Cet engagement constitue une préparation au travail, mais ne signifie pas que la délivrance est imminente. Certains bébés attendront que le travail ait commencé pour s'engager. À la trente-septième semaine, la prise de poids se ralentit. Certaines femmes souffrent toutefois de rétention d'eau. À la trente-huitième semaine, vous avez hâte d'en finir. Les contractions de Braxton-Hicks sont peut-être fortes et fréquentes.

Le développement du bébé

SEMAINE 28 Les yeux sont parfois ouverts et apprennent à regarder. S'il devait naître maintenant, il aurait de bonnes chances de survie dans un service spécialisé. Les testicules descendent dans le scrotum.

Jeudi 30 Mars

SEMAINE 29 Son corps, qui mesure environ 34 cm, est recouvert de *vernix caseosa*. Les alvéoles des poumons sont bien formées et produisent du surfactant, liquide indispensable à la respiration.

Jeudi 6 Avril

SEMAINE 30 Comme il bouge depuis plusieurs semaines, son tonus musculaire est meilleur. Il a appris à s'orienter dans l'espace. Il lui arrive parfois de se retrouver la tête vers le bas.

Jeudi 13 Avril

SEMAINE 31 La peau devient plus rose en raison du *vernix*, de couleur blanche, qui la recouvre. À la naissance, celui-ci servira à procurer de l'énergie et à réguler la température du corps.

Jeudi 20 Avril

SEMAINE 32 Le *vernix* est très épais. Les cheveux sont parfois nombreux. Les ongles des doigts sont en place, mais pas ceux des orteils. La peau, lisse, commence à se plisser.

Jeudi 27 Avril

SEMAINE 33 Il est presque entièrement formé, dans les proportions qu'il aura à la naissance. Il prend du poids. Les organes continuent d'évoluer pour parvenir à maturité.

Jeudi 4 Mai

SEMAINE 34 Le cerveau et le système nerveux sont entièrement formés. Le système immunitaire, toujours immature, continue de recevoir les anticorps de la mère. Il mesure environ 37 cm.

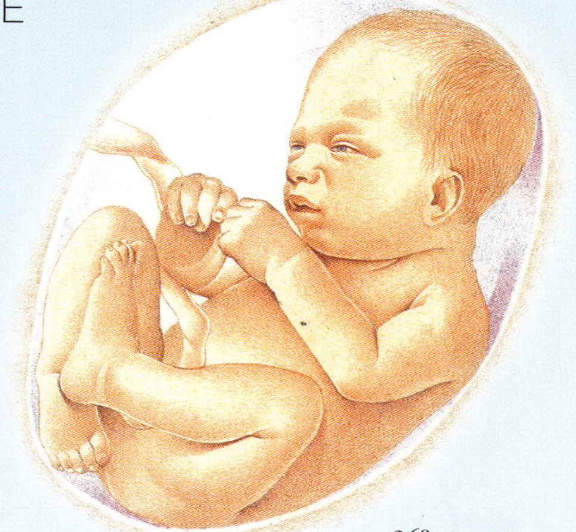

36e SEMAINE

Jeudi 11 Mai (contrôle gynéco)

SEMAINE 35 Ses mouvements commencent parfois à ralentir car il se trouve de plus en plus à l'étroit.

Jeudi 18 mai

SEMAINE 36 Le cerveau utilise 70 % de l'oxygène et des éléments nutritifs. S'il devait naître à présent, la maturité de ses organes lui permettrait de survivre sans trop de problèmes. La graisse se dépose dans l'hypoderme. Les intestins produisent du méconium, substance vert-noirâtre constituée de cellules mortes et de sécrétions intestinales et hépatiques.

Jeudi 25 mai

SEMAINE 37 Il s'entraîne à respirer, à sucer et à avaler. Son niveau de conscience et son degré de coordination sont, à ce stade, tout à fait évolués.

Jeudi 1 Juin

SEMAINE 38 Il est fin prêt à sortir. (Son développement aura demandé 38 semaines à partir du moment de sa conception, soit 40 semaines en débutant le calcul au premier jour des dernières règles.) Il est bien potelé et se trouve à l'étroit dans l'utérus. La tête est à présent descendue dans la partie basse de l'utérus : elle appuie contre le col ramolli et entrouvert, prête à sortir.

Jeudi 8 Juin 39

Jeudi 15 Juin 40

Jeudi 22 Juin 41

Jeudi 29 Juin 42 maximum

Nourrir la mère et l'enfant

COMME AU COURS DES PRÉCÉDENTS TRIMESTRES, vous devez privilégier certains aliments. Il faut préparer le corps – d'un point de vue diététique – à l'accouchement *(voir également p. 98-99)*, sans oublier de fournir au cerveau du bébé les éléments nutritifs qui lui permettront de parfaire son développement.

POINTS FORTS

Privilégiez les acides gras polyinsaturés

Consommez des aliments riches en fer et en vitamine C

Mangez des aliments bons pour le cerveau

AIDER AU DÉVELOPPEMENT

Le volume sanguin continuant d'augmenter, vous avez toujours besoin de beaucoup d'aliments riches en fer et en vitamine C (pour favoriser l'absorption du fer). Vous prenez plus de poids qu'à toute autre période : vous faites des réserves en vue de l'allaitement. Il est important de consommer de bonnes graisses, à savoir des acides gras polyinsaturés, pour les acides gras essentiels.

ALIMENTS CLÉS

Le cerveau de votre bébé se développe plus vite que jamais. Les neurones se multiplient au rythme de 100 000 par minute : 70 % des calories que le bébé reçoit servent à sa croissance. À la naissance, le cerveau pèsera environ 350 g et sera composé à 70 % de lipides et à 20 % de longues chaînes d'acides gras polyinsaturés, ces derniers étant « essentiels » à la transmission rapide des signaux entre les neurones. Il existe deux types d'acides gras essentiels : l'acide linoléique (oméga-6) et l'acide linolénique (oméga-3). Les meilleures sources en oméga-6 et en oméga-3 sont les graines et les huiles pour le premier, les graines de lin, de citrouille et les poissons gras pour le second. L'un des composants de la membrane des neurones est justement l'une des formes d'oméga-3 les plus actives, le DHA (ou docosahexaenoic acid), lequel est indispensable au bon fonctionnement des neurones. Le DHA aiderait à prévenir l'hypertension artérielle gravidique (liée à la grossesse) et les maladies cardiaques. Il diminuerait le risque de naissance prématurée, augmenterait le poids du bébé à la naissance et améliorerait son QI, sa vue et son activité cérébrale.

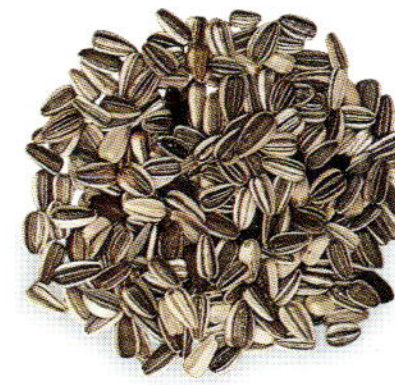

PRINCIPES D'UN RÉGIME QUOTIDIEN ÉQUILIBRÉ

- 7 portions de céréales
- 6 portions de légumes
- 4 portions de fruits, dont 2 riches en vitamine C
- 3 portions de viande maigre, de poisson ou de légumes secs
- 2 portions d'aliments riches en calcium
- 2 portions d'aliments riches en magnésium

SALADE DE SAUMON FUMÉ *Cette salade est très nutritive. Le saumon apporte des protéines de qualité en vue du travail et de l'allaitement.*

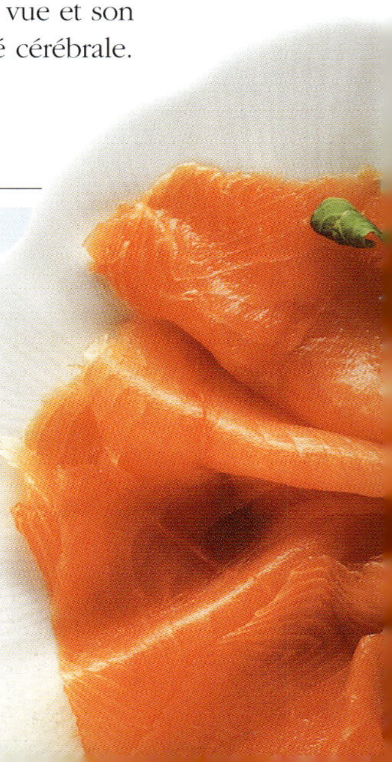

Éléments nutritifs essentiels

Vitamines et minéraux	Pour la mère	Pour l'enfant
Vitamine A C'est un puissant antioxydant.	*Pour la lactation et une bonne immunité.*	*Pour le maintien de muqueuses saines.*
Vitamines B Les besoins en vitamine B 2 et en vitamines indiquées ci-contre (*voir* Pour la mère) sont accrus.	*B 1 pour la production d'énergie ; B 6 pour métaboliser les protéines ; B 9 pour synthétiser l'ADN et, avec B 12, les globules rouges.*	*B 1 pour la production d'énergie.*
Vitamine E C'est un puissant antioxydant.	*Accélère la cicatrisation ; accroît la souplesse de la peau ; renforce les muscles de l'utérus.*	*Pour le développement du système nerveux et du cœur.*
Autres vitamines La vitamine K est naturellement présente dans les intestins, mais pas chez le bébé.	*C : pour l'absorption du fer, la production hormonale, contre les infections ; K : pour la coagulation.*	*K pour la coagulation du sang.*
Calcium Les besoins du fœtus sont de 350 mg par jour environ.	*Pour prévenir crise d'éclampsie et hypertension ; pour soulager les douleurs durant le travail.*	*Pour le développement des os et des dents.*
Zinc Les garçons ont besoin de cinq fois plus de zinc que les filles (pour la descente des testicules).	*Pour l'équilibre hormonal ; contre l'apparition de vergetures.*	*Pour le développement des organes génitaux.*
Autres minéraux L'apport en fer doit être important, reconstituer ses réserves prend six semaines.	*Fer pour la synthèse des globules rouges (les vitamines C, B 6, B 9, B 12 favorisant l'absorption).*	*Sélénium pour le développement du cerveau ; phosphore pour celui des os.*

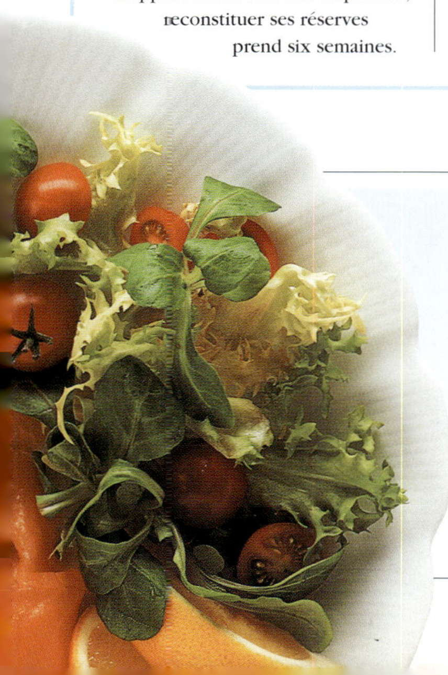

Suggestion de menus

Petit déjeuner
Céréales au son, raisins secs et lait ; sardines et tomates grillées sur un toast de pain complet ; jus de raisin

Collation du matin
Milk-shake aux fruits frais

Repas de midi
Soupe aux brocolis et aux graines de tournesol ; sandwich à la dinde et au cresson ; pêche

Collation
Jus de pastèque ; 10 noix de cajou et une banane

Dîner
Jus de carotte ; pâtes complètes à la bolognaise et au parmesan ; salade de roquette aux noix

Collation du soir
Reste de soupe aux brocolis avec pain complet et beurre

Gymnastique adaptée

Votre priorité est désormais la préparation à l'accouchement. Vous avez pris du poids, votre centre de gravité s'est déplacé vers l'arrière et votre utérus s'est élargi. Il devient malaisé de faire certains mouvements. Faites des étirements doux, marchez, nagez et faites des exercices respiratoires.

Points Forts

Arrêtez-vous en cas de gêne importante ou de douleur

Corrigez toujours votre posture

Entretenez le tonus de votre périnée

Pensez déjà à l'accouchement

Règles de base

Ayez toujours à l'esprit les précautions liées à la pratique d'une activité physique durant la grossesse *(voir p. 18-19)*. Ne négligez ni la phase préliminaire d'échauffement ni le retour au calme *(voir p. 32)*.

Se préparer à accoucher

Au cours du dernier trimestre, faites des exercices qui faciliteront l'accouchement. Insistez sur les postures qui font travailler les muscles et les articulations sollicités lors de l'accouchement. Incluez les exercices suivants dans votre programme de gymnastique.

- **Le papillon** *(voir ci-contre)* Assise sur le sol, les pieds l'un contre l'autre et le dos bien droit, ramenez les talons le plus près possible du bassin, sans forcer. Tirez sur une jambe à la fois et relâchez avant de passer à l'autre pour éviter d'exercer une pression excessive sur la symphise pubienne.
- **S'accroupir** Cet exercice facilite l'écartement du bassin qui permettra le passage de la tête du bébé *(voir p. 70-71)* et améliore la souplesse des hanches, des genoux et des chevilles. Ne restez jamais plus de quelques minutes dans cette position afin de ne pas ralentir la circulation du sang dans les jambes. Et n'oubliez pas de faire au préalable quelques mouvements d'échauffement.
- **Échauffement préliminaire** Debout, appuyez les mains contre un mur et soulevez les talons pour contracter les mollets qui seront étirés lorsque vous vous accroupirez.
- **S'asseoir sur un tabouret** Placez un tabouret contre un mur. Mettez-vous debout, dos au mur, les pieds à l'écartement du bassin et légèrement tournés vers l'extérieur. Faites glisser lentement le dos le long du mur jusqu'à vous retrouver assise sur le tabouret, les pieds restent bien à plat sur le sol. Vous pouvez utiliser une poignée de porte ou un meuble pour conserver votre équilibre en descendant. Vous pouvez aussi vous accroupir en vous aidant d'une chaise *(voir encadré p. 75)*.

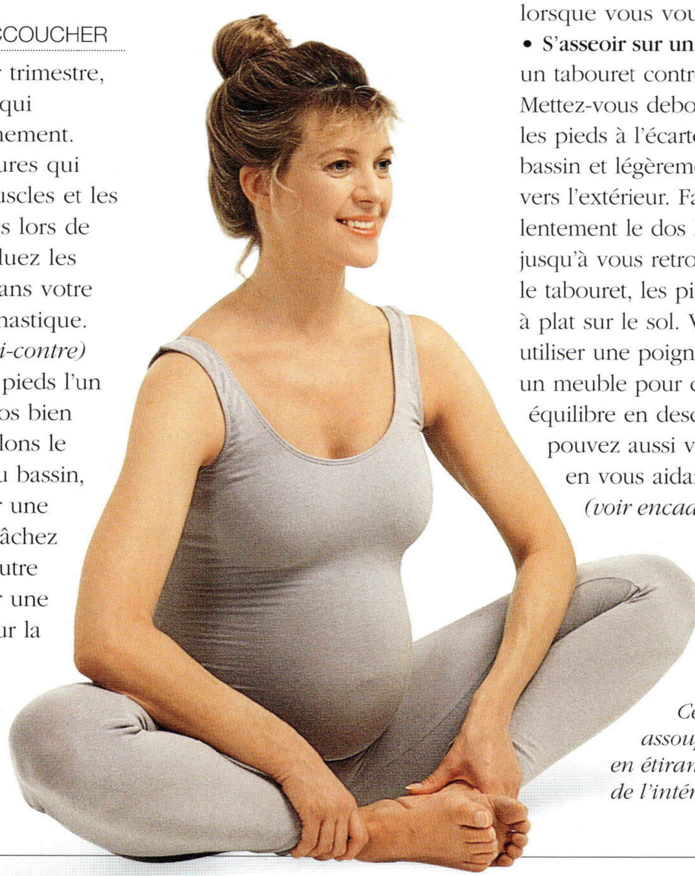

Le papillon *Cette position assouplit les hanches en étirant les muscles de l'intérieur des cuisses.*

S'accroupir

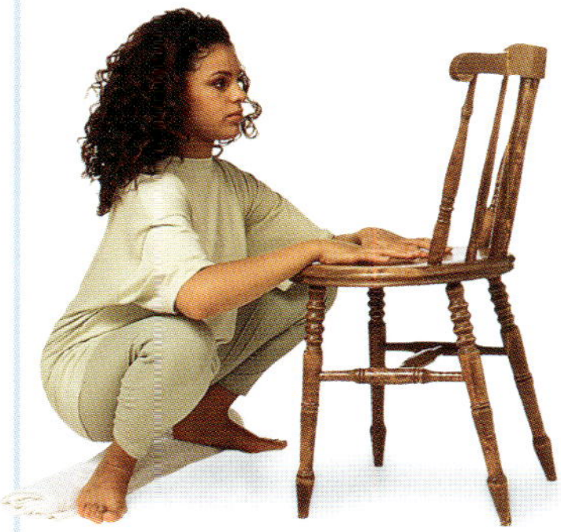

En s'aidant d'une chaise
Debout face à une chaise, pieds à l'écartement du bassin et tournés vers l'extérieur, mains à plat sur la chaise, pliez lentement les genoux jusqu'à être complètement accroupie, genoux dans l'alignement des pieds (qui restent à plat sur le sol). Restez ainsi quelques secondes avant de vous relever. Recommencez deux ou trois fois.

Renforcer le périnée

Le bassin est parfaitement conçu pour faciliter la sortie du bébé. Au moment du travail, les ligaments de l'articulation pubienne se distendent sous l'action hormonale afin de permettre le passage du bébé. Le périnée est un ensemble de muscles en forme d'éventail qui va du pubis à l'anus et se divise en deux faisceaux pour entourer le vagin, l'urètre et le rectum. Il constitue le plancher pelvien et soutient les organes de la cavité pelvienne. L'urètre, le vagin et le rectum traversent ce plancher pelvien. Les muscles du périnée se distendent au cours de la grossesse, ce qui peut provoquer une incontinence. Les exercices destinés à renforcer cet ensemble de muscles, en particulier dans les semaines qui précèdent l'accouchement, aideront à prévenir ce désagrément et faciliteront l'accouchement. Des muscles toniques s'étireront plus facilement pour laisser passer la tête du bébé. Vous pouvez commencer à faire travailler le périnée dès le premier trimestre. On vous conseillera certainement de continuer après l'accouchement pour prévenir le risque d'incontinence. Les femmes ayant eu des enfants continuent souvent à pratiquer ces exercices toute leur vie afin d'éviter ce désagrément et d'autres comme le prolapsus (descente des organes). Les exercices de musculation du périnée peuvent se faire debout, assise ou allongée. Vous avez tout intérêt à les effectuer régulièrement. Prenez l'habitude de le faire de manière systématique, par exemple, chaque fois que vous vous lavez les dents.

- **Muscler le périnée** En respirant normalement, contractez l'anneau de muscles qui entoure l'anus et le vagin comme si vous vouliez retenir une émission d'urine. Restez ainsi pendant six secondes, puis relâchez. Recommencez dix fois, ou plus si possible, deux fois par jour. Essayez aussi de ne pas faire une seule contraction uniforme, mais de contracter le périnée en quatre ou cinq temps et de relâcher la contraction de la même façon.

Muscler les jambes

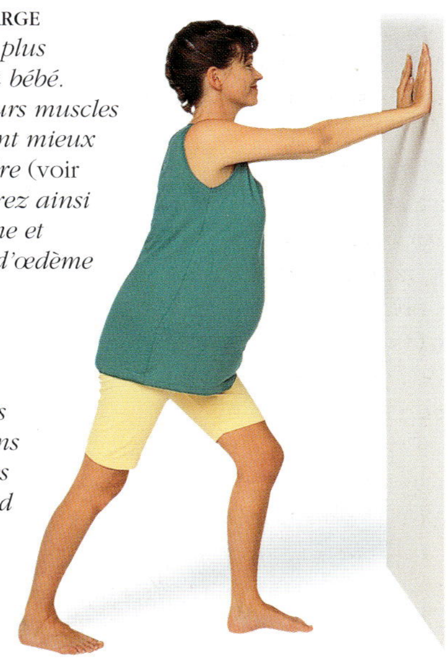

Compenser la surcharge
Les jambes travaillent plus en raison du poids du bébé. Vous devez tonifier leurs muscles pour qu'elles supportent mieux ce poids supplémentaire (voir p. 33). *Vous améliorerez ainsi la circulation sanguine et diminuerez le risque d'œdème en fin de grossesse.*

Étirements
Après les exercices de musculation, étirez les mollets. Posez les mains sur un mur, les coudes souples. Mettez un pied devant l'autre. Restez ainsi pendant cinq secondes. Inversez la position des pieds.

Stratégie en cinq points

LES DOUZE DERNIÈRES SEMAINES de la grossesse constituent une période importante de préparation à la naissance de bébé. Votre corps change : il s'adapte à l'enfant qui se développe. Il se prépare à l'accouchement et à l'allaitement. Le bébé est en train de doubler de taille. Ses organes parviennent à maturité. Il se constitue des réserves en graisses, fer et calcium.

1 Augmentez votre énergie

Votre métabolisme est devenu beaucoup plus efficace afin de fournir tous les éléments nutritifs supplémentaires au bébé et préparer votre corps à l'accouchement. Il vous faut environ 200 calories de plus par jour, essentiellement sous forme de protéines. Vous devez également boire beaucoup d'eau pour que votre organisme garde son énergie, pour conserver un bon moral et enfin pour améliorer votre digestion et prévenir tout risque de constipation.

2 Nourrissez le cerveau du bébé

Le cerveau de votre bébé connaît une poussée de croissance : il multiplie son poids par quatre et utilise les deux tiers de l'énergie fournie. La structure du cerveau est composée à 70 % de lipides et d'acides gras essentiels. Le bébé prélève les acides gras essentiels dans le sang qui circule dans le placenta (son taux sanguin en acides gras est le double du vôtre). Mangez beaucoup de poisson gras pour améliorer les fonctions cognitives de son cerveau.

3 Reposez-vous

Au repos, les muscles autour de l'utérus se détendent, ce qui accroît la circulation sanguine et, de ce fait, l'apport en oxygène au bébé. Il sera difficile de vous reposer suffisamment si vous continuez de travailler. Surélevez vos jambes chaque fois que vous le pouvez, en particulier entre 15 heures et 17 heures. Travailler trop et trop longtemps durant ce trimestre risque de nuire au bon développement du bébé. L'accouchement se passera mieux si vous n'êtes pas fatiguée.

4 Préparez-vous mentalement

Prenez le temps de vous asseoir pour vous détendre, en respirant profondément, pour vous préparer à la naissance, mais aussi à votre future vie de parent. On s'attend à ce que la grossesse dure 40 semaines et la préparation mentale prend généralement fin juste avant la date prévue. Si le travail débute avant l'heure, vous vous sentirez peut-être mal préparée, ce qui peut vous affecter après la naissance. Consacrez chaque jour 30 minutes à la visualisation et à l'émission de pensées positives.

5 Massez votre périnée

D'après des études, masser le périnée dans les semaines qui précèdent l'accouchement avec une huile végétale naturelle comme, par exemple, de l'huile de germe de blé améliorerait l'élasticité des tissus. Cela permettrait d'éviter le recours à une épisiotomie et le risque de déchirure dans la seconde phase du travail. Massez le périnée pendant 5 à 10 minutes chaque jour à partir de la 34e semaine.

Les problèmes courants du troisième trimestre

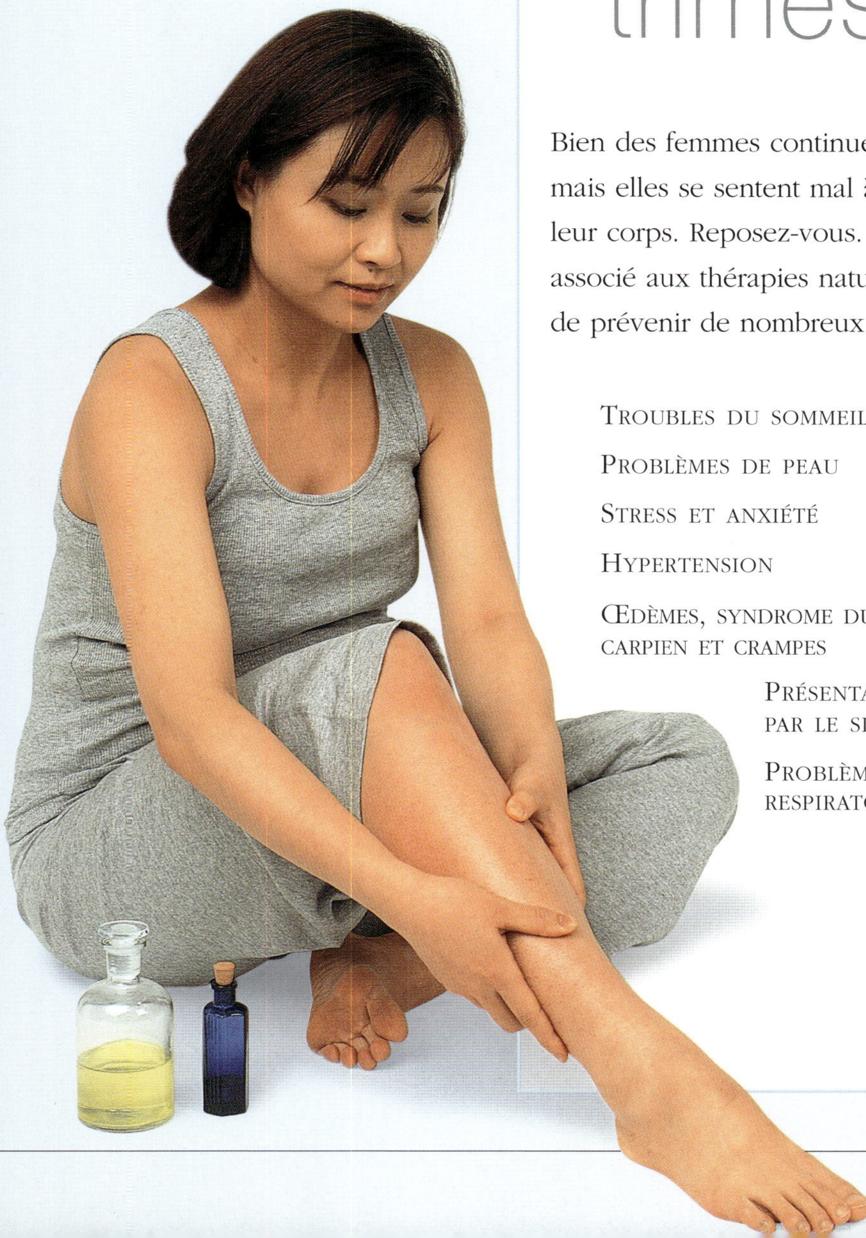

Bien des femmes continuent de travailler, mais elles se sentent mal à l'aise dans leur corps. Reposez-vous. Le repos associé aux thérapies naturelles permettra de prévenir de nombreux troubles.

Troubles du sommeil

FRÉQUENTS DURANT LA GROSSESSE, les troubles du sommeil entraînent un état de fatigue dans la journée. En début de grossesse, une glycémie trop basse peut provoquer des insomnies. Ensuite, le sommeil est perturbé par l'inconfort, les brûlures d'estomac, les crampes aux jambes, ou parce que la maman est préoccupée par son bébé.

SYMPTÔMES

Difficultés à trouver le sommeil

Nuits entrecoupées de moments éveillés, avec fatigue le matin

Fatigue et irritabilité durant la journée

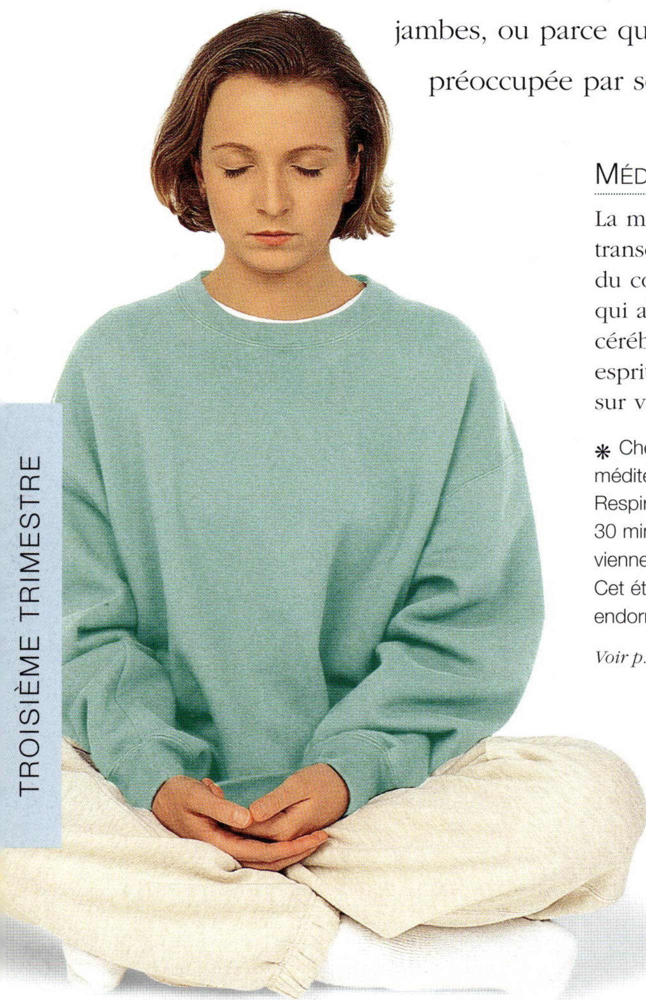

SE DÉTENDRE *La méditation permet de vider son esprit afin d'éliminer les tensions, ce qui aide à trouver plus aisément le sommeil.*

MÉDITATION

La méditation, en particulier la méditation transcendantale, apporte une détente profonde du corps. Elle permet de concentrer son esprit, ce qui abaisse la tension artérielle, améliore l'activité cérébrale et favorise l'endormissement. Videz votre esprit des soucis du quotidien et concentrez-vous sur votre respiration. Avant d'aller vous coucher :

* Cherchez un endroit tranquille où vous pourrez méditer sans être dérangée. Mettez-vous à l'aise. Respirez lentement et régulièrement pendant 30 minutes. Chassez en douceur les idées qui viennent, en vous concentrant sur votre respiration. Cet état de « conscience passive » favorisera votre endormissement.

Voir p. 143 pour de plus amples informations

POINTS FORTS

Détendez-vous avant d'aller vous coucher

Faites un peu d'exercice chaque jour

Évitez les boissons à la caféine en soirée

Mangez bien à midi et légèrement le soir

Privilégiez les aliments riches en calcium et en magnésium

CONSEIL

En cas de troubles du sommeil durant plus de deux semaines, consultez un médecin car la fatigue est source de déprime.

Thérapies naturelles

Avant d'avoir recours à ces thérapies, lisez attentivement explications, conseils et mises en garde.

Acupuncture

Un acupuncteur vous interrogera sur votre sommeil. Si vous ne parvenez pas à dormir entre 23 heures et 1 heure, par exemple, il stimulera des points du méridien de la vésicule biliaire (dont l'énergie est maximale à ces heures) afin de corriger ce déséquilibre. Un sommeil entrecoupé de cauchemars est révélateur d'un esprit troublé ou *shen*. D'après des études, l'acupuncture augmenterait la production d'un neurotransmetteur, la sérotonine, qui est parfois insuffisante chez ceux qui souffrent de troubles du sommeil.

Voir p. 134-135 pour de plus amples informations

Shiatsu

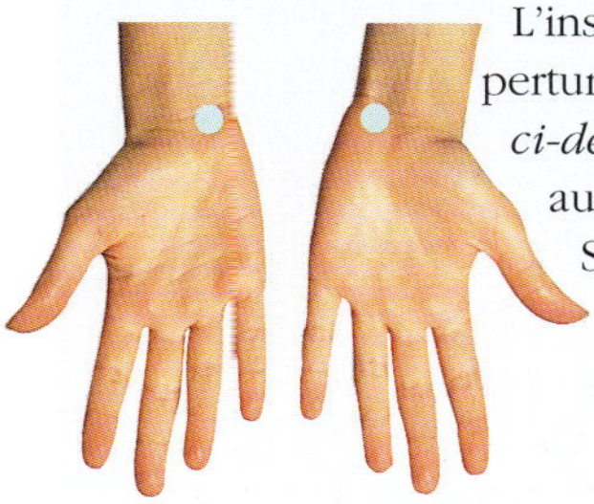

L'insomnie est une perturbation du *shen (voir ci-dessus)*. On l'associe au méridien du cœur. Stimuler le point 7 de ce méridien (7 C), situé à l'intérieur des poignets, aide à combattre l'insomnie. Massez ce point pendant 10 à 15 secondes avant de vous coucher.

Point anti-insomnie
Pour trouver le point 7 C, faites descendre un doigt le long de l'auriculaire, jusqu'au pli du poignet.

Voir p. 138 pour de plus amples informations

Phytothérapie occidentale

De nombreuses tisanes sont indiquées contre l'insomnie, dont la camomille et la mélisse. Faites infuser un sachet pendant 10 minutes dans une tasse d'eau bouillante et buvez-la avant de vous coucher.

Voir p. 150-151 pour de plus amples informations

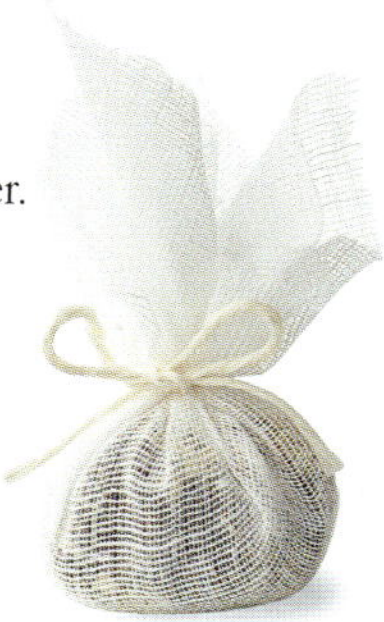

Sachet de tisane maison
Mettez dans une gaze 5 à 10 g de plantes séchées et refermez avec de la ficelle.

Aromathérapie

L'huile essentielle de lavande dans l'eau du bain ou en massage, mélangée à une base huileuse, aide à la détente. Faites-vous masser les épaules et le cou avant de vous coucher.

* Quelques gouttes d'huile de citron ou de mandarine dans un brûle-parfum vous apaiseront (en médecine traditionnelle chinoise, la mandarine apaise l'esprit).

Attention voir p. 153 les HE à éviter pendant la grossesse.

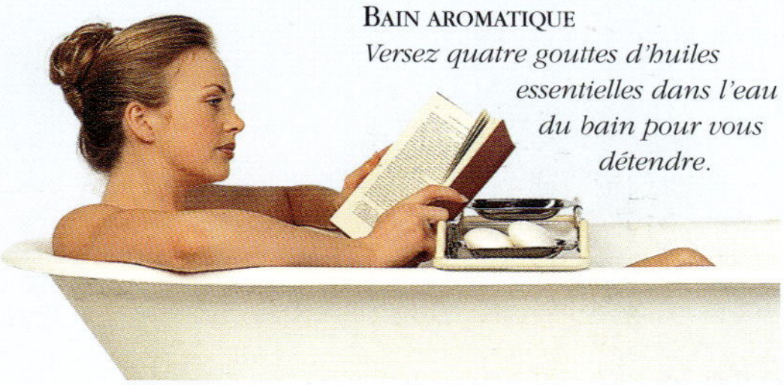

Bain aromatique
Versez quatre gouttes d'huiles essentielles dans l'eau du bain pour vous détendre.

Voir p. 152-153 pour de plus amples informations

Élixirs floraux

Ces élixirs sont indiqués si l'insomnie est liée à l'anxiété. Mettez-en deux gouttes dans un verre d'eau et buvez, deux fois par jour et avant d'aller vous coucher.

* Hélianthème apaise en cas d'idées noires.
* Marronnier blanc s'oppose aux ruminations stériles.
* Marronnier rouge calme en cas d'état d'esprit négatif et si l'on imagine toujours le pire.

Voir p. 154 pour de plus amples informations

Régime alimentaire

L'insomnie peut provenir d'une carence en vitamine B. On peut aussi être réveillé par la faim ou des nausées dues à une hypoglycémie.

* Les aliments riches en calcium auraient un effet apaisant sur les nerfs. Mangez des amandes, un yaourt ou des graines de sésame dans la soirée.
* Les aliments riches en vitamine B 6 (légumes secs, légumes à feuilles vertes, noix, céréales complètes et viande) auraient également un effet tranquillisant.

Voir p. 72-73 pour de plus amples informations

Problèmes de peau

Durant la grossesse, la peau subit les changements hormonaux. Elle doit augmenter en activité pour éliminer les toxines et s'étirer en raison de la prise de poids. Certaines femmes ont une peau resplendissante, d'autres de l'acné ou des démangeaisons. Chez près de 90 % des femmes enceintes, la pigmentation de la peau s'accentue.

Symptômes

Peau sèche ou irritée
*
Acné ou boutons
*
Eczéma, dermatite ou psoriasis
*
Vergetures

Régime alimentaire

Votre peau est le reflet de votre santé. Un régime équilibré vous aidera à prévenir des problèmes de peau. Pour qu'elle reste souple, privilégiez les protéines et les aliments riches en vitamine C qui favorise, en outre, la cicatrisation. Buvez beaucoup d'eau pour éliminer les toxines.

- **Une peau sèche et squameuse** sera plus belle si vous privilégiez les acides gras essentiels (noix, graines, poissons gras), la vitamine A (carottes, brocolis, patates douces, cresson, melon) et la vitamine B 5 (viande, poisson, céréales complètes, légumes secs). Si votre peau est sèche et vous démange, mangez des aliments riches en vitamine B 6 (pommes de terre, légumes secs, avocat, noix de cajou).
- **La dermatite, l'acné** et **l'eczéma** résultent parfois d'une carence en vitamine B 3. Faites le plein de cette vitamine avec les produits laitiers, les poissons gras, du riz complet, de la levure et des noix.
- Le zinc est nécessaire à la prévention des **vergetures** (dans le gingembre, le fromage et les céréales complètes).
- **Les boutons,** les fissures autour des lèvres et **l'eczéma** buccal sont parfois dus à une carence en vitamine B 2. Privilégiez les légumes à feuilles vertes, le lait, la levure, les poissons gras et les graines de sésame.

Voir p. 72-73 pour de plus amples informations

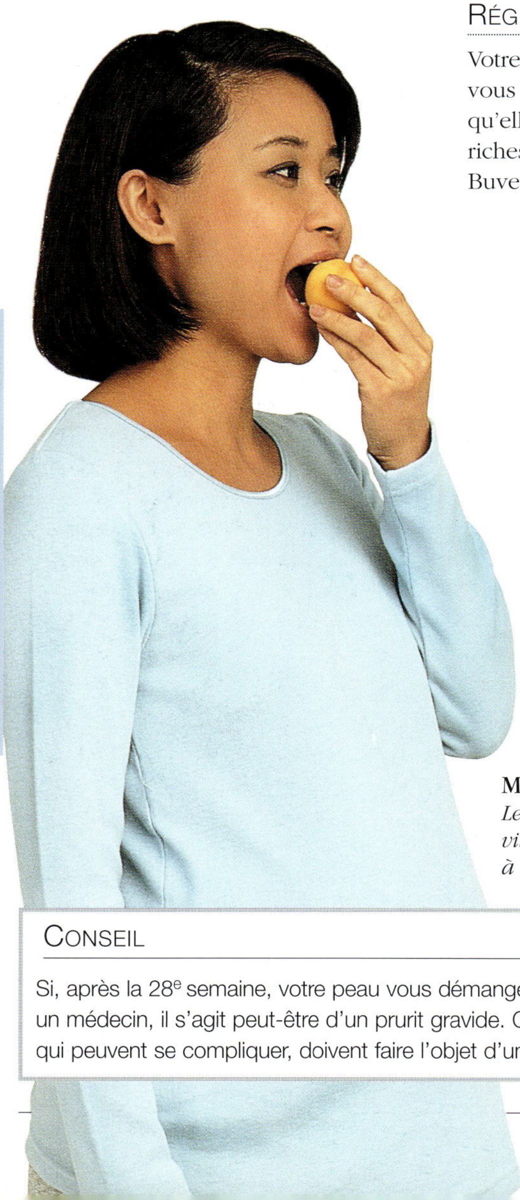

Manger des fruits frais
Les fruits frais riches en vitamine C vous aideront à avoir une belle peau.

Conseil

Si, après la 28e semaine, votre peau vous démange beaucoup, consultez un médecin, il s'agit peut-être d'un prurit gravide. Ces démangeaisons, qui peuvent se compliquer, doivent faire l'objet d'un traitement médical.

Points forts

Buvez beaucoup d'eau
*
En cas d'acné, évitez le sucre, les graisses animales et les excitants
*
Évitez le stress en cas d'eczéma ou de psoriasis

Thérapies naturelles

Avant d'avoir recours à ces thérapies, lisez attentivement explications, conseils et mises en garde.

Acupuncture

D'après la médecine traditionnelle chinoise, une peau irritée est due à un excès de « chaleur » dans le sang. L'acupuncteur stimulera certains points pour rééquilibrer la chaleur et soulager.

Voir p. 134-135 pour de plus amples informations

Hydrothérapie

Pour calmer un **psoriasis**, prenez un bain chaud dans l'eau duquel vous aurez mis de l'avoine et des fleurs de tilleul (en vrac ou en sachet, en quantités égales, placées dans une gaze). De la même façon, vous pouvez mettre dans une gaze du concombre broyé que vous ajouterez également à l'eau de votre bain pour adoucir et assouplir la peau. Si votre peau demeure irritée après le bain, appliquez un coton imbibé d'eau bien froide sur les plaques.

Voir p. 144 pour de plus amples informations

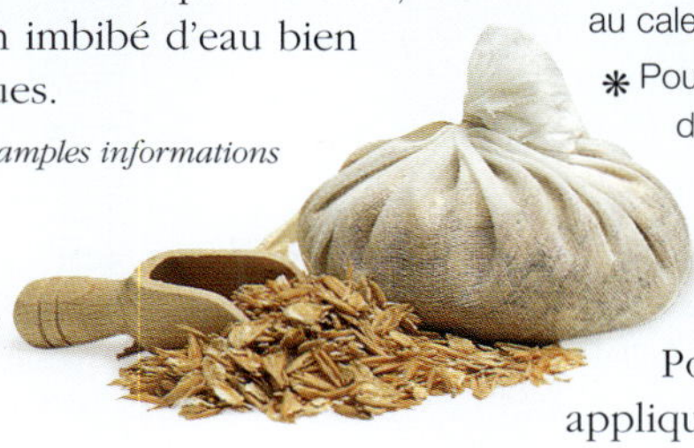

Remède maison
Mettez des flocons d'avoine et des fleurs de tilleul dans une gaze et fermez avec une ficelle.

Phytothérapie occidentale

Les plantes médicinales sont souvent indiquées pour traiter les problèmes de peau qui affectent les femmes enceintes. Voici quelques remèdes, à appliquer ou à avaler.

- En cas de **démangeaisons**, mélangez des flocons d'avoine et de l'eau, et frottez-en les parties irritées. Consultez un médecin (voir *Conseil*, page ci-contre).
- Pour un **psoriasis**, buvez trois tasses de tisane de pissenlit par jour ou mangez du pissenlit en salade.
- Contre **l'acné**, préparez une lotion apaisante, anti-inflammatoire et cicatrisante. Achetez chez un herboriste de la lavande, des fleurs d'oranger et des pétales de rose. Laissez infuser 10 g de chaque dans de l'eau bouillante. Filtrez et laissez refroidir, appliquez matin et soir (se conserve deux jours au réfrigérateur).
- En cas **d'acné** ou **d'eczéma**, vous pouvez aussi prendre de l'échinacée, en comprimés ou en teinture, en respectant les recommandations.
- Si **l'eczéma** provient d'un déséquilibre alimentaire, prenez de l'huile d'onagre – de préférence en gélules. Pour soigner une peau desséchée, appliquez directement de l'huile d'onagre sur les plaques d'eczéma.
- Contre une **dermatite**, ou de **l'eczéma,** vaporisez sur l'inflammation de l'eau dans laquelle vous aurez laissé infuser de la camomille ou du calendula.
- Pour tout type de dermatose, essayez les orties. Remède traditionnel, les orties renferment de nombreux éléments nutritifs, dont la silice, bénéfiques au tonus de la peau. Buvez une tisane d'orties préparée à partir de feuilles sèches ou d'un sachet.
- En cas de **vergetures**, appliquez une pommade au calendula ou au beurre de cacao.
- Pour les **démangeaisons**, appliquez de la teinture d'échinacée diluée dans autant d'eau.

Voir p. 150-151 pour de plus amples informations

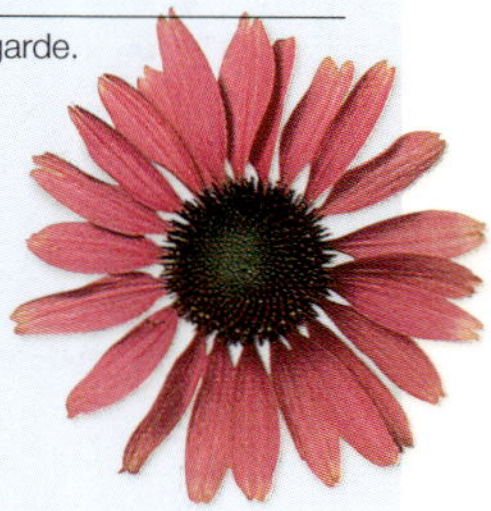

Échinacée
Cette plante possède des vertus apaisantes.

Aromathérapie

Pour soigner une poussée **d'acné**, appliquez directement sur chaque lésion de l'huile essentielle diluée de mélaleuca ou de lavande, aux vertus antiseptiques et anti-inflammatoires. Procédez à l'aide d'un coton-tige et en prenant bien garde à ne traiter que les lésions. Ce traitement ne doit pas durer longtemps. Faites-le une semaine ou deux, interrompez-le pendant une quinzaine de jours, et recommencez si l'acné persiste.

- Contre les **vergetures**, massez votre peau avec de l'huile essentielle de mandarine diluée dans une base huileuse (huile de germe de blé, par exemple).

Attention certaines huiles peuvent ne pas convenir en cas d'eczéma ou de dermatite ; voir p. 153 les HE à éviter pendant la grossesse.

Voir p. 152-153 pour de plus amples informations

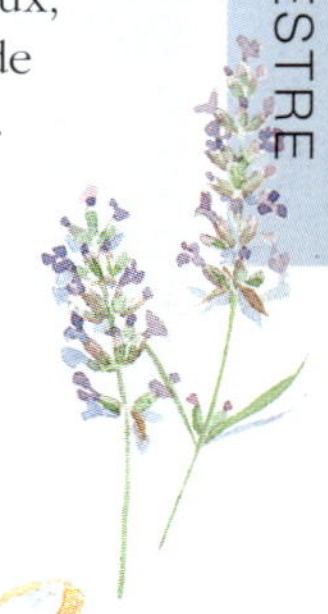

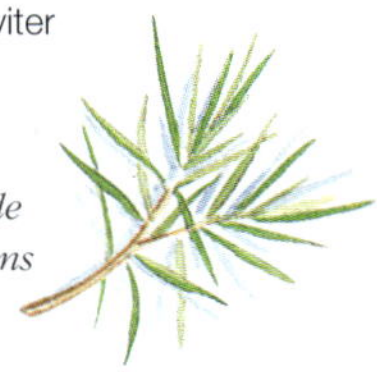

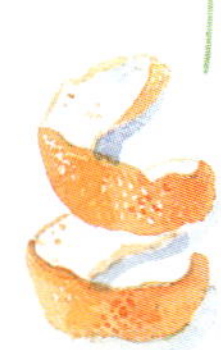

Stress et anxiété

La grossesse est l'un des événements marquants de la vie d'une femme et les bouleversements qu'elle entraîne sont bien souvent source de stress. Aux causes physiques s'ajoutent les préoccupations sur le fait d'être enceinte, le budget ou la santé du bébé. Un état de stress durable peut affecter la mère et l'enfant. Essayez de trouver le moyen de vous détendre.

Symptômes

Insomnie

Respiration superficielle

Augmentation du métabolisme

Tension musculaire

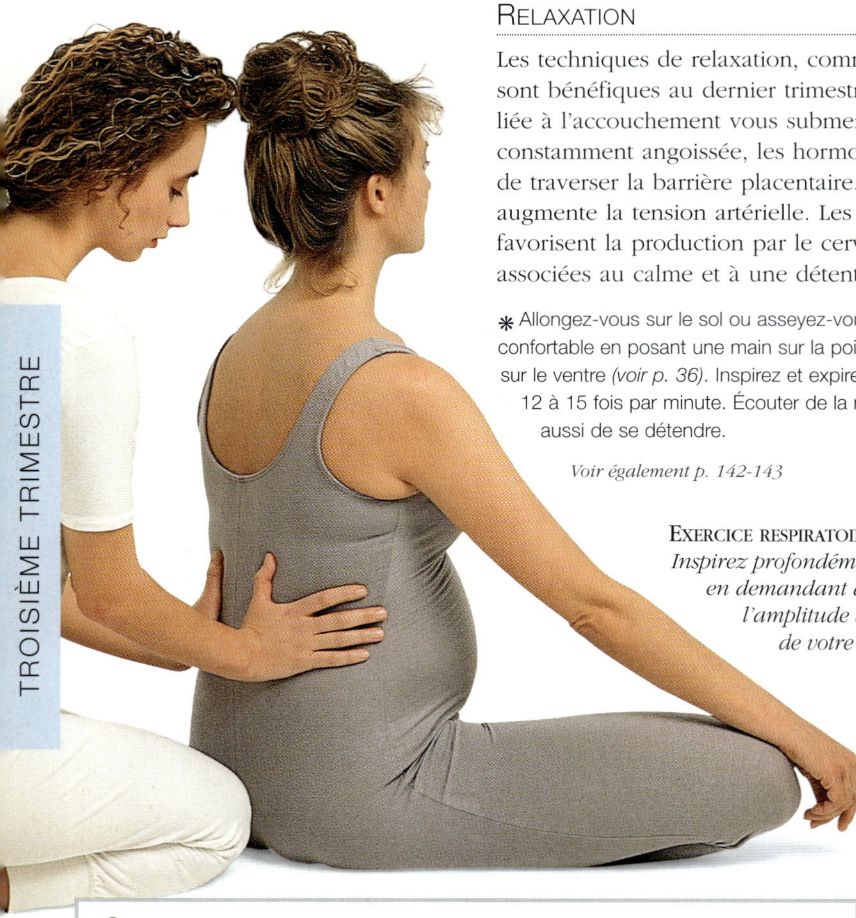

Relaxation

Les techniques de relaxation, comme la respiration profonde, sont bénéfiques au dernier trimestre si la fatigue et l'anxiété liée à l'accouchement vous submergent. Si vous êtes constamment angoissée, les hormones du stress risquent de traverser la barrière placentaire. Un stress permanent augmente la tension artérielle. Les exercices de respiration favorisent la production par le cerveau d'ondes alpha, associées au calme et à une détente profonde.

* Allongez-vous sur le sol ou asseyez-vous de manière confortable en posant une main sur la poitrine et l'autre sur le ventre *(voir p. 36)*. Inspirez et expirez au rythme de 12 à 15 fois par minute. Écouter de la musique permet aussi de se détendre.

Voir également p. 142-143

Exercice respiratoire
Inspirez profondément, expirez lentement en demandant à quelqu'un de contrôler l'amplitude des mouvements de votre cage thoracique.

Conseil

Il existe divers degrés de stress et d'anxiété. Parlez-en à votre médecin si vous craignez que votre état de stress n'ait des conséquences néfastes sur vous ou le bébé.

Points forts

Évitez les excitants (thé, café et cola)

Privilégiez les sucres lents pour maintenir une glycémie constante

Évitez les aliments sucrés qui n'apportent qu'un bref coup de fouet

Gardez-vous du temps, parlez de vos angoisses

Thérapies naturelles

Avant d'avoir recours à ces thérapies, lisez attentivement explications, conseils et mises en garde.

Reiki

Le reiki serait bénéfique sur le plan spirituel, psychique et physique. Les mains du thérapeute transmettent une énergie curatrice là où le corps en a besoin, apportant une détente en profondeur.

Voir p. 139 pour de plus amples informations

Méditation

La méditation transcendantale est la meilleure forme de méditation contre le stress. Elle permet de ralentir l'activité métabolique.

Voir p. 143 pour de plus amples informations

Chromothérapie

Pour les chromothérapeutes, le bleu soignerait le stress. Il est donc conseillé de porter du bleu lorsque l'on pratique des exercices de respiration. On peut également imaginer que l'on absorbe cette couleur qui envahit tout le corps ou se focalise là où elle est nécessaire. Les autres couleurs à visualiser sont le rouge, l'orange et le jaune – pénétrant par les pieds – ainsi que le vert – par le cœur.

Voir p. 145 pour de plus amples informations

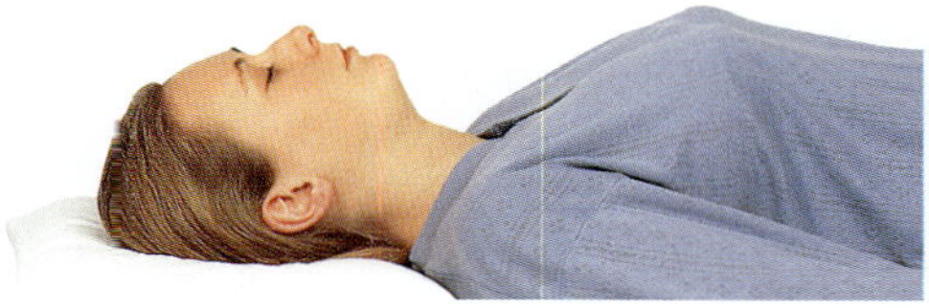

Visualiser du bleu
Les chromothérapeutes utilisent le bleu pour favoriser le calme, la relaxation et la confiance.

Phytothérapie occidentale

La mélisse, les fleurs de tilleul, la lavande et la camomille ont des vertus apaisantes contre le stress. Ces plantes, prises en infusion, aideront à détendre les muscles et à lutter contre l'hypertension.

Attention les feuilles de framboisier, qui peuvent stimuler l'utérus, sont contre-indiquées au cours du premier trimestre.

Voir p. 150-151 pour de plus amples informations

Aromathérapie

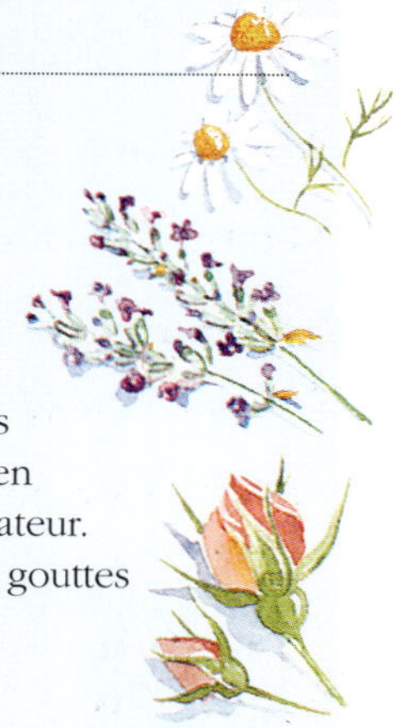

Un massage avec une huile essentielle (néroli, camomille, lavande, rose, mandarine ou bois de santal) permet de détendre la nuque. Utilisez un vaporisateur pour diffuser quelques gouttes dans l'atmosphère ou mettez-en sur un linge placé sur un radiateur. Vous pouvez mettre quelques gouttes dans l'eau du bain.

Attention voir p. 153 les HE à éviter pendant la grossesse.

Voir p. 152-153 pour de plus amples informations

Élixirs floraux

Ils ont fait leurs preuves contre le stress et les problèmes d'ordre émotionnel.

* Marronnier rouge contre les peurs et les pensées négatives concernant le bébé.
* Noyer si l'on est déstabilisée par la grossesse.
* Tremble en cas d'appréhension.
* Rescue Remedy® pour un choc ou une terreur.

Voir p. 154 pour de plus amples informations

Régime alimentaire

Rien de tel que le stress pour brûler de l'énergie et pomper des nutriments essentiels comme la vitamine C, la coenzyme Q 10, le zinc et le magnésium. Même si vous n'avez pas d'appétit, vous devez manger des aliments qui renferment ces éléments nutritifs ainsi que des vitamines B, indispensables pour l'énergie. Privilégiez les glucides complexes (pain complet), à assimilation lente, et évitez les collations sucrées.

Voir p. 72-73 pour de plus amples informations

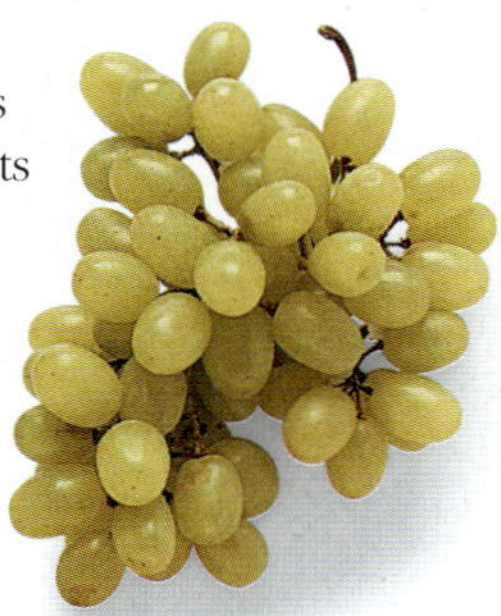

Raisin
Des fruits comme le raisin sont riches en vitamine C, un nutriment anti-stress.

Hypertension

L'HYPERTENSION LIÉE À LA GROSSESSE, ou hypertension gravidique, survient après la 20e semaine et touche 5 à 10 % des femmes. Les problèmes peuvent survenir si la tension est supérieure à 14/9, même en l'absence de symptôme. Les femmes dont c'est la première grossesse, qui attendent des jumeaux, ou qui sont soit très jeunes soit âgées, sont les plus concernées.

SYMPTÔMES DE PRÉÉCLAMPSIE

Maux de tête, nausées, vomissements, œdèmes

Troubles de la vue

Hypertension, albumine dans les urines

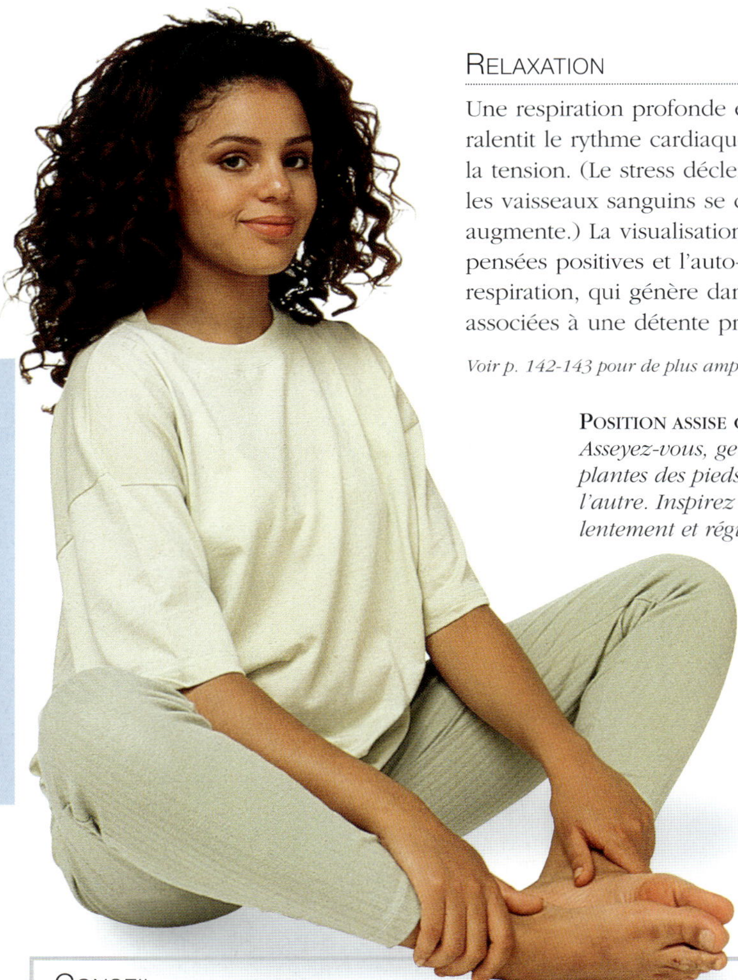

RELAXATION

Une respiration profonde et régulière détend les muscles, ralentit le rythme cardiaque et diminue ponctuellement la tension. (Le stress déclenche des poussées d'adrénaline, les vaisseaux sanguins se contractent et la tension augmente.) La visualisation, le yoga, la recherche de pensées positives et l'auto-hypnose se concentrent sur la respiration, qui génère dans le cerveau des ondes alpha associées à une détente profonde.

Voir p. 142-143 pour de plus amples informations

POSITION ASSISE CONFORTABLE *Asseyez-vous, genoux fléchis, plantes des pieds l'une contre l'autre. Inspirez et expirez lentement et régulièrement.*

CONSEIL

Une hypertension non traitée peut être dangereuse pour vous et pour votre bébé. Consultez votre médecin si vous ressentez le moindre symptôme de prééclampsie *(voir ci-dessus)*.

POINTS FORTS

Reposez-vous le plus possible ente 17 heures et 19 heures (voir p. 132-133)

Évitez toute cause de stress

Faites un peu d'exercice chaque jour

Adoptez un régime alimentaire équilibré

Dormez suffisamment

Thérapies naturelles

Avant d'avoir recours à ces thérapies, lisez attentivement explications, conseils et mises en garde.

Acupuncture

L'acupuncture peut améliorer un problème d'hypertension à condition de suivre, par ailleurs, un traitement classique. Un acupuncteur stimulera un point hypersensible de l'oreille. Il peut également placer un petit « patch » pour favoriser l'autoguérison.

Voir p. 134-135 pour de plus amples informations

Shiatsu

Une pression des doigts sur le point 6 du méridien maître du cœur (6 MC) réduit le stress et l'anxiété qui sont parfois source d'hypertension.

Voir p. 138 pour de plus amples informations

Réflexologie

Un réflexologue massera certaines zones réflexes des pieds pour abaisser la tension artérielle. Adressez-vous à un praticien reconnu.

Voir p. 140-141 pour de plus amples informations

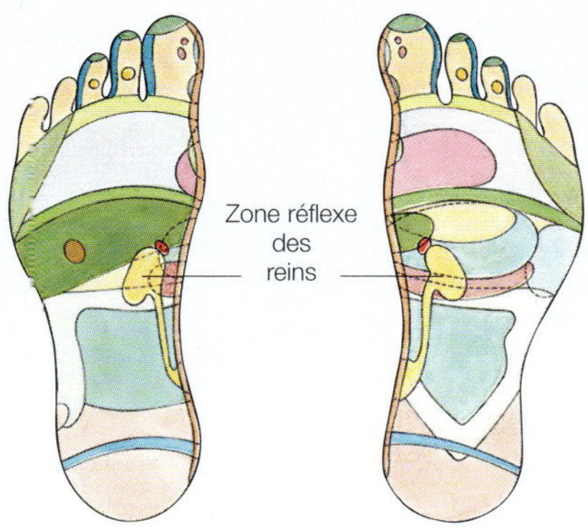

Abaisser la tension artérielle
Masser doucement la zone réflexe des reins détend et diminue la tension artérielle.

Chromothérapie

Le bleu, associé à la détente, est utilisé par les chromothérapeutes en cas d'hypertension. Allongez-vous dix minutes par jour sous une couverture ou un drap de cette couleur.

Voir p. 145 pour de plus amples informations

Homéopathie

Un homéopathe prescrira un traitement destiné à renforcer le terrain en fonction de vos antécédents et de vos symptômes, comportant peut-être l'un des médicaments suivants.

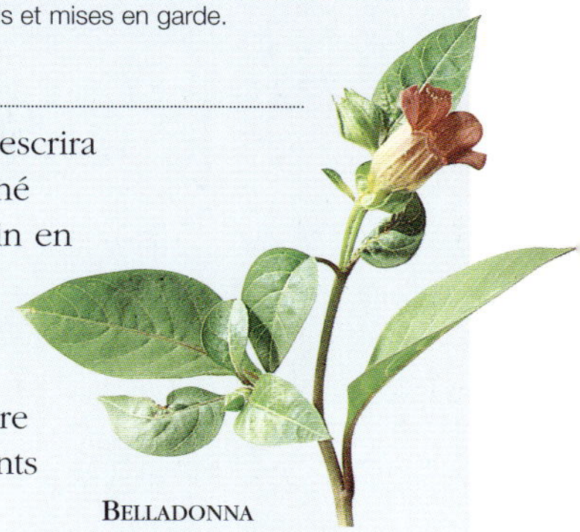

Belladonna
En cas d'hypertension, on prescrit un médicament extrait de cette plante.

- Albuminurie, œdème des extrémités, irritabilité et fatigue : *Apis* 5 CH.
- *Natrum muriaticum* 5 CH si l'œdème augmente après un effort physique, avec une forte soif.
- Hypertension soudaine, albuminurie et symptômes accrus après 15 heures : *Belladonna* 5 CH.

Voir p. 148-149 pour de plus amples informations

Aromathérapie

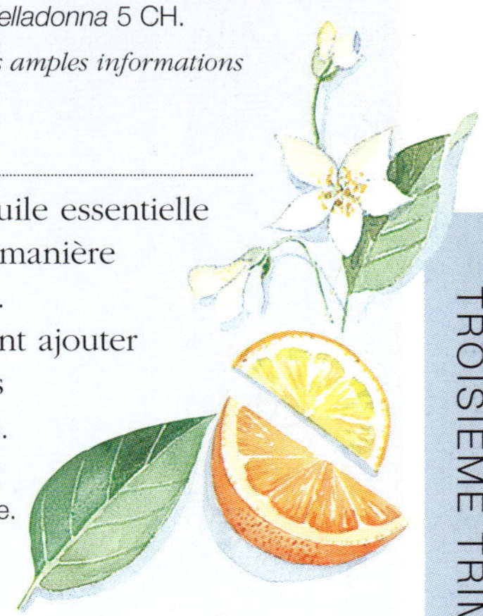

Se masser avec une huile essentielle détend et abaisse, de manière temporaire, la tension. Vous pouvez également ajouter quelques gouttes dans une eau de bain tiède.

Attention voir p. 153 les HE à éviter pendant la grossesse.

Voir p. 152-153 pour de plus amples informations

Régime alimentaire

Des apports suffisants en vitamines C et E peuvent aider les femmes hypertendues. Un régime pauvre en graisses animales, mais riche en poissons gras, qui favorise la fluidité du sang, est conseillé. Mangez des fruits et des légumes crus, pour la vitamine C et le potassium. Prenez chaque jour 15 ml de graines de lin, de sésame ou de tournesol en poudre pour le calcium et le magnésium. Privilégiez l'ail, d'autant qu'il améliorera aussi la circulation sanguine dans le placenta.

Voir p. 72-73 pour de plus amples informations

Œdèmes, syndrome du canal carpien et crampes

Les œdèmes des mains ou des pieds sont fréquents durant la grossesse, surtout au dernier trimestre. Le syndrome du canal carpien est dû à un œdème qui comprime le nerf médian au niveau du poignet. Les crampes des jambes, ou « impatiences musculaires », révèlent souvent une carence en sels minéraux.

Symptômes

Pieds ou mains gonflés (œdèmes)

Doigts engourdis, qui picotent ou douloureux, (syndrome du canal carpien)

Crampes ou gêne désagréable aux jambes

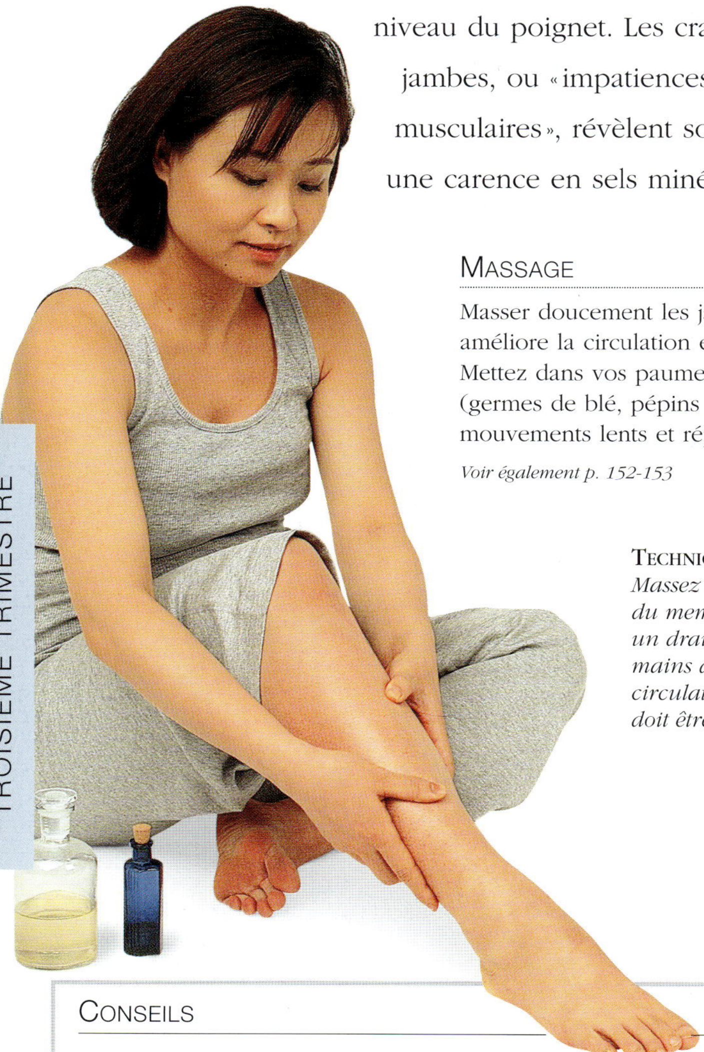

Massage

Masser doucement les jambes aide à réduire les **œdèmes**, améliore la circulation et diminue le risque de **crampes**. Mettez dans vos paumes 10 ml (1 c. à soupe) d'huile végétale (germes de blé, pépins de raisin ou soja) et procédez par mouvements lents et répétitifs.

Voir également p. 152-153

Technique de massage
Massez toujours de l'extrémité vers le haut du membre (vers le cœur). Pour effectuer un drainage lymphatique, la pression des mains doit être légère. Pour agir sur la circulation veineuse, la pression exercée doit être plus forte.

Points forts

En cas d'œdème, reposez-vous, les jambes surélevées, 20 minutes trois fois par jour

Surélevez vos bras et vos mains sur des oreillers en cas de syndrome du canal carpien

Pour calmer une crampe, mettez-vous debout et repliez les orteils

Conseils

En cas de syndrome du canal carpien, faites très attention lorsque vous manipulez des liquides chauds (le matin les symptômes sont majorés). En cas d'œdèmes importants, accompagnés de maux de tête, consultez un médecin (signes de prééclempsie).

Thérapies naturelles

Avant d'avoir recours à ces thérapies, lisez attentivement explications, conseils et mises en garde.

Acupuncture

Les œdèmes qui entraînent un **syndrome du canal carpien** seraient dus à un déséquilibre des méridiens de la rate et des reins. Un acupuncteur posera des aiguilles dans le canal carpien, près du poignet, et au point 36 du méridien de l'estomac (36 E), sous le genou, ce qui soulage généralement la douleur pendant 24 heures.

Voir p. 134-135 pour de plus amples informations

Shiatsu

Pour soulager les **œdèmes**, stimulez le point 6 du méridien maître du cœur (6 MC) en pressant trois doigts sous le pli du poignet, entre les tendons, pendant 10 à 15 secondes.

Voir p. 138 pour de plus amples informations

Ostéopathie

Contre œdèmes et **syndrome du canal carpien**, un ostéopathe manipulera le poignet pour améliorer la circulation lymphatique. Un kinésithérapeute posera une attelle pour soutenir les poignets.

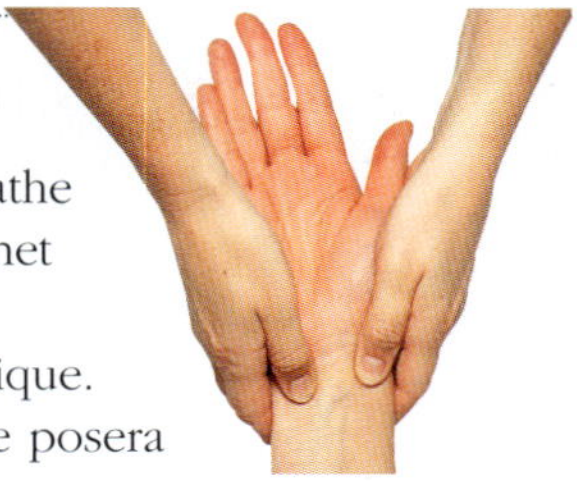

Soulager le canal carpien
Un ostéopathe éliminera les liquides accumulés dans les tissus du poignet.

* Contre le syndrome du canal carpien, faites de petits mouvements des poignets dans de l'eau glacée. Vous pouvez également vous accroupir par terre et appuyer doucement vos mains sur le sol.

Voir p. 146 pour de plus amples informations

Homéopathie

Un homéopathe vous prescrira l'un des médicaments suivants.

* *Arsenicum album* 5 CH pour un **syndrome du canal carpien** avec fourmillements et engourdissement des doigts **améliorés par** la chaleur.
* *Calcarea carbonica* 5 CH pour des **crampes** qui surviennent surtout la nuit et lorsqu'on étire les jambes.

Voir p. 148-149 pour de plus amples informations

Phytothérapie occidentale

En cas d'**œdème**, appliquez un cataplasme de feuilles de chou sur la partie atteinte. Les tisanes d'orties et de pissenlit, diurétiques, favorisent l'élimination de liquide. Le pissenlit est également riche en vitamines A, C et E, ainsi qu'en calcium et en potassium.

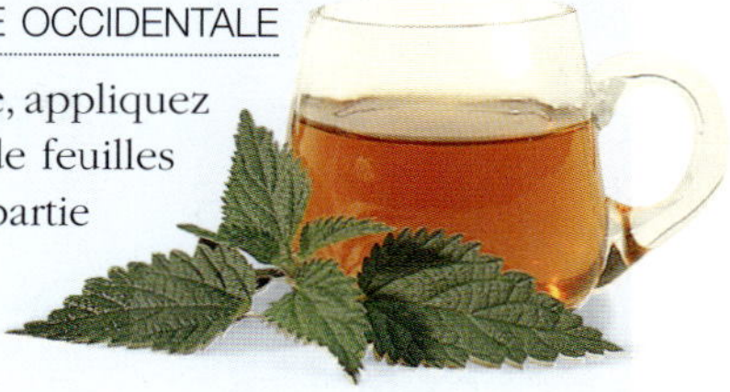

Tisane d'orties
Buvez 4 à 6 tasses par jour de cette tisane pour diminuer la rétention d'eau.

Voir p. 150-151 pour de plus amples informations

Régime alimentaire

Contre les **œdèmes**, mangez de l'oignon et de l'ail qui sont des toniques circulatoires. Privilégiez les aliments aux vertus diurétiques (céleri-branche, asperges, artichaut, raisin, cassis, persil). La vitamine C est un diurétique léger que l'on trouve dans les agrumes, les baies rouges, les poivrons et les légumes à feuilles vertes. Les vitamines B, bonnes pour les nerfs et le **syndrome du canal carpien**, se trouvent dans les graines de sésame, les pois chiches, les bananes, la levure et les noisettes. Contre les **crampes**, mangez des produits riches en calcium (produits laitiers, légumes à feuilles vertes) et en magnésium (céréales complètes, germes de blé, noix, graines, soja, abricots secs, légumes à feuilles vertes crus). Voici en outre quelques recommandations :

* Préférez le sel gris naturel au sel blanc raffiné.
* Buvez beaucoup d'eau.
* En cas de crampes, prenez un complément reminéralisant ou du magnésium avant de dormir.

Voir p. 72-73 pour de plus amples informations

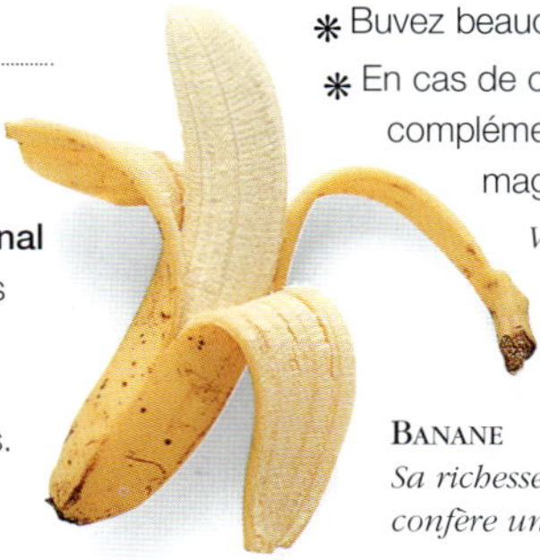

Banane
Sa richesse en vitamine B 6 lui confère une action diurétique.

TROISIÈME TRIMESTRE

Présentation par le siège

Si votre bébé se présente par le siège, ce sont ses fesses – et non sa tête – qui vont sortir en premier. Cela survient dans 3 à 4 % des grossesses à terme. Le plus souvent, le bébé va se retourner au dernier moment, parfois même à la quarantième semaine. Un accouchement par le siège nécessite parfois une césarienne.

Symptômes

Impression que sa tête est sous la cage thoracique

Le bébé donne des coups de pieds dans la région de la vessie

Acupuncture

Les Chinois utilisent depuis des siècles la moxibustion en cas de siège. On allume un bâtonnet de moxa – ou armoise – que l'on approche des points d'acupuncture que l'on veut réchauffer. D'après la médecine traditionnelle chinoise, la chaleur circule le long du méridien de la vessie qui est associé à l'utérus. La moxibustion a plus de chances de réussir entre la trente-deuxième et la trente-sixième semaine. Un nombre croissant de médecins et de sages-femmes s'intéresse à cette technique.

- Placez un moxa allumé près du point situé sur l'ongle des cinquièmes orteils, pendant 15 minutes, une à deux fois par jour. Votre acupuncteur vous expliquera comment vous y prendre et vous donnera des moxas qu'un proche vous aidera à appliquer.
- Parfois, le bébé bouge lors de la moxibustion, probablement parce qu'il est stimulé par la chaleur. Dans ce cas, arrêtez et demandez à votre sage-femme de vérifier sa position.

Attention n'utilisez cette technique que si vous êtes en bonne santé, en l'absence d'hypertension et de saignement (présent ou passé).

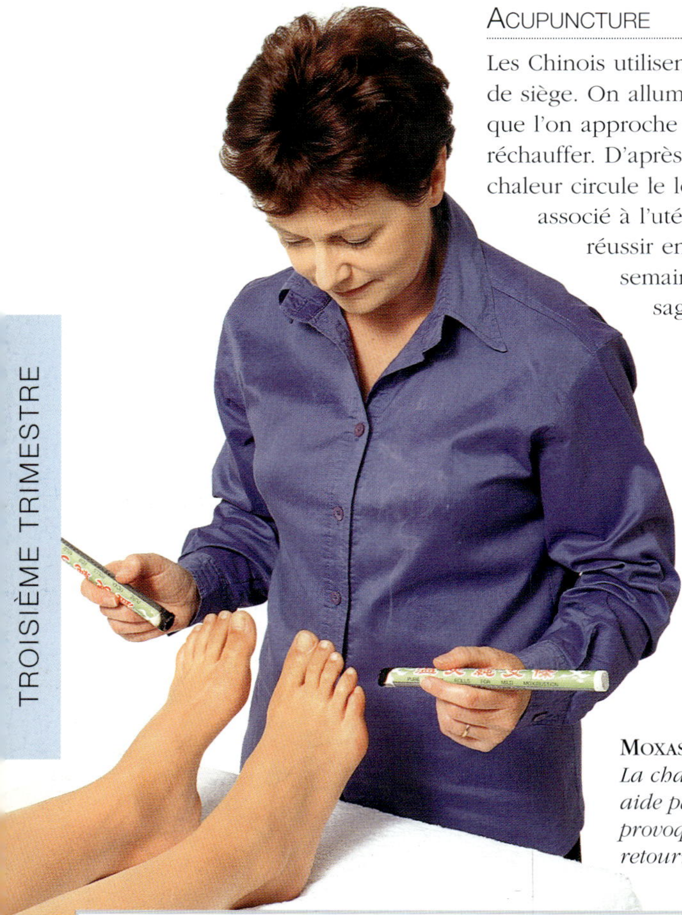

Moxas
La chaleur des moxas aide parfois à provoquer le retournement du bébé.

Points forts

Faites-vous suivre par un thérapeute qualifié et, de préférence, expérimenté dans les soins aux femmes enceintes.

Conseils

Avant de recourir aux remèdes naturels, vérifiez avec votre médecin qu'aucune raison n'explique le siège. Ne les utilisez que si vous êtes en bonne santé, n'attendez pas des jumeaux et n'avez jamais subi de césarienne.

Thérapies naturelles

Avant d'avoir recours à ces thérapies, lisez attentivement explications, conseils et mises en garde.

Yoga

Les positions inversées du yoga – où la tête se trouve au même niveau que le reste du corps ou plus bas, comme dans la posture du chat – visent à décourager le bébé de laisser sa tête dans le bassin pour l'inciter à s'engager vers la sortie, tête la première. (La tête est la partie la plus lourde du bébé.) Vous pouvez également installer une planche large à 45°, en fixant de manière solide une extrémité au sol et l'autre sur une chaise. Allongez-vous la tête vers le bas. Restez ainsi 15 à 20 minutes chaque jour. Vous pouvez encore vous allonger sur le sol avec deux gros oreillers sous le dos (afin que vos hanches soient surélevées par rapport à vos épaules) et poser vos jambes contre le mur à 45°. Détendez-vous et concentrez-vous sur une position du bébé tête en bas (*voir aussi* Visualisation *ci-contre*). Hormis les postures

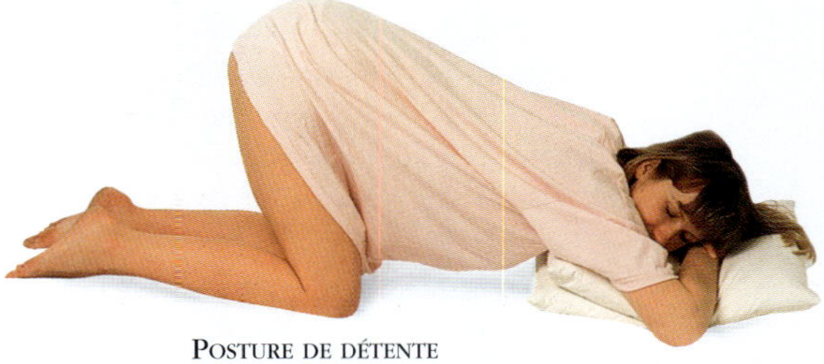

Posture de détente
Appuyez la tête sur les bras posés sur un oreiller afin de rendre cette position confortable.

de yoga, vous pouvez également essayer les méthodes suivantes.

* Agenouillez-vous par terre, les fesses en l'air et la tête posée sur les bras *(voir ci-dessus)*. Restez dans cette position de détente pendant 10 à 15 minutes chaque jour.
* Dormez avec des oreillers sous les fesses et le bas du dos afin que la gravité incite le bébé à se retourner pendant votre sommeil.
* Toute activité qui demande de se mettre à quatre pattes peut encourager le bébé à orienter sa tête vers le col de l'utérus.

Voir p. 142 pour de plus amples informations

Visualisation

Prenez le temps, chaque jour, d'imaginer que la tête du bébé se trouve présentée dans la bonne position, tournée vers le bas. Essayez de vous détendre pleinement, sur un lit ou dans un fauteuil confortable, et concentrez-vous pour transmettre à votre bébé le souhait qu'il se retourne. Vous pouvez vous masser doucement le ventre avec une huile naturelle, comme de l'huile de germes de blé, pour favoriser la relaxation.

Voir p. 143 pour de plus amples informations

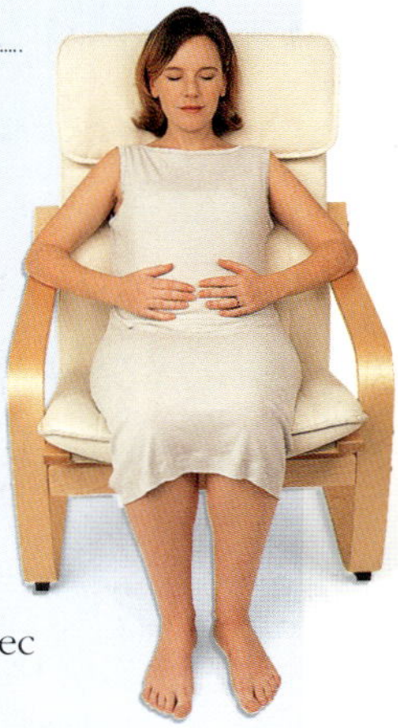

Lui demander de se retourner
Détendez-vous chaque jour dans un endroit confortable et imaginez qu'il change de position.

Activité physique

Marchez environ 20 minutes par jour pour encourager le bébé à mettre la tête en bas. Faites également tous les jours l'exercice suivant.

* À partir de la 34e semaine, pensez à vous pencher régulièrement en avant. Dans cette position, le bébé a un peu plus de place pour bouger.

Voir p. 74-75 pour de plus amples informations

Homéopathie

Pulsatilla 30 CH est couramment prescrit pour inciter un bébé à s'orienter correctement, la tête vers le bas. Toutefois, lorsque le bébé se présente par le siège, il ne faut pas entreprendre de traitement homéopathique sans avoir consulté un médecin homéopathe. Il vous prescrira peut-être un traitement de terrain.

Voir p. 148-149 pour de plus amples informations

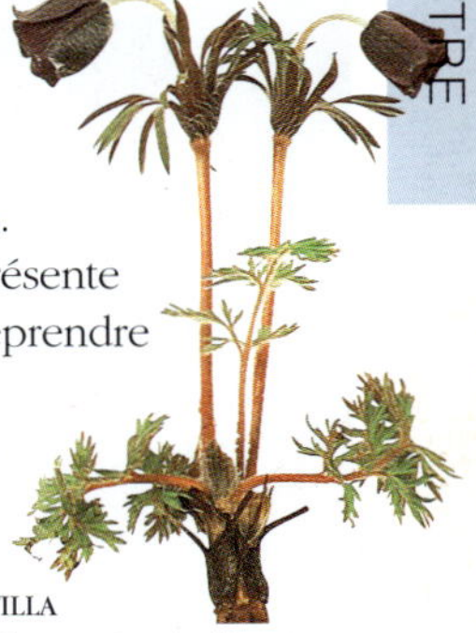

Pulsatilla
Le médicament extrait de cette plante favoriserait le retournement du bébé.

Problèmes respiratoires

Dès le début de la grossesse, les poumons et le diaphragme sont comprimés pour permettre à l'utérus de se déployer. La respiration devient plus superficielle et toute faiblesse respiratoire, comme une tendance au rhume des foins, peut s'accentuer. Vous êtes aussi plus sujette aux infections respiratoires, surtout si votre alimentation est déséquilibrée.

Symptômes

Yeux larmoyants ou nez bouché

Mal de gorge, voix rauque ou aphone, toux

Problème respiratoire, fièvre, douleur

Inhalations
Pour soulager un problème respiratoire, versez quelques gouttes d'huiles essentielles dans de l'eau bouillante. Inhalez la vapeur, la tête entourée d'une serviette.

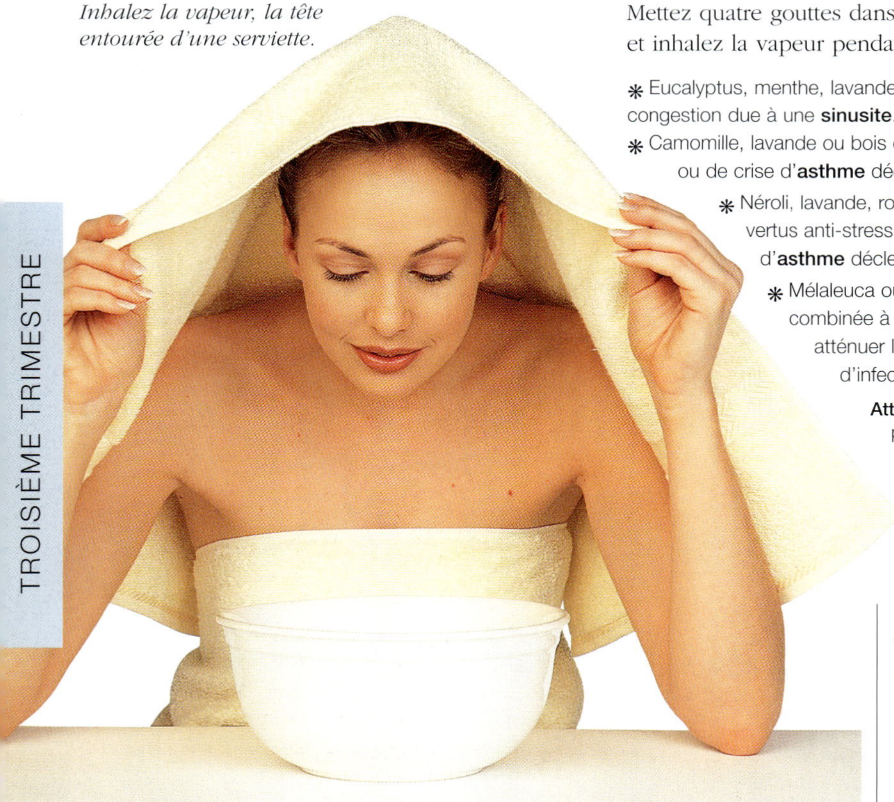

Aromathérapie

L'inhalation d'huiles essentielles peut soigner une **sinusite** ou une crise d'**asthme** bénigne. Mettez quatre gouttes dans un bol d'eau bouillante et inhalez la vapeur pendant 15 minutes.

* Eucalyptus, menthe, lavande ou mélaleuca pour une congestion due à une **sinusite**.
* Camomille, lavande ou bois de santal en cas de **sinusite** ou de crise d'**asthme** déclenchée par une allergie.
* Néroli, lavande, rose ou camomille – aux vertus anti-stress – pour soulager une crise d'**asthme** déclenchée par une émotion.
* Mélaleuca ou autre huile bactéricide, combinée à l'HE de camomille pour atténuer l'inflammation, en cas d'infection respiratoire.

Attention n'employez que des HE pures ; certaines sont à éviter en cas d'asthme ; voir p. 153 les HE à éviter pendant la grossesse.

Voir p. 152-153 pour de plus amples informations

Conseils

Consultez un médecin avant de traiter l'asthme avec des médicaments naturels et en cas de bronchite. N'interrompez jamais un traitement en cours.

Points forts

Privilégiez poissons gras, noix et graines

Mangez des fruits et des légumes frais variés

Limitez graisses animales et produits laitiers

Évitez les aliments contenant des additifs, des conservateurs.

Thérapies naturelles

Avant d'avoir recours à ces thérapies, lisez attentivement explications, conseils et mises en garde.

Acupuncture

En médecine traditionnelle chinoise, le **rhume des foins** est une invasion de «chaleur» et de «vent». On le soigne en stimulant des points situés dans le dos. Les méridiens des poumons et des reins sont associés à **l'asthme**.

Voir p. 134-135 pour de plus amples informations

Yoga

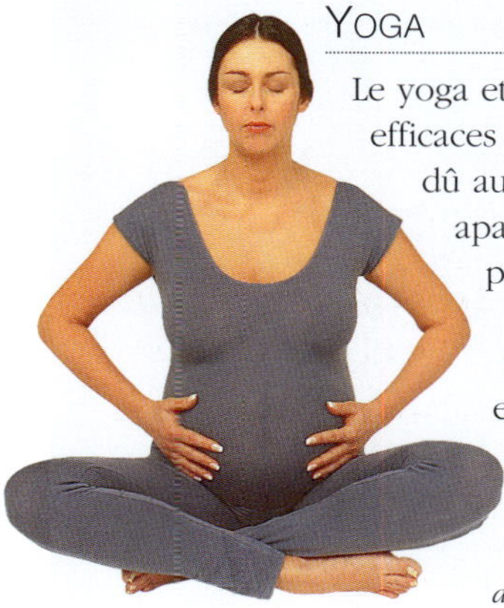

Le yoga et la méditation sont efficaces contre un **asthme** dû au stress. Le yoga apaise tout le corps. Ses postures d'étirement favorisent la respiration profonde et permettent aux poumons de bien se déployer.

Voir p. 142 pour de plus amples informations

Respiration profonde
Asseyez-vous confortablement et concentrez-vous sur votre respiration pour induire le calme en vous.

Technique Alexander

Visant à améliorer la posture, cette technique est efficace lorsque l'on rentre la tête dans les épaules, cas fréquent chez les **asthmatiques**.

Voir p. 147 pour de plus amples informations

Homéopathie

Essayer l'un des médicaments suivants pour soigner un **rhume des foins**, en fonction de la nature de vos symptômes :

* *Arsenicum album* 5 CH : yeux brûlants, paupières gonflées, éternuements et nez qui coule.
* *Allium cepa* 5 CH : inflammation des yeux et du nez, écoulement et éternuements.
* *Euphrasia* 5 CH : oreilles qui démangent, nez bouché, écoulement clair, yeux irrités.
* *Nux vomica* 5 CH : **rhinite**.

Voir p. 148-149 pour de plus amples informations

Phytothérapie occidentale

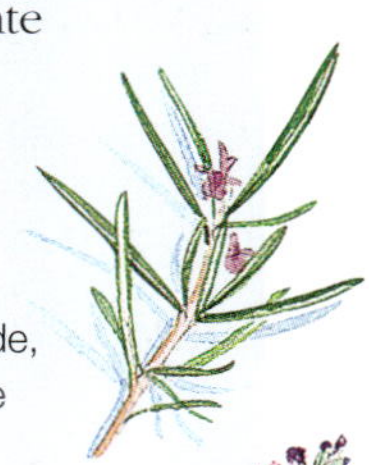

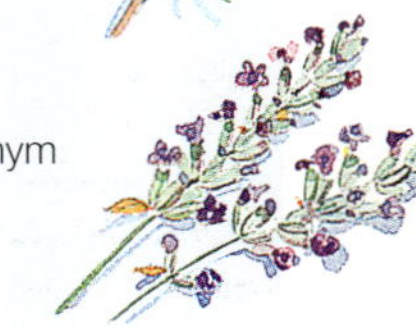

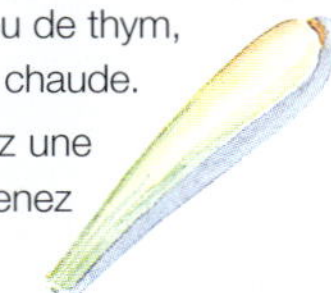

De nombreuses plantes sont efficaces contre les problèmes respiratoires. Faites infuser pendant 10 minutes 5 à 10 g de plante séchée et buvez trois fois par jour. Certaines plantes aromatiques s'utilisent également en cuisine.

* Pour soulager une crise d'**asthme**, essayez le gingembre, la camomille allemande, les fleurs de sureau, l'ortie ou le thym. L'huile d'onagre en gélule est conseillée lorsque l'asthme est déclenché par une allergie.
* Pour calmer une **bronchite,** prenez du thym ou du gingembre. Mangez de l'ail et de l'oignon, de préférence crus.
* Contre un **catarrhe** avec écoulement clair, buvez une tisane de fleurs de sureau ou de thym, ou 15 ml de vinaigre de cidre dans de l'eau chaude.
* En cas de léger **rhume des foins**, buvez une infusion de camomille, lavande, ortie ou prenez de la teinture-mère de racines de pissenlit.

Voir p. 150-151 pour de plus amples informations

Régime alimentaire

Les huiles de poisson sont riches en acides gras oméga-3 qui aident à soulager inflammations et réactions allergiques. La vitamine E et le sélénium, aux vertus anti-inflammatoires, se trouvent dans les huiles pressées à froid, les légumes à feuilles vertes, les noix et les graines de tournesol. La vitamine C (brocolis, tomates, poivrons, agrumes) est un antihistaminique. Suivez ces quelques conseils.

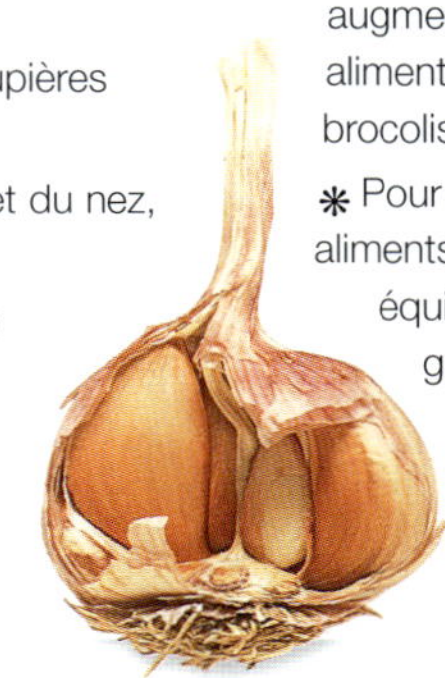

* Limitez votre consommation en produits laitiers, qui aggravent parfois les troubles respiratoires, mais augmentez les apports en calcium avec des aliments comme les graines de sésame, les brocolis, le tofu, les sardines ou le cresson.
* Pour éviter une crise **d'asthme**, supprimez les aliments allergisants tout en maintenant un régime équilibré. Il suffit de diminuer les apports en graisses au profit du poisson et des fruits.
* Contre un gros **rhume des foins**, prenez de la vitamine C et de l'acide pantothénique.

Voir p. 72-73 pour de plus amples informations

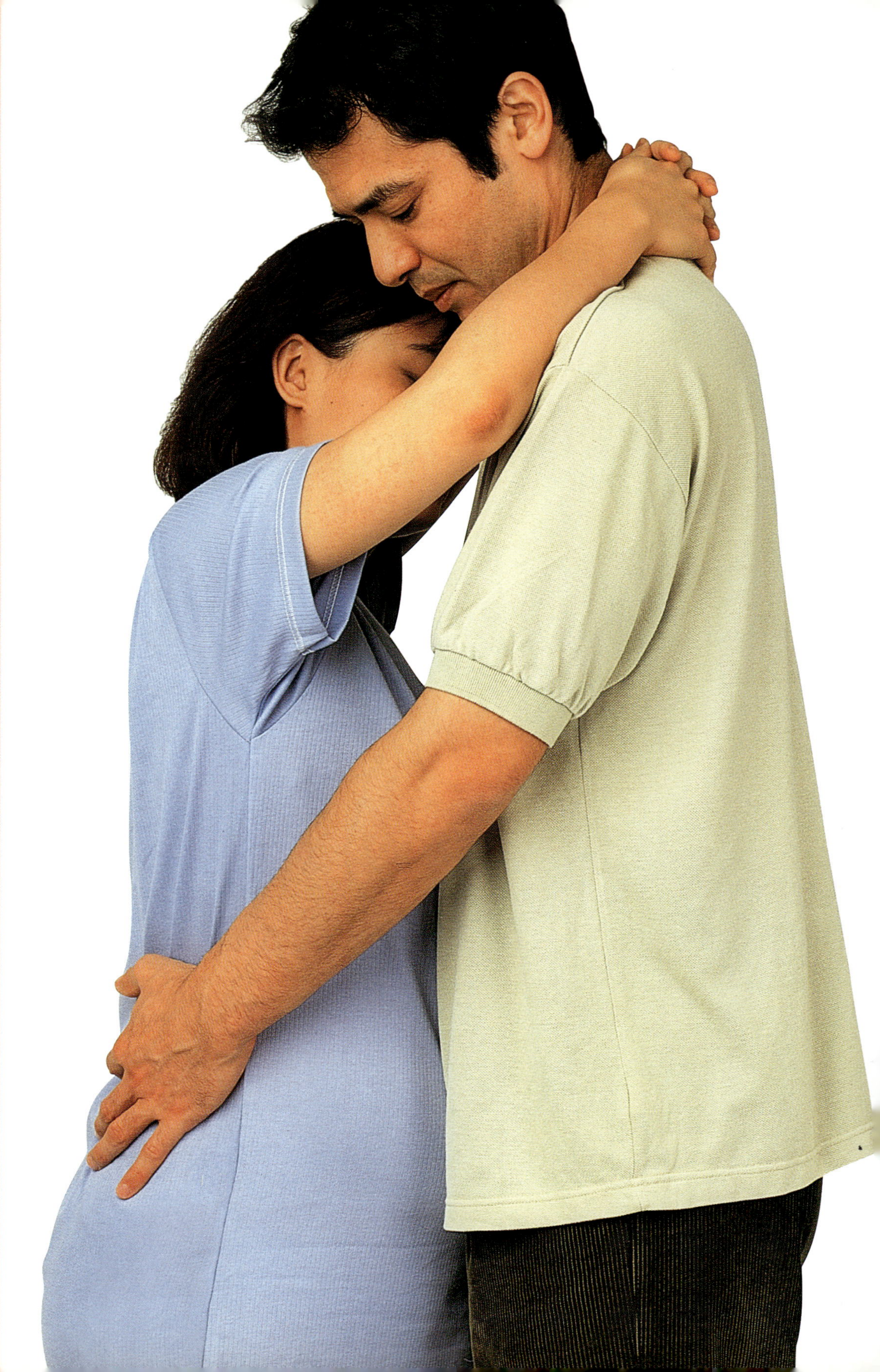

La pensée que vous êtes sur le point d'accoucher vous met probablement dans un état d'appréhension et de peur. Faire connaissance avec les différentes phases du travail à venir et savoir comment vous pourrez réagir vous aidera à vous préparer. Ce chapitre présente un « compte à rebours » de l'accouchement et traite des

Préparation à l'accouchement et à l'arrivée du bébé

signes annonciateurs, de l'alimentation et des méthodes naturelles permettant de soulager la douleur et de déclencher le travail. Il apporte également des conseils sur la préparation physique et mentale. Vous serez ainsi guidée tout au long du travail, en sachant ce que vous pourrez ressentir et ce qui va se passer, pour vous et le bébé. Bien préparée, vous serez à même de réagir au mieux.

Le lien vital

FIXÉ À LA PAROI DE L'UTÉRUS, le placenta vous relie à votre bébé par le biais du cordon ombilical, pourvoyant à tous ses besoins tant qu'il est dans l'utérus. Le placenta se constitue à partir de quelques cellules et s'implante profondément dans la paroi utérine pour devenir un organe de plus en plus complexe.

POINTS FORTS

Adoptez un régime alimentaire équilibré

Consacrez le plus de temps possible au repos, à la relaxation et au sommeil

Diminuez les causes de stress

UN ORGANE UNIQUE

À la naissance du bébé, le placenta ressemble à une « galette », ronde ou ovale, de 18 à 20 cm de diamètre et de 2,5 cm d'épaisseur. Il pèse environ 600 g – soit un sixième du poids du bébé. La surface côté mère possède 15 à 20 lobes, appelés cotylédons. De consistance rappelant la gelée, le cordon ombilical se trouve du côté du bébé. Il mesure 50 cm de long, 2 cm de diamètre.

RÔLE DU PLACENTA

En se développant, le placenta devient un organe nourricier essentiel durant la grossesse.

- Il produit des hormones vitales. L'une d'elles, le prolan, ou gonadotrophine chorionique, est présente dans le sang dès la conception.
- Le placenta empêche le rejet du fœtus en séparant par une membrane les vaisseaux sanguins de la mère et ceux du fœtus. Votre sang ne passe pas directement dans le bébé, mais diffuse à travers cette membrane, et réciproquement.
- Le placenta apporte de l'oxygène au fœtus et évacue les déchets. Le cordon ombilical renferme deux artères qui apportent l'oxygène et les éléments nutritifs au fœtus et une veine qui évacue le gaz carbonique et les déchets. Le sang circule dans le placenta au rythme de 36 litres par jour à la seizième semaine, pour arriver à 455 litres au moment du terme.
- Il apporte au fœtus tous les nutriments nécessaires : protéines pour sa croissance, glucose pour l'énergie, acides gras essentiels pour le développement du cerveau, et eau. En puisant dans le sang ce qui est nécessaire au fœtus, le placenta utilise directement certaines substances, qu'il peut aussi modifier pour les besoins du fœtus, et en stocke d'autres.

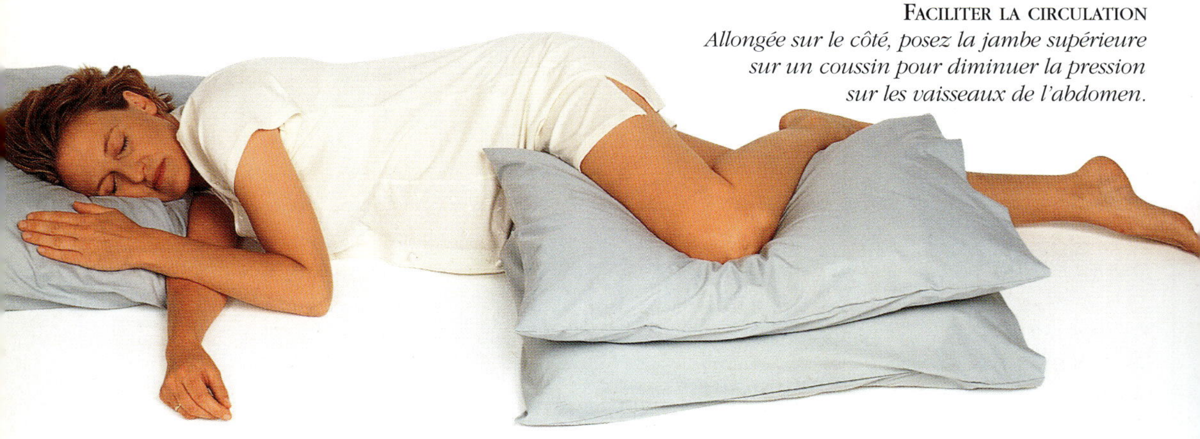

FACILITER LA CIRCULATION
Allongée sur le côté, posez la jambe supérieure sur un coussin pour diminuer la pression sur les vaisseaux de l'abdomen.

• Le placenta agit comme une barrière en interdisant le passage des bactéries, des virus et des micro-organismes, tout en laissant passer les anticorps qui immunisent le fœtus. Il ne filtre pas non plus l'alcool qui se retrouve dans le sang du fœtus, à la même concentration que dans le vôtre.

Nutrition maternelle

Une femme qui se nourrit de manière équilibrée possède généralement un placenta en bonne santé. Toutefois, si le placenta n'amène pas correctement les nutriments au fœtus, celui-ci peut souffrir de sous-alimentation. Le fer est nécessaire à la mère pour accroître son volume sanguin, et au fœtus pour la synthèse de l'hémoglobine. En cas de carence en fer, les globules rouges transportent l'oxygène avec moins d'efficacité et les tissus manquent d'énergie.

• Le zinc est stocké par le placenta. Des apports suffisants évitent le risque d'un poids faible à la naissance.

• La vitamine E, le gingko biloba et la coenzyme Q 10 amélioreraient l'apport en sang.

Un placenta efficace

Pour un fonctionnement optimal du placenta :

• **Mangez équilibré.** Une bonne alimentation donne un placenta en bonne santé.

• **Reposez-vous le plus possible.** Détendez vos muscles, surtout les abdominaux, pour favoriser la circulation du sang vers le placenta. Trouvez une position confortable et pratiquez la respiration profonde et la visualisation *(voir p. 143)* au moins 30 minutes par jour pendant le dernier trimestre. Imaginez que vos expirations emportent le stress et que vos inspirations amènent de l'oxygène au fœtus.

• **Dormez bien.** Les cellules se régénèrent et se multiplient durant le sommeil.

• **Arrêtez de travailler.** Le congé de maternité peut débuter deux semaines plus tôt en cas de grossesse pathologique ou à risque. Reposez-vous bien durant les deux derniers mois pour favoriser la circulation du sang vers le fœtus. Le stress provoque la contraction des vaisseaux, diminuant l'apport en oxygène et en nutriments. Un travail pénible peut entraîner un accouchement prématuré et la mise au monde d'un enfant de faible poids.

Causes de problèmes

Hypertension, anémie sévère, stress, tabac, caféine, alcool, fatigue, nuisent au placenta. Les visites médicales permettent de déceler un fœtus trop petit. Des examens peuvent détecter un dysfonctionnement du placenta. Un doppler mesure la circulation du sang dans l'artère ombilicale et permet de déceler un éventuel retard de croissance du fœtus (le développement peut être ralenti en raison d'un manque d'oxygène). Un placenta prævia est un placenta qui se trouve près du col de l'utérus, voire dessus (diagnostiqué par une échographie) ; normalement le placenta se développe vers le haut.

Détoxiquer l'organisme

D'après des études, le placenta ne s'opposerait pas au passage de certaines toxines vers le fœtus. Pour vous protéger, ainsi que le bébé, mangez les aliments suivants :

• Ail, oignon, banane, pomme et poire pour diminuer l'absorption des toxines.
• Haricots, pois, lentilles pour leurs vertus détoxicantes.
• Vitamines B pour une protection générale.
• Vitamine C et zinc pour réduire la teneur en plomb du sang ; vitamine E pour atténuer le risque d'intoxication au plomb ; calcium pour empêcher la fixation du plomb.

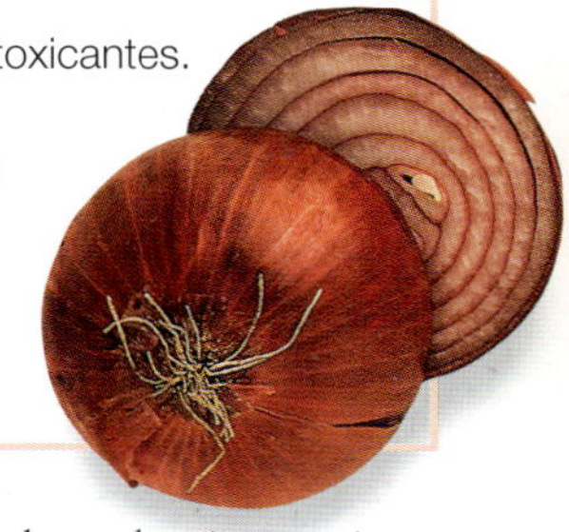

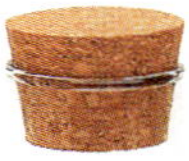

Vitamine E
Elle favorise une bonne circulation sanguine.

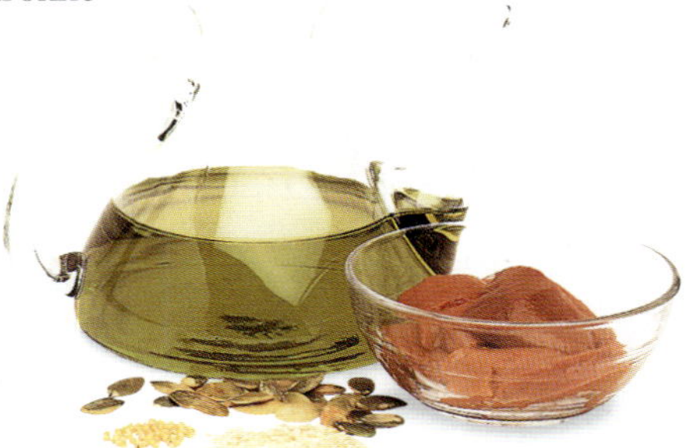

Le compte à rebours

DURANT LES DERNIÈRES SEMAINES, vous vous sentirez mieux mentalement si vous adoptez une attitude positive vis à vis de cet « heureux événement ». Il n'est pas facile de penser au-delà l'accouchement, surtout si vous attendez votre premier enfant et appréhendez ce moment.

POINTS FORTS

Reposez-vous le plus possible

Mangez selon vos envies et buvez beaucoup d'eau

LES DERNIÈRES SEMAINES DE LA GROSSESSE

SEMAINE 34

* Vous avez commencé la préparation à l'accouchement.
* Veillez à dormir suffisamment et à vous reposer deux heures dans l'après-midi.
* Pratiquez le sport qui vous convient trois fois par semaine *(voir p. 18-19 et 74-75).*
* Visualisez votre bébé et transmettez-lui des pensées positives *(voir ci-contre et p. 143).*
* Mangez des aliments riches en fer.
* Massez chaque jour votre périnée pour prévenir un risque de déchirure. Prenez un bain pour assouplir les tissus. Enduisez le pouce ou l'index d'huile végétale naturelle et massez le vagin sur 5 cm en appuyant vers le rectum. Étirez la région en décrivant des mouvements en forme de U, pendant cinq à dix minutes.
* Prenez des feuilles de framboisier, en tisane ou en comprimés, pour tonifier l'utérus.

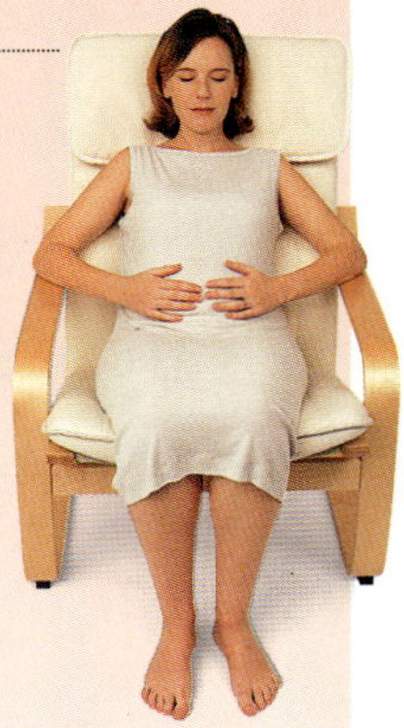

SEMAINE 35 le 30 Octobre 03

* Stimulez les points shiatsu de l'accouchement avec votre compagnon.
* Faites chaque jour des exercices pour tonifier le périnée *(voir p. 75)*: cela vous aidera à mieux le stimuler et le détendre durant le travail et après la naissance. Cela vous aidera également à prévenir un problème ultérieur d'incontinence.
* Faites un peu de sport chaque jour : natation, marche et yoga.
* Faites des étirements doux pour préparer le bassin à l'accouchement, comme la posture du papillon *(voir ci-contre et p. 74).*

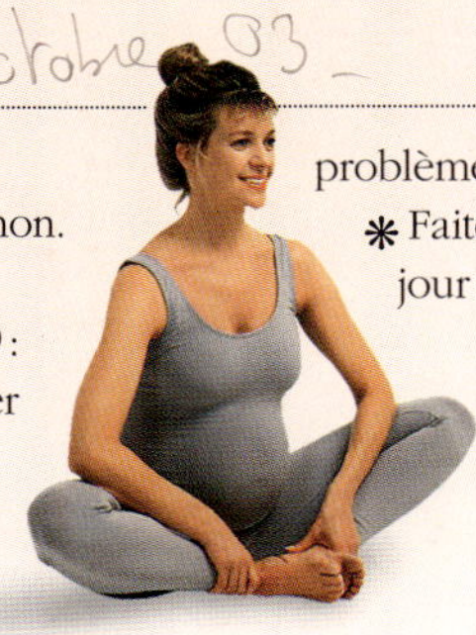

SEMAINE 36 le 6 Nov 03

* Vous trouvez que votre grossesse s'éternise, surtout si vous êtes fatiguée, gênée et si vous dormez mal. Ayez recours à des massages relaxants avec des huiles essentielles.
* Armoise, en élixir floral, incitera le bébé à s'engager *(voir p. 154).*
* Essayez les élixirs floraux suivants : olivier en cas d'épuisement, charme si vous craignez de ne pas vous en sortir ou muscade si vous redoutez l'accouchement.
* Faites brûler de l'encens ou vaporisez de l'huile essentielle de citron *(voir p. 152-153)*

Semaine 37 le 13 Nov

* Vous êtes peut-être un peu anxieuse car le travail peut commencer à tout moment. Continuez à pratiquer vos techniques de relaxation.
* Le repos est capital. Surélevez les jambes deux heures par jour et couchez-vous tôt.
* Faites-vous masser.
* Prenez de la vitamine C et du zinc pour favoriser la sécrétion hormonale en début de travail.

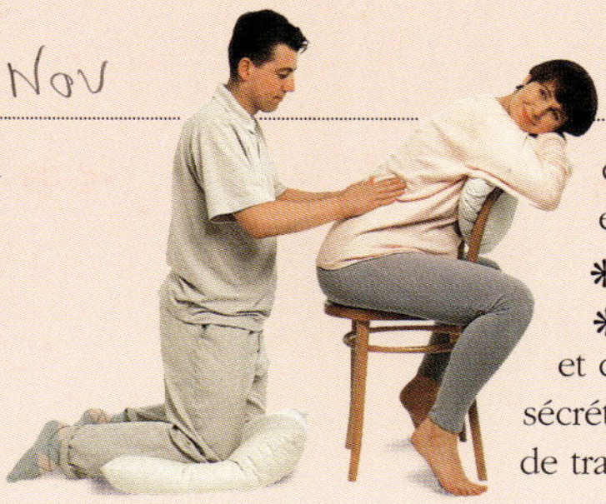

Semaine 38 le 20 Nov

* Privilégiez les glucides *(voir p. 98-99)*.
* Dix jours avant le terme prévu, prenez une dose de *Caulophyllum* 15 CH chaque soir au coucher, pendant une semaine, puis une dose de *Caulophyllum* 200 CH pendant les trois derniers jours. Ce médicament, qui facilite l'accouchement en soulageant les contractions, doit être prescrit par un homéopathe.
* Buvez quatre tasses de tisane de feuilles de framboisier par jour.
* Privilégiez les aliments riches en magnésium et en calcium pour fortifier les muscles qui seront sollicités durant le travail.

Semaine 39 le 27 Nov

* La coenzyme Q10 améliore la capacité des cellules musculaires à utiliser l'oxygène et à métaboliser l'énergie *(voir p. 99)*. Prenez un complément ou privilégiez les sources alimentaires.
* Mangez beaucoup d'aliments riches en vitamine K pour une bonne coagulation chez vous et chez le bébé *(voir p. 98)*.
* Prenez *Arnica* 5 CH pour prévenir les hématomes après la naissance *(voir p. 148-149)*.

Semaine 40 le 4 Déc

* L'accouchement est imminent. Stimulez chaque jour en digitopuncture *(voir p. 136)* et/ou avec un neurostimulateur *(voir p. 109)* les points 4 GI sur la main (pour calmer l'anxiété et la gêne abdominale) et 6 Rt sur le mollet (pour limiter les saignements et renforcer l'utérus).
* Buvez de la tisane de fenouil pour stimuler la lactation.
* Continuez à faire des exercices.
* Reposez-vous régulièrement et profitez-en pour faire de la relaxation *(voir ci-dessous)*.

Relaxation
Allongez-vous en surélevant le dos et les genoux avec des oreillers. À ce stade de la grossesse, vous ne devez plus vous mettre à plat dos, le bébé manquerait d'oxygène.

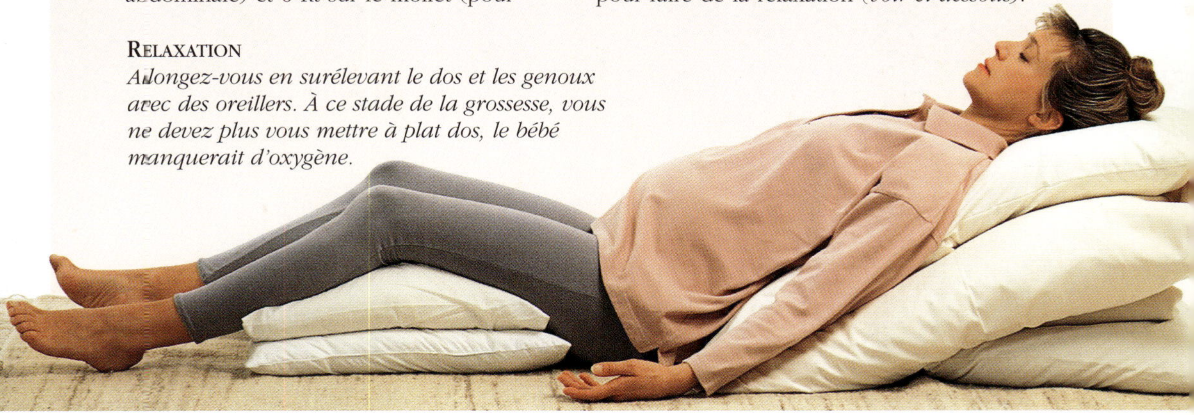

Alimentation et accouchement

PRÉPARAREZ-VOUS À ACCOUCHER comme s'il s'agissait de disputer un marathon – en termes de besoins énergétiques. Arriver en pleine forme au moment du travail préviendra la fatigue, la déshydratation, l'état de faiblesse et la démoralisation, ce qui diminuera les risques de recourir à une intervention chirurgicale.

POINTS FORTS

Si vous êtes vite rassasiée, faites des repas légers

Faites le plein d'énergie en privilégiant les glucides

Prévoyez des collations pour l'accouchement

ALIMENTS CLÉS

Durant les dernières semaines, il faut continuer à s'alimenter de manière équilibrée afin d'arriver bien préparée pour l'accouchement. La vitamine K, indispensable à la coagulation, limitera le risque d'hémorragie lors de l'expulsion et de la délivrance. Naturellement synthétisée par des bactéries présentes dans l'intestin, elle provient également des aliments (brocolis, haricots verts, épinards, avocat, cresson, laitue, chou, chou-fleur). Comme le côlon d'un nouveau-né est stérile, le bébé a besoin que sa mère lui apporte cette vitamine K : avant la naissance, par le placenta, après, par son lait. (On donne souvent de la vitamine K par voie orale au nouveau-né.) Le zinc est aussi un sel minéral essentiel car il favorise la production hormonale et la cicatrisation de l'utérus.

LE PLEIN D'ÉNERGIE

Les glucides simples – sucres de base – franchissent rapidement la barrière digestive pour passer dans le sang. En cas de surplus, le glucose est stocké dans le foie et les muscles sous forme de glycogène. Lorsque les cellules ont besoin d'énergie, elles utilisent le glucose présent dans le sang. En cas d'hypoglycémie, l'énergie provient du glycogène – cette réserve à long terme. La glycémie doit être constante pour éviter une baisse d'énergie : privilégiez les glucides complexes, à assimilation lente – surtout lors des deux dernières semaines pour faire, de surcroît, le plein de réserves en glycogène. Mangez beaucoup de céréales complètes et de légumes, frais et secs. Vous avez également besoin de certaines enzymes qui dépendent, à leur tour, des vitamines et des minéraux. En cas de carence, vous risquez de manquer d'énergie. Pour transformer le glucose en énergie, il faut :

ÉLÉMENTS NUTRITIFS ESSENTIELS

- Vitamines B dont B 9 (acide folique)
- Vitamine C
- Fer
- Calcium
- Magnésium
- Zinc
- Chrome

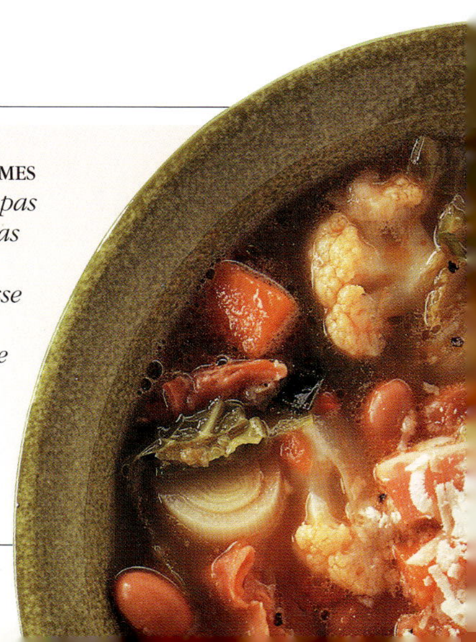

SOUPE DE LÉGUMES *Si vous n'avez pas envie d'un repas copieux, optez pour une « grosse soupe » très nutritive à base de légumes, haricots secs et jambon.*

• Vitamines B (B 1, B 2, B 3, B 4, B 6, B 9, B 12). Sources : viande, volaille, lait, œufs, légumes frais et secs, cresson, céréales complètes, noix et, pour la vitamine B 9 (acide folique) : brocolis, épinards, germes de blé, graines et noix.
• Vitamine C (agrumes, cassis, poivrons, brocolis, tomates).
• Fer (graines de citrouille, pruneaux, noix, persil, abricots).
• Choline, pour une bonne neurotransmission entre les muscles et les nerfs lors de la production d'énergie. Sources : œufs, poisson, soja, céréales complètes, noix, légumes secs.
• Calcium et magnésium, pour optimiser les contractions. Sources : fromage, lait, persil, graines, haricots verts, noix, raisins secs.
• Chrome, pour une glycémie constante. Sources : pommes de terre, pain complet, poivrons, œufs et poulet.
• Coenzyme Q 10, pour le métabolisme énergétique et une bonne utilisation de l'oxygène par les cellules musculaires. Sources : viande, poisson, œufs, soja, épinards, brocolis et luzerne.

AIDER LE TRAVAIL

Récemment encore, on déconseillait de boire ou de manger lors de l'accouchement, au cas où une intervention nécessitant une anesthésie générale serait nécessaire.
Le risque est celui du syndrome de Mendelson ; un reflux du liquide gastrique dans les bronches pouvant provoquer une détresse respiratoire, parfois fatale. Cela étant, la soif et la faim peuvent également être préjudiciables : un manque d'énergie peut ralentir le travail en diminuant l'efficacité des contractions, et par conséquent imposer une intervention chirurgicale.En cas d'hypoglycémie et d'absence de réserves en glycogène, l'organisme doit métaboliser des graisses stockées, ce qui produit des corps cétoniques. Il s'agit de substances organiques qui acidifient le sang et diminuent sa capacité à transporter l'oxygène.
De même, si l'on ne boit pas suffisamment, on risque une déshydratation et, là aussi, un manque d'énergie. Il faudra alors poser une perfusion qui entravera considérablement la liberté de vos mouvements.
Pour éviter ce risque, l'idéal serait de boire une boisson énergétique spécifiquement conçue pour répondre aux besoins exceptionnels du corps lors des longues heures que dure le travail (les boissons isotoniques destinées aux sportifs sont déconseillées).
Un mélange de malto-dextrine et de fructose assure une stabilité énergétique grâce au glucose immédiatement assimilable et aux micro-nutriments qui permettent au corps de métaboliser efficacement de l'énergie.
Ce type de boisson se trouve dans le commerce.

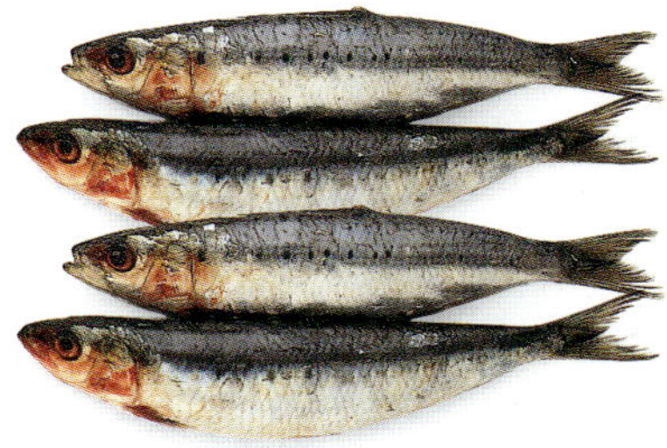

SARDINES
Ce poisson constitue une bonne source de protéines, de calcium et d'autres nutriments essentiels.

DE L'ÉNERGIE POUR LE TRAVAIL

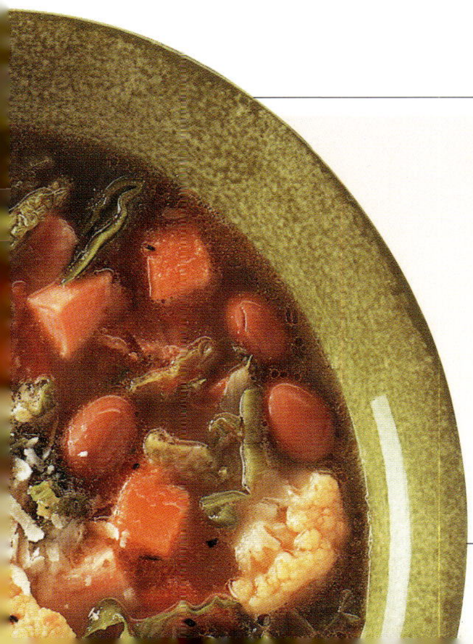

REPAS LÉGERS ET COLLATIONS
• Pommes de terre au four
• Sandwichs
• Toasts aux sardines
• Salade de pâtes
• Salade de riz
• Taboulé
• Bol de céréales
• Fruits secs (abricots, etc.)
• Banane
• Quartiers de pomme et d'orange
• Grappe de raisin
• Bâtonnets de céleri
• Fromage et pain
• Bâtonnets de carottes
• Gressins
• Biscuits salés
• Barres de céréales
• Noix et raisins secs

La préparation mentale

VOTRE MENTAL peut fortement contribuer au bon déroulement de l'accouchement – qui se passera d'autant mieux si vous êtes détendue. Une préparation mentale préalable vous aidera également à vous adapter à votre rôle de jeune maman. Ce n'est pas négligeable, surtout si c'est votre premier enfant.

POINTS FORTS

Reposez-vous au maximum

Consacrez 30 minutes par jour à la relaxation, la visualisation, la communication avec votre bébé

Exprimez vos peurs liées à la naissance pour y faire face

ARRÊTER DE TRAVAILLER

Si les femmes avaient le choix, la plupart préféreraient écourter leur congé de maternité précédant la naissance pour le prolonger ensuite. Toutefois, une femme qui cesse de travailler tardivement accouchera souvent en étant mal préparée et épuisée, ce qui risque de compliquer sa récupération et sa capacité à s'adapter à sa nouvelle vie. Si la grossesse dure officiellement 40 semaines, le travail peut commencer n'importe quand à partir de la 37e semaine. C'est pourquoi il est vivement conseillé de se mettre en congé un peu avant.

APPRÉHENSION

Si c'est votre premier enfant ou si la naissance précédente s'est mal déroulée, vous redoutez probablement l'accouchement. Vous appréhendez peut-être une déchirure, la douleur ou avez, de manière vague, peur de ce qui vous attend. Prenez conscience de ces craintes pour essayer d'y faire face. Quand les contractions surviendront, vous risquerez moins de paniquer.

AVOIR CONFIANCE

La peur peut ralentir l'accouchement. Rappelez-vous que le corps d'une femme est conçu pour enfanter. La forme du bassin est justement prévue pour la sortie du bébé, d'autant que les ligaments s'étirent grâce aux hormones. Ayez donc, dès les premières contractions, une attitude confiante et positive.

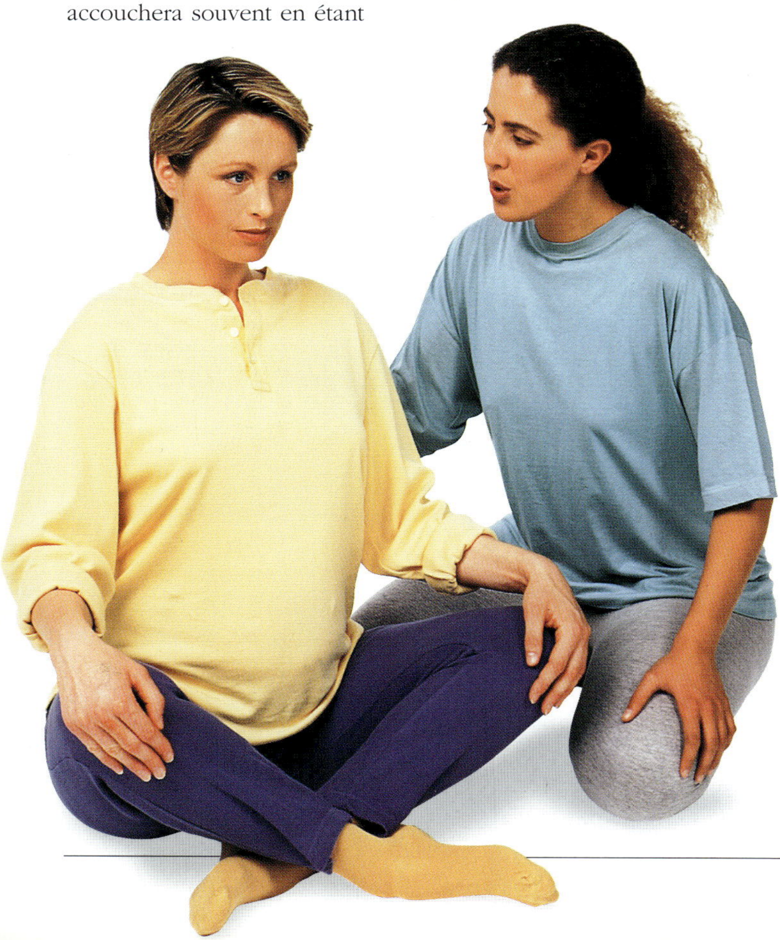

DERNIÈRES RÉPÉTITIONS
Entraînez-vous à suivre les conseils de la sage-femme ou de l'obstétricien.

Pensez à l'accouchement en termes de stratégie ! Passez en revue les thérapies naturelles et choisissez, avec l'équipe médicale qui vous accompagnera, celle qui vous convient le mieux. Repérez les points de digitopuncture, essayez d'utiliser un neurostimulateur *(voir p. 109)* et vérifiez que vous êtes à l'aise dans la position prévue pour accoucher. Préparez-vous à toutes les éventualités en passant en revue vos réactions possibles lors du travail. Et n'obligez pas le père du bébé à assister à la naissance s'il n'y tient pas particulièrement. Son soutien serait bien sûr utile, mais seulement s'il n'agit pas contre son gré. Cela risquerait au contraire de créer des tensions qu'il pourra vous reprocher par la suite. Envisagez plutôt de demander la présence d'une amie si vous avez vraiment besoin de la présence et du soutien d'un proche.

Méditation et visualisation

Trouvez chaque jour du temps pour vous asseoir tranquillement et vider votre esprit. Mettez-vous à l'aise, fermez les yeux et concentrez-vous sur votre respiration. Inspirez et expirez lentement, sans forcer. C'est une excellente méthode, toute simple, pour apaiser le corps, le mental et l'esprit. Au bout de quelques minutes, continuez de respirer naturellement, mais en commençant par l'expiration. Pensez à un accouchement idyllique. Visualisez les positions que vous allez adopter, la manière dont vous allez réagir aux contractions, la dilatation du col, la manière dont le bébé va s'engager vers la sortie, sans cesser de penser qu'il s'agit d'une expérience inoubliable.

Lien cœur-utérus

Selon la tradition chinoise, lorsqu'une femme est enceinte, un canal de communication s'établit entre son cœur et celui de l'embryon. Toute préoccupation ou inquiétude de la mère serait, de ce fait, transmise au bébé. De même, un cœur et un esprit forts permettraient d'établir un lien solide avec le bébé. Les Chinois stimulent donc, pour renforcer ce lien, le point 7 du méridien du cœur (7 C), situé au pli du poignet, point auquel ils attribuent une importance physique, mentale et émotionnelle (ce serait le siège de toutes les émotions). Si votre sang est « faible », c'est-à-dire si vous êtes anémiée, votre état d'âme sera négatif. Vous serez déprimée, avec des crises de larmes. Par ailleurs, le *chi* – cette énergie vitale qui circule dans tout le corps – peut être renforcé en se concentrant sur l'esprit, ce qui détend en profondeur et encourage les pensées positives.

Vertus du yoga

Les postures et les techniques de respiration du yoga permettent d'améliorer la santé du corps et de l'esprit *(voir p. 142)*. Il faut renforcer le *chakra* du cœur avant l'accouchement afin de se sentir forte, prête à affronter n'importe quelle éventualité. Voici quelques techniques bien utiles pour se préparer mentalement à l'accouchement.

- Assise par terre en tailleur, frottez vigoureusement vos paumes l'une contre l'autre pour les réchauffer. Mettez votre paume droite sur le ventre. Posez par-dessus la paume gauche. Imaginez que l'enfant se trouve contre vos mains. Faites glisser votre main droite sur la hanche pour la poser sur le sacrum (à l'arrière du bassin). La main gauche ne bouge pas.
- Vous pouvez aussi faire glisser le dos des deux poignets de haut en bas, sur la région des reins, pour vous préparer à l'accouchement.

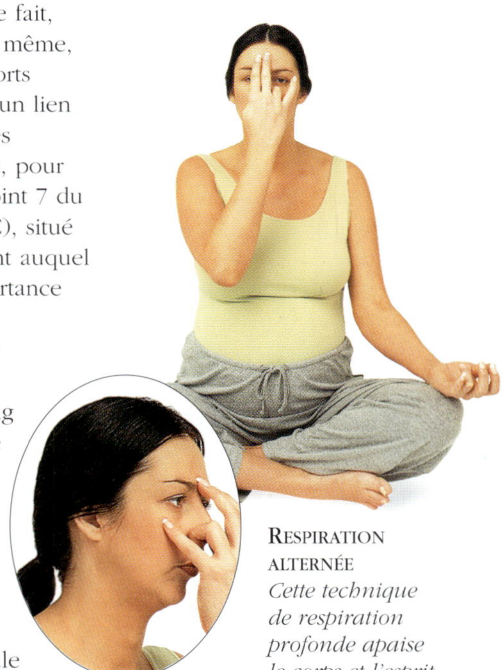

Respiration alternée
Cette technique de respiration profonde apaise le corps et l'esprit (voir aussi p. 66).

Antidouleurs naturels

Lors des contractions, bien des femmes préfèrent éviter de prendre des médicaments. Si c'est votre première grossesse, vous ignorez le seuil de douleur que vous pourrez supporter. Connaître différentes méthodes antidouleur vous rassurera et vous aidera à adopter une attitude positive lors de l'accouchement.

Points forts

Familiarisez-vous avec les méthodes naturelles antidouleur

Prenez le temps de vous préparer mentalement

Comprenez les effets physiques de la peur et de l'anxiété

Effets de la peur

Il est important de réaliser à quel point l'appréhension peut affecter le travail. Lors des contractions, si vous avez peur, votre corps secrète une hormone, l'adrénaline, qui produit une réaction « de lutte ou de fuite » en agissant sur les systèmes cardiovasculaire, respiratoire, urinaire, génital et digestif, ainsi que sur le squelette. Il s'ensuit une augmentation de la glycémie et de la fréquence cardiaque, une élévation de la tension artérielle et un ralentissement de la digestion. Vous serez agitée, la douleur sera majorée et les contractions seront moins efficaces. Vous avez donc tout intérêt à vous détendre et à être confiante.

Réponse du corps

Les contractions sont liées à la libération d'ocytocine, hormone sécrétée lorsque la tête du bébé appuie sur le col de l'utérus : les contractions seront d'autant plus régulières et efficaces que la pression sera grande. Les endorphines sont des substances naturelles libérées par le corps en cas de stress, pour contrer la douleur, modifier la perception du temps et de l'espace, et favoriser le bien-être. Une fois le travail commencé, elles sont libérées en quantité massive pour aider à supporter les contractions. En cas de peur, l'adrénaline inhibe la production d'ocytocine et d'endorphines.

Méthodes naturelles

Outre les méthodes classiques d'anesthésie et d'analgésie obstétricales (péridurale, inhalation de gaz analgésique ou injection de narcotique), il existe des méthodes naturelles pour lutter contre la douleur.

- **Acupuncture** Un acupuncteur vous aidera à soulager la douleur, à stimuler votre énergie et à contrôler vos peurs. Il pourra placer, sur des points de l'oreille, des aiguilles reliées à un stimulateur électrique pour favoriser la libération d'endorphines. Il faut 30 à 40 minutes pour amener le taux d'endorphines à un niveau suffisant pour atténuer la douleur. En cas de dorsalgie,

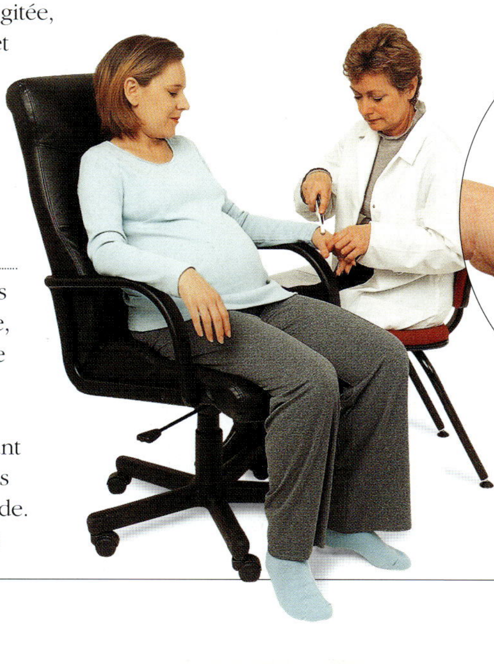

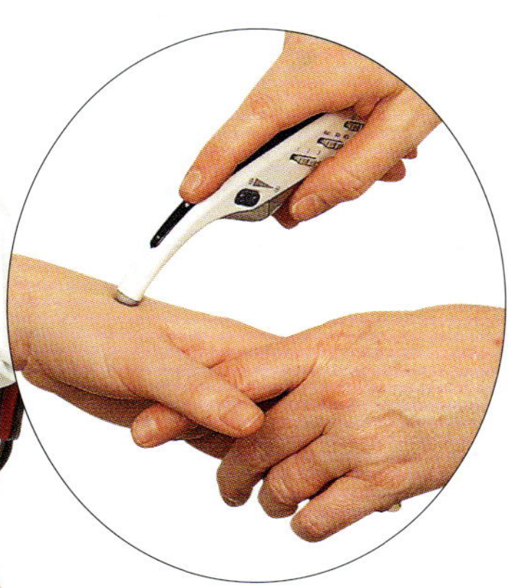

Stimulation électrique
Pour améliorer l'efficacité des contractions, le point 4 F est ici stimulé par un stimulateur électrique.

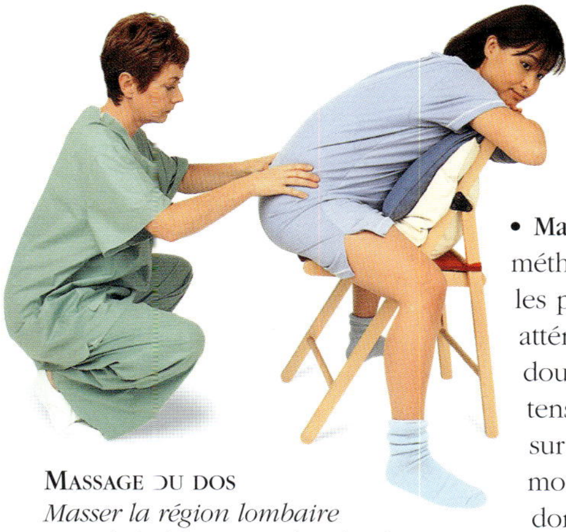

MASSAGE DU DOS
Masser la région lombaire stimule la libération d'endorphines, puissants analgésiques naturels.

il placera des aiguilles aux points 31 V et 32 V situés vers la base de la colonne vertébrale. Votre compagnon peut également stimuler ces points par une pression. Un neurostimulateur *(voir p. 109)* peut aussi être utilisé. Il bloque les récepteurs de la douleur, ce qui facilite le début du travail. Pour traiter les douleurs abdominales, il faut stimuler les points 3 F (entre le gros orteil et le deuxième orteil) et 34 VB (à l'extérieur du mollet, juste sous le genou) des méridiens du foie et de la vésicule biliaire afin de détendre les muscles et les tendons. L'acupuncture permet également de renforcer des contractions trop faibles en stimulant la circulation du *chi* par les points 31 V et 32 V.

- **Homéopathie** Les remèdes prescrits sont *Aconitum* 5 CH pour des contractions rapprochées, avec de fortes dorsalgies ; *Pulsatilla* 5 CH pour de violentes dorsalgies, en spasmes ; *Belladona* 5 CH si la douleur irradie du dos vers les cuisses ; *Chamomilla* 5 CH pour des douleurs abdominales en spasmes ; *Gelsemium* 5 CH pour les crampes.
- **Massage** C'est l'une des méthodes les plus simples et les plus efficaces. Le massage atténue l'intensité de la douleur en éliminant les tensions. Il faut enchaîner, sur un rythme plus ou moins rapide, des pressions dont on fait varier l'intensité. A priori, un massage lent apaise, un massage vigoureux revigore. Massez toujours en allant vers le cœur. Le massage doit durer au moins 20 minutes pour permettre la libération d'endorphines. Masser avec une huile essentielle est excellent : lavande contre les douleurs, mandarine si le moral est bas, sauge sclarée pour améliorer les contractions lors d'un travail long et douloureux (en raison de ses effets puissants, respectez à la lettre la préparation et les indications d'un praticien), ou encore camomille, eucalyptus, encens.

AUTRES THÉRAPIES

- **Réflexologie** Les zones réflexes sur les malléoles de la cheville correspondent au bassin et à l'utérus. Les masser atténue la douleur et le stress, et régularise les contractions.
- **Hypnose** L'auto-hypnose, apprise avant l'accouchement, aide à maîtriser la douleur.
- **Yoga** Une pratique régulière vous permettra d'être en accord avec votre corps et, de ce fait, de comprendre ses réactions tout au long de l'accouchement – au lieu de résister, voire de paniquer.

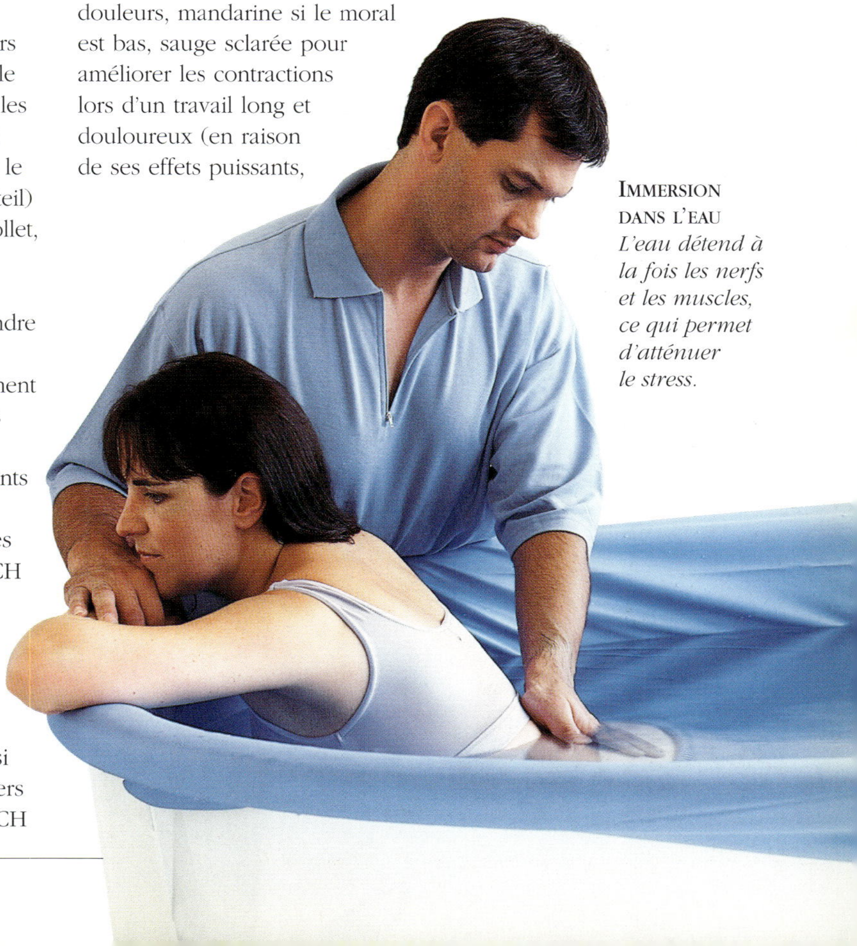

IMMERSION DANS L'EAU
L'eau détend à la fois les nerfs et les muscles, ce qui permet d'atténuer le stress.

Le départ pour la maternité

IL EST TEMPS DE PRÉPARER VOTRE VALISE en y mettant tout ce qui servira lors de l'accouchement et après la naissance – sans oublier un appareil photo –, de quoi vous rendre la vie plus agréable, ainsi que les médicaments que vous avez choisis pour vous aider lors du travail.

POINTS FORTS

Faites la liste de ce qui est nécessaire pour vous et le bébé

*

N'oubliez pas de quoi vous occuper

*

Préparez tout à l'avance pour ne pas être prise de court

LE NÉCESSAIRE

Outre ce que la maternité vous demandera d'apporter, pensez également aux articles suivants.

- Chaussettes et plaid dans lequel vous envelopper. Dans la tradition chinoise, les pieds et le bas du dos – en relation avec le méridien du rein – doivent être gardés au chaud lors du travail.
- Collations et boissons, dont feuilles séchées de framboisier.
- Distractions (revues, jeux de cartes, cassettes...), surtout pour le début du travail.
- Divers objets pour améliorer votre confort : stick labial, bandeau, barrettes, éventail, lingettes, thermos...
- Un neurostimulateur et un stimulateur électrique des points d'acupuncture.

LES REMÈDES APAISANTS

Choisissez quelques remèdes parmi les suivants.

- **Huiles essentielles de massage** Lavande contre l'anxiété ; sauge sclarée (sur avis d'un praticien), camomille, eucalyptus ou lavande pour les douleurs lombaires ; sauge sclarée, jasmin, lavande ou rose pour stimuler les contractions ; encens ou lavande pour calmer la douleur ; citron, tilleul et pamplemousse pour rafraîchir ; menthe contre les nausées.
- **Homéopathie** *Arnica* 5 CH avant et après le travail contre les hématomes ; *Aconitum* 5 CH en cas de choc et d'angoisse ; *Caulophyllum* 5 CH pour déclencher ou accélérer les contractions ; *Pulsatilla* 5 CH contre les troubles de l'humeur et le chagrin ; *Nux vomica* 5 CH contre nausées et dorsalgies.
- **Élixirs floraux** Prunier si vous en avez assez ; Formule cinq fleurs contre peur et panique ; olivier pour un travail qui s'éternise ; armoise en vue de la délivrance ; Rescue Remedy® *(voir p. 154)* si vous paniquez.

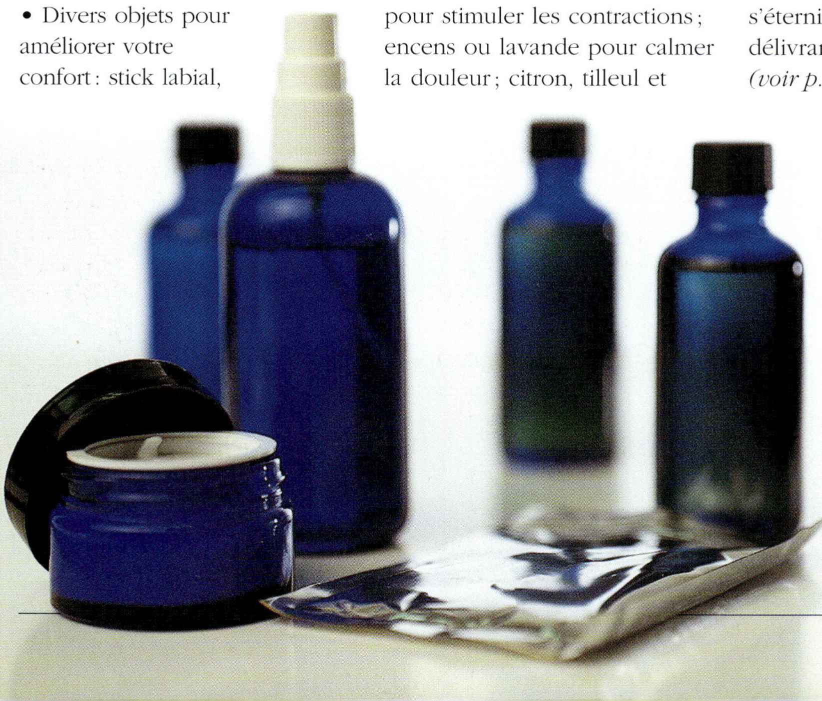

PRODUITS POUR LA NAISSANCE
Voici quelques articles pouvant être utilisés avant, pendant et après la naissance :
- *Crème pour préparer les mamelons à l'allaitement.*
- *Huile spécifique pour améliorer l'élasticité du périnée et éviter le risque de déchirure.*
- *Huile de massage à utiliser lors du travail pour détendre.*
- *Boisson énergisante.*
- *Brumisateur d'eau.*

Le début du travail

LE TRAVAIL PEUT COMMENCER à tout moment dès la trente-septième semaine de grossesse. Ne craignez pas de ne pas vous en apercevoir. Outre les contractions de Braxton-Hicks que vous ressentez peut-être depuis quelques semaines, il existe d'autres signes annonciateurs.

POINTS FORTS

Restez active, mais reposez-vous régulièrement, détendez-vous et évitez toute inquiétude

Buvez beaucoup

Faites des repas légers

SIGNES PRÉCURSEURS

Plusieurs signes combinés peuvent indiquer que le travail a commencé :

- **Pertes** Le vagin peut libérer une sécrétion de sang et de mucus quelques jours avant le travail, voire au tout début. Cela survient lorsque le bouchon protecteur du col de l'utérus est expulsé.
- **Rupture de la poche des eaux ou léger écoulement** L'amnios, qui renferme le liquide dans lequel baigne le bébé, se rompt en libérant son contenu. Cela se produit souvent lorsque la tête du bébé commence à s'engager. Prévenez alors votre médecin ou votre sage-femme, même en l'absence de contractions.
- **Contractions régulières** Vous ressentez une douleur constante et persistante au bas du dos, ou des contractions régulières et légèrement douloureuses dans le dos ou le ventre.

QUE FAUT-IL FAIRE ?

Dans la première phase, lorsque le col se dilate des quatre premiers centimètres, les contractions durent de 50 à 60 secondes et sont espacées de cinq à dix minutes. Lorsqu'elles deviennent plus régulières, notez-les pendant une heure en indiquant leur durée. Si vous pensez que le travail a commencé, téléphonez à votre sage-femme ou à la maternité. Restez chez vous, sauf si les contractions sont très douloureuses ou fréquentes (toutes les cinq minutes ou moins). Vous vous sentirez agitée et nerveuse. Vous n'aurez envie ni de boire, ni de manger, ni de dormir. Vous pourrez bouger comme d'habitude et apprécierez de la compagnie, pour parler ou vous distraire.

REMÈDES EFFICACES

Les contractions seront plus ou moins supportables selon la position du bébé *(voir p. 108)* et votre seuil de sensibilité à la douleur. Il faut bien identifier d'où vient cette douleur pour choisir le remède le plus approprié.

- Commencez par utiliser un neurostimulateur *(voir p. 109)*, pour soulager les douleurs lombaires.
- Massez doucement les points 4 F (méridien du foie) situés sur la partie charnue du pouce et de l'index, ou 6 Rt (méridien de la rate), au milieu du mollet, quatre doigts au-dessus de la malléole interne.
- Demandez à votre compagnon ou à une amie de vous masser le dos avec une huile essentielle de lavande ou de rose.
- Si vous paniquez, prenez Rescue Remedy® ou, en cas d'appréhension, muscade.

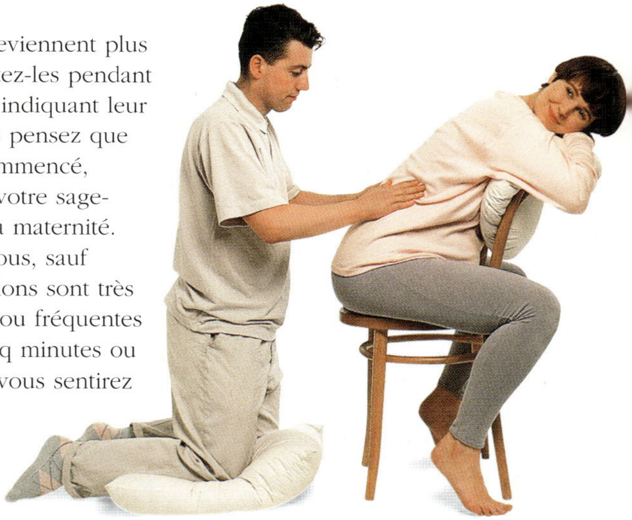

MASSAGE APAISANT
Demandez à votre compagnon de vous masser le bas du dos en cas de douleurs en début de travail.

Déclencher le travail

LE TRAVAIL EST DÉCLENCHÉ par des moyens artificiels lorsqu'il ne se passe rien une fois la grossesse parvenue à son terme. La plupart des femmes préfèrent que le travail survienne naturellement mais, parfois, la sécurité de la mère et de l'enfant impose que l'accouchement soit provoqué.

POINTS FORTS

Restez debout le plus possible

Buvez beaucoup pour éviter la déshydratation

Concentrez-vous sur la respiration et les techniques de relaxation

MOTIFS DU DÉCLENCHEMENT

Certains prônent volontiers le recours au déclenchement, d'autres préfèrent attendre un peu. Renseignez-vous sur l'attitude adoptée par l'hôpital ou la clinique où vous devez accoucher. Un déclenchement est conseillé lorsque :

- La grossesse a dépassé le terme de plus de 7 jours (14 jours au maximum). Le placenta peut alors devenir moins efficace, et le bébé risque de manquer d'oxygène. On peut vous demander de surveiller l'activité du bébé.
- Votre tension artérielle est plus élevée. Le déclenchement sera fonction de cette augmentation, du taux d'albumine dans vos urines et de la maturité du bébé.
- Vous souffrez d'un diabète gravide qui peut mettre l'enfant en danger en fin de grossesse. Le déclenchement sera envisagé vers la 37e semaine si le bébé semble en souffrir.
- La poche des eaux se rompt prématurément. Certains optent pour un déclenchement, d'autres vérifient que le cordon ombilical n'est pas descendu, dans ce cas vous rentrez chez vous.
- Vos antécédents obstétricaux ne sont pas bons (décollement prématuré du placenta, naissance d'un enfant mort-né...).

De plus en plus de femmes veulent avoir une date exacte et demandent un déclenchement – il comporte toujours un risque et ne devrait intervenir que pour des raisons médicales.

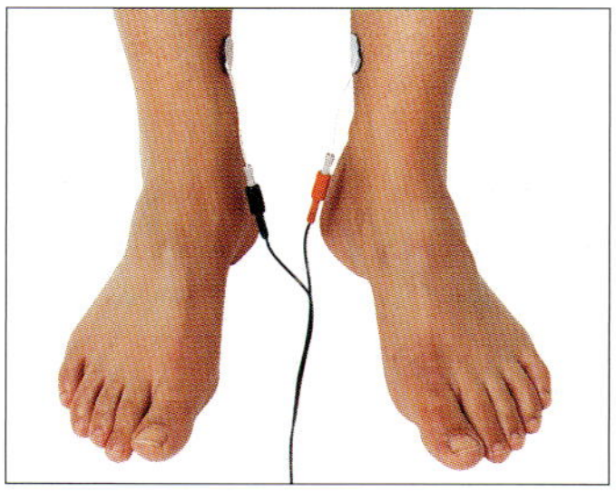

NEUROSTIMULATEUR
Posez une électrode du stimulateur (voir p. 109) *sur le point 6 Rt de chaque mollet, quatre doigts au-dessus de la malléole interne.*

MÉTHODES DE DÉCLENCHEMENT

Plusieurs méthodes ou produits peuvent être utilisés.

- Rupture des membranes, lors d'un examen gynécologique. C'est parfois légèrement douloureux, mais efficace si vous êtes près du terme.
- Gel de prostaglandine déposé dans le vagin ou appliqué autour du col (sauf si la poche des eaux s'est rompue) pour favoriser la dilatation du col et provoquer les contractions.
- Perfusion d'ocytocine pour déclencher les contractions.

ALTERNATIVES NATURELLES

Quand le travail débute spontanément, les contractions augmentent progressivement en intensité et des endorphines sont libérées pour aider à surmonter la douleur. En cas de déclenchement provoqué, ce processus est court-circuité. La douleur étant alors plus vive, les femmes perdent le contrôle et demandent que l'on soulage leur douleur. Généralement informée plusieurs jours à l'avance de la décision, vous pourrez essayer des méthodes naturelles – à la condition que votre grossesse ne présente aucun risque et soit parvenue à son terme. Mais avant tout, consultez votre médecin ou votre sage-femme.

- **Acupuncture** Un acupuncteur vous placera des aiguilles dans le dos. Il faut compter deux à trois séances pendant une

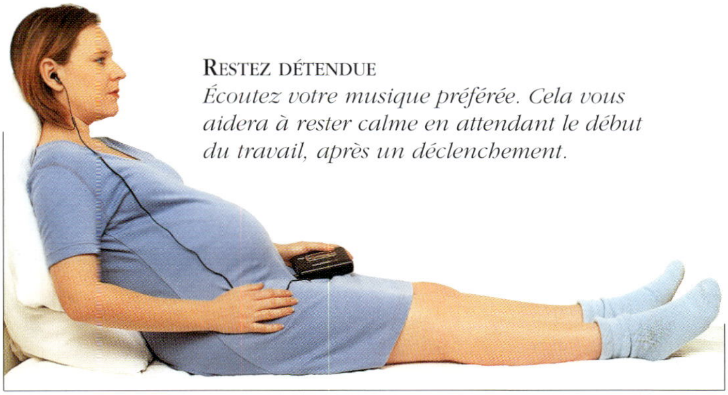

Restez détendue
Écoutez votre musique préférée. Cela vous aidera à rester calme en attendant le début du travail, après un déclenchement.

semaine. Essayez également la digitopuncture et le neurostimulateur *(voir p. 109)* sur les points 4 F et 6 Rt.

- **Homéopathie** Prenez *Secale* 30 CH ou *Caulophyllum* 30 CH (selon l'avis du praticien) jusqu'aux premières contractions. *Caulophyllum* est contre-indiqué en cas d'antécédents de travail rapide.
- **Réflexologie** Un réflexologue vous massera la zone réflexe de l'hypophyse.
- **Ostéopathie crânienne** Elle stimulera l'hypophyse qui produit l'ocytocine, l'hormone déclenchant le travail.
- **Phytothérapie** Buvez de la tisane de feuilles de framboisier quatre fois par jour.

Mieux vivre les contractions

Une fois le travail déclenché, vous aurez peut-être besoin d'aide pour supporter la douleur.

- **Digitopuncture** Demandez à un thérapeute de vous indiquer l'emplacement des points à stimuler ou que votre compagnon pourrait masser si la douleur est forte : points 31 V et 32 V, au niveau du sacrum, en cas de douleurs lombaires ; point 8 Rt, à l'intérieur du mollet, pour une douleur abdominale.

Vous pouvez aussi demander à un acupuncteur de vous assister dans la salle d'accouchement.

- **Élixirs floraux** Quelques gouttes sur la langue ou ajoutées à un peu d'eau aideront à supporter le travail : Formule cinq fleurs ou Rescue Remedy® *(voir p. 154)* en cas de peur, d'angoisse, d'état de choc ; prunier si vous n'en pouvez plus ; ajoncs si vous êtes désespérée et que le travail s'éternise ; hélianthème contre la peur et la panique.
- **Homéopathie** Un homéopathe peut assister à l'accouchement ou vous guider par téléphone. Il prescrira : *Aconitum* 5 CH si les contractions sont vives et rapides, avec douleurs lombaires et peur ; *Chamomilla* 5 CH pour des contractions insupportables et spasmodiques, des dorsalgies et une hypersensibilité au bruit ; *Cimicifuga* 5 CH en cas de contractions vives, impression de contusion, agitation, irritabilité et frissons ; *Coffea* 5 CH pour des douleurs lombaires vives et une forte envie de pousser alors que le col n'est pas dilaté ; *Secale cornutum* 5 CH en cas de contractions douloureuses, mais irrégulières et inefficaces.
- **Aromathérapie** Massez-vous avec des huiles essentielles diluées dans une base huileuse : lavande, sauge sclarée (sur avis d'un thérapeute) ou camomille pour des douleurs lombaires ; lavande, sauge sclarée, jasmin ou rose pour favoriser les contractions. Mettez sur la paume une goutte d'HE de citron, tilleul ou pamplemousse pour rafraîchir et revitaliser ; d'encens en cas d'hystérie.

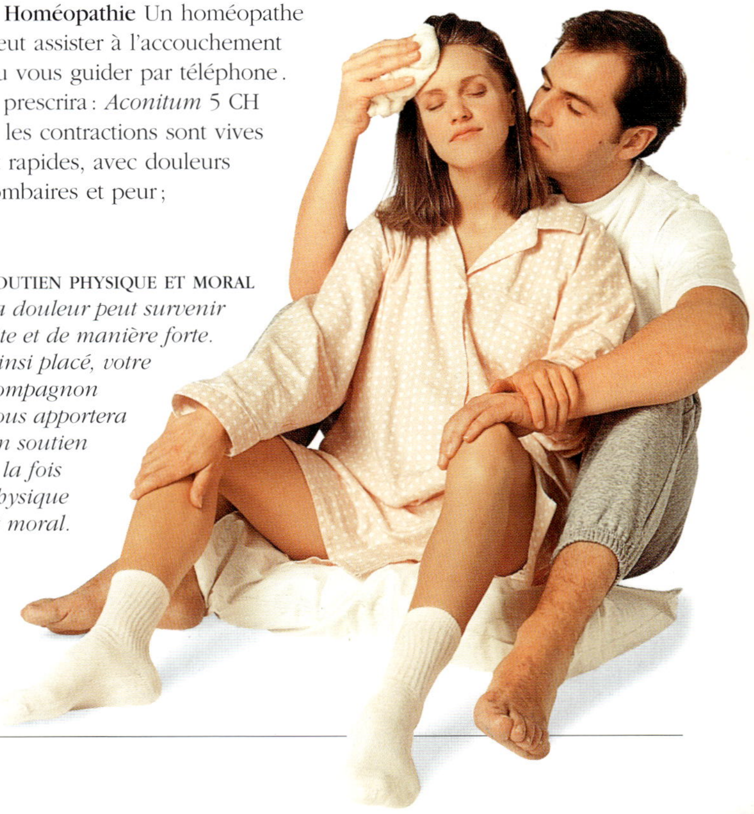

Soutien physique et moral
La douleur peut survenir vite et de manière forte. Ainsi placé, votre compagnon vous apportera un soutien à la fois physique et moral.

Accouchement : phase 1

VOUS SEREZ MIEUX PRÉPARÉE à l'accouchement si vous êtes familiarisée avec les différentes phases du travail. Cela sera également très utile lorsque l'heure sera venue, surtout si vous appréhendez, voire redoutez, ce moment. En outre, de nombreux remèdes naturels vous apporteront une aide précieuse.

POINTS FORTS

Restez debout le plus possible

Reposez-vous entre les contractions

Buvez beaucoup

Pensez à la respiration

DÉROULEMENT

Pour un premier accouchement, la longueur de cette phase varie entre 12 et 14 heures (elle diminue pour les grossesses ultérieures). Le col s'ouvre peu à peu : il se dilate de 10 cm, soit environ 1 cm par heure. L'enfant commence sa descente dans le bassin en tournant son visage vers votre dos.

RÔLE DE LA SAGE-FEMME

La sage-femme surveille à la fois la mère et l'enfant, pour vérifier que tout se passe bien, en procédant à divers examens : palpation du ventre pour voir dans quelle position se trouve le bébé et jusqu'à quel stade sa tête est engagée ; prise de la température, du pouls, de la tension artérielle ; recherche d'un éventuel gonflement des chevilles ; écoute des battements du cœur du bébé, qui doivent être puissants et réguliers (110 à 150 battements par minute). Elle vous placera sous monitoring pour surveiller vos contractions et les battements du cœur du bébé. Elle surveillera également la dilatation du col de l'utérus toutes les 4 ou 5 heures.

POSITION DU BÉBÉ

La manière dont le bébé est positionné en fin de grossesse influera beaucoup sur le déroulement de l'accouchement. L'idéal est une présentation occipito-iliaque antérieure du sommet (tête en bas, son dos contre votre ventre), mais on constate aujourd'hui de nombreux cas où cette présentation est postérieure (son dos contre le vôtre), conséquence probable du mode de vie sédentaire. Le bébé va donc devoir se retourner pendant le travail, qui risque de durer plus longtemps (*voir p. 107* Mieux vivre les contractions). Pour aider le bébé à bien se placer dans les dernières semaines de la grossesse : évitez de vous asseoir en tailleur ; mettez-vous debout contre un mur, penchez-vous en avant pendant 10 à 20 minutes, deux fois par jour, durant les six dernières semaines ; évitez les positions allongées ; faites de la natation et du yoga.

PHASE DE LATENCE

Lorsque le col se dilate des quatre premiers centimètres, essayez de garder votre énergie tout en restant active, utilisez la gravité pour aider la tête du bébé à descendre et à appuyer sur le col, et laissez venir les contractions. Si vous avez mal au dos,

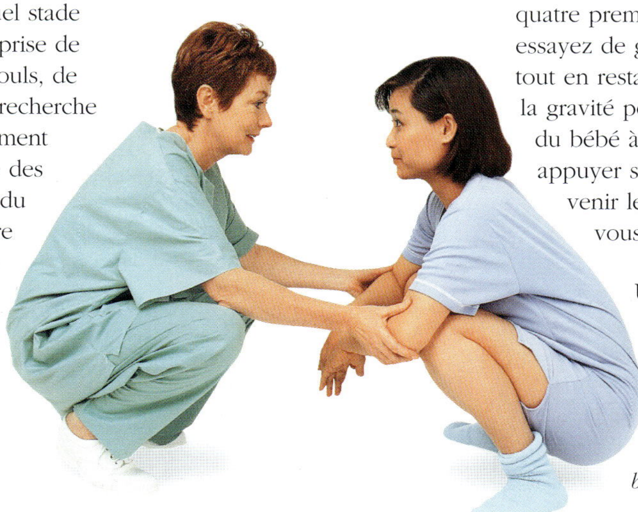

UNE BONNE POSITION *Votre sage-femme vous aidera à vous détendre dans une position qui favorisera le travail et une bonne respiration.*

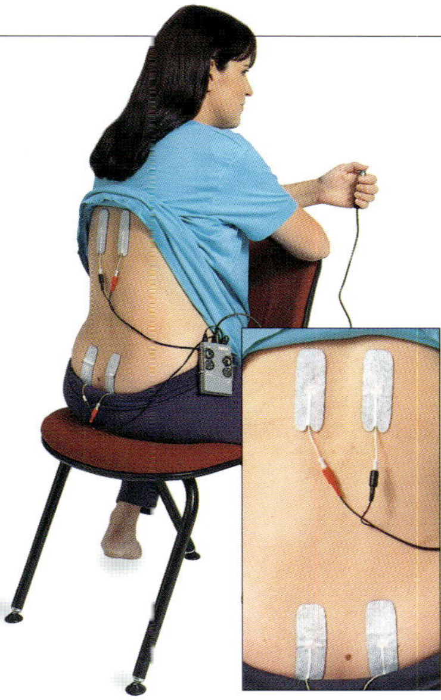

NEUROSTIMULATEUR
Les électrodes sont placées dans le dos, sur les points qui bloquent les messages de douleur.

mettez-vous à quatre pattes et demandez à votre compagnon de vous masser le dos. Cette position facilitera l'ouverture du bassin. Vous pouvez également balancer le bassin. Adaptez votre respiration : lente pour rester calme, plus rapide quand votre corps a besoin d'oxygène.

TRAVAIL ACTIF

Lorsque le travail a bien débuté, les contractions vont s'accélérer pour se produire toutes les 2 ou 3 minutes pendant 45 à 60 secondes, tout en devenant plus fortes et plus intenses. Le col se dilate alors de 4 cm à 8 cm. C'est le moment idéal de vous plonger dans une baignoire. Vous aurez besoin de vous reposer entre les contractions et de trouver la position la plus confortable possible avec l'aide d'une sage-femme, d'une infirmière ou de votre compagnon, grâce à des coussins et à des oreillers. Le soutien de votre compagnon sera capital. Vous n'aurez pas faim mais soif. Vous aurez peut-être envie de calme, sans vouloir parler à qui que ce soit. Votre compagnon doit être averti que vous ne voulez ni bruit ni perturbation. Contre la douleur, vous pouvez essayer les remèdes suivants.

- Utilisez un neurostimulateur (TENS pour Transcutaneous Electrical Nerve Stimulation, c'est-à-dire neurostimulateur électrique transcutané). Des électrodes sont placées sur des points spécifiques du dos. L'envoi d'un courant électrique empêche le retour au cerveau des signaux de douleur émis par l'utérus et le col. Cet appareil s'achète ou se loue.
- Essayez d'identifier l'origine de la douleur, ainsi que la nature de problèmes éventuels, comme des contractions lentes et inefficaces, afin de recourir au remède le mieux adapté *(voir p. 102-103)*.
- Prenez Rescue Remedy® *(voir p. 154)* ou muscade en cas de peur, voire de panique.
- Étalez dans la paume de la main une goutte d'HE de lavande, encens, mandarine ou camomille, dont l'odeur soulagera l'anxiété ou le stress.
- En cas de nausées, respirez de l'huile essentielle de menthe.
- Prenez *Pulsatilla* 5 CH (toutes les 20 minutes, jusqu'à sept prises) si vous avez envie de pleurer, n'arrêtez pas de vous excuser et êtes d'humeur changeante.
- Essayez de maintenir votre bassin en position penchée vers l'avant pour encourager le bébé à adopter la meilleure position pour sortir, sans vous opposer aux contractions *(voir ci-contre, ci-dessous et p. 74-75)*.

TRANSITION

C'est souvent le moment le plus délicat : le col se dilate à 10 cm. La phase d'ouverture prend fin. Il faut pousser à présent. Les contractions sont alors les plus fortes. Elles surviennent toutes les 1 à 3 minutes et demie, et durent de 45 à 90 secondes. Il est difficile de ne pas perdre le contrôle. Vous souffrirez peut-être de nausées, de frissons, d'irritabilité, d'anxiété. Prenez Rescue Remedy® et étoile de Bethléem si vous faites de gros efforts. Certaines femmes préfèrent alors sortir de l'eau.

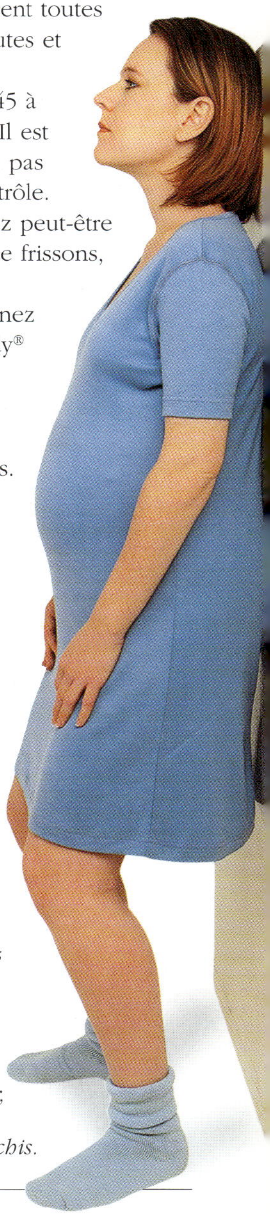

RESTER DEBOUT
La position debout aide la tête du bébé à descendre et facilite les contractions. Appuyez-vous contre un mur, les genoux légèrement fléchis.

Accouchement : phase 2

C'EST LA PHASE DURANT LAQUELLE la dilatation complète du col permet la sortie du bébé. Elle dure en moyenne une heure lors d'une première grossesse, moins pour les suivantes. Vous aurez un regain d'énergie et ferez le maximum pour permettre au bébé de descendre par le canal pelvi-génital.

POINTS FORTS

Prenez votre temps, et reposez-vous entre les poussées

Demandez à votre compagnon de vous essuyer le visage et le cou

Sucez des glaçons

VOS IMPRESSIONS

La phase de transition provoque un afflux d'endorphines, puis le besoin de pousser déclenche la deuxième phase. Vous vous sentirez plus calme, volontaire et concentrée. Trouvez une position confortable. Essayez de vous accroupir, de vous mettre à quatre pattes, de vous appuyer sur un gros coussin ou de vous agenouiller sur un lit. Lorsque le col est entièrement dilaté, la douleur ressemble à des crampes ou à une sensation de brûlure. Les contractions sont plus courtes et éloignées les unes des autres. La poche des eaux va se rompre si ce n'est déjà fait. L'envie de pousser est de plus en plus forte. Écoutez votre corps et faites ce qu'il vous demande.

LES REMÈDES NATURELS

Ils peuvent s'avérer très utiles durant cette phase.

- Massez doucement le point 21 VB, en haut de l'épaule près du cou, ou le point 4 F, entre le pouce et l'index, pour stimuler des contractions trop rares ou trop espacées.

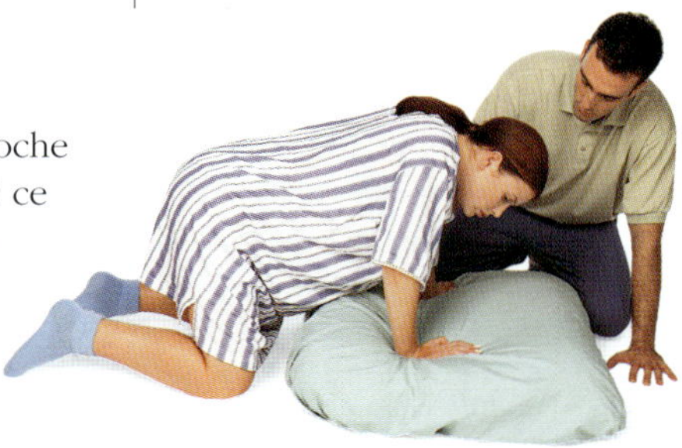

SE METTRE À QUATRE PATTES
Cette position est moins fatigante que les autres. Gardez le dos droit et détendez-vous sur le coussin entre deux contractions.

- Homéopathie : *Coffea* 5 CH si vous êtes désespérée, sans envie de pousser ; *Kalium carbonicum* 5 CH si la dilatation a cessé ; *Secale* 5 CH si vous voulez pousser, mais souffrez trop.
- Élixirs floraux : armoise favorise l'expulsion ; Formule cinq fleurs aide à rester calme et concentrée ; noyer permet de mieux s'adapter aux changements physiques rapides.
- Les huiles essentielles de citron, tilleul, pamplemousse, mandarine, jasmin ou rose – en vaporisation ou en massage – vous remonteront le moral.

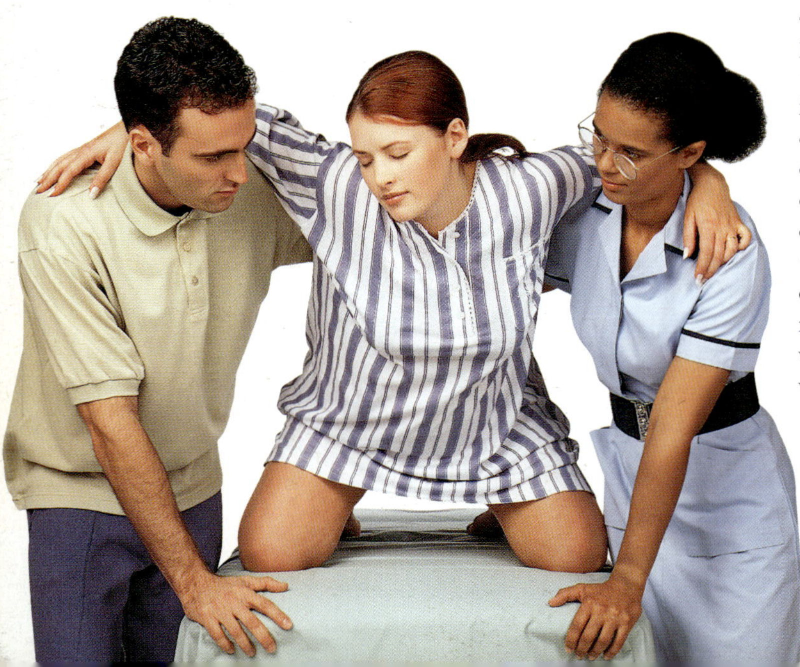

POSITION DE DÉLIVRANCE
À genoux, soutenue par une sage-femme ou une infirmière, et votre compagnon, vous pousserez plus facilement.

Accouchement : phase 3

CETTE DERNIÈRE PHASE, qui dure environ 30 minutes, fait suite à l'expulsion. Le placenta va se décoller pour être évacué avec des membranes, mais vos pensées seront accaparées par votre nouveau-né. Vous vous sentirez sans doute euphorique et désireuse d'établir un lien puissant avec votre bébé en lui donnant le sein.

POINTS FORTS

Voyez avec la sage-femme ou une infirmière comment agir avec le bébé

*

Évitez de prendre froid

*

Dès que possible, passez du temps seule avec le bébé et son père

LA NAISSANCE

Au moment où le bébé vient au monde, le médecin ou la sage-femme surveillera sa sortie pour éviter, si possible, une déchirure du périnée. Une fois la tête dehors, les épaules et le reste du corps suivront rapidement. Lorsque son épaule se présente, on vous fera peut-être une injection d'ocytocine pour aider l'utérus à se contracter et à décoller rapidement le placenta, tout en prévenant un risque d'hémorragie (c'est ce qu'on appelle l'attitude thérapeutique active de la troisième phase). Il existe un risque mineur d'effets secondaires pour vous et pour l'enfant. Parlez-en au préalable avec votre sage-femme afin de décider si vous l'acceptez ou non. Toutefois, votre attention sera, désormais, entièrement tournée vers votre nouveau-né et vous garderez peu de souvenirs de cette phase. Les endorphines produites lors de la naissance induisent un état d'euphorie et renforcent votre besoin d'établir un lien avec votre bébé. Vous serez sans doute au comble du bonheur et n'aurez qu'une envie : lui donner le sein.

LES REMÈDES NATURELS

Ils ont plusieurs indications après la naissance.

- Si le placenta tarde à se décoller, massez le point 4 VC au bas du ventre, 67 V sur le dernier orteil ou 21 VB dans la «fosse» de l'épaule. Vous pouvez aussi vous masser le ventre avec de l'huile essentielle de sauge, prendre *Caulophyllum* 5 CH ou l'élixir floral armoise pour stimuler les contractions utérines.
- Pour traiter l'état de choc, les tissus meurtris, tuméfactions et hématomes : *Arnica* 5 CH. Également pour l'état de choc : *Aconitum* 5 CH, Rescue Remedy® *(voir p. 154)*, Formule cinq fleurs.

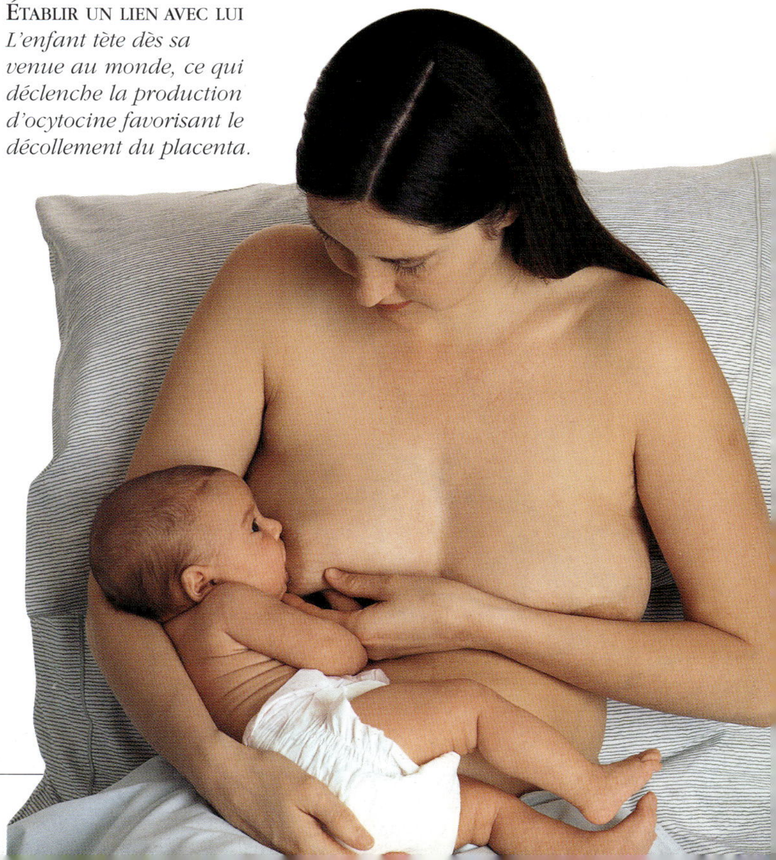

ÉTABLIR UN LIEN AVEC LUI
L'enfant tète dès sa venue au monde, ce qui déclenche la production d'ocytocine favorisant le décollement du placenta.

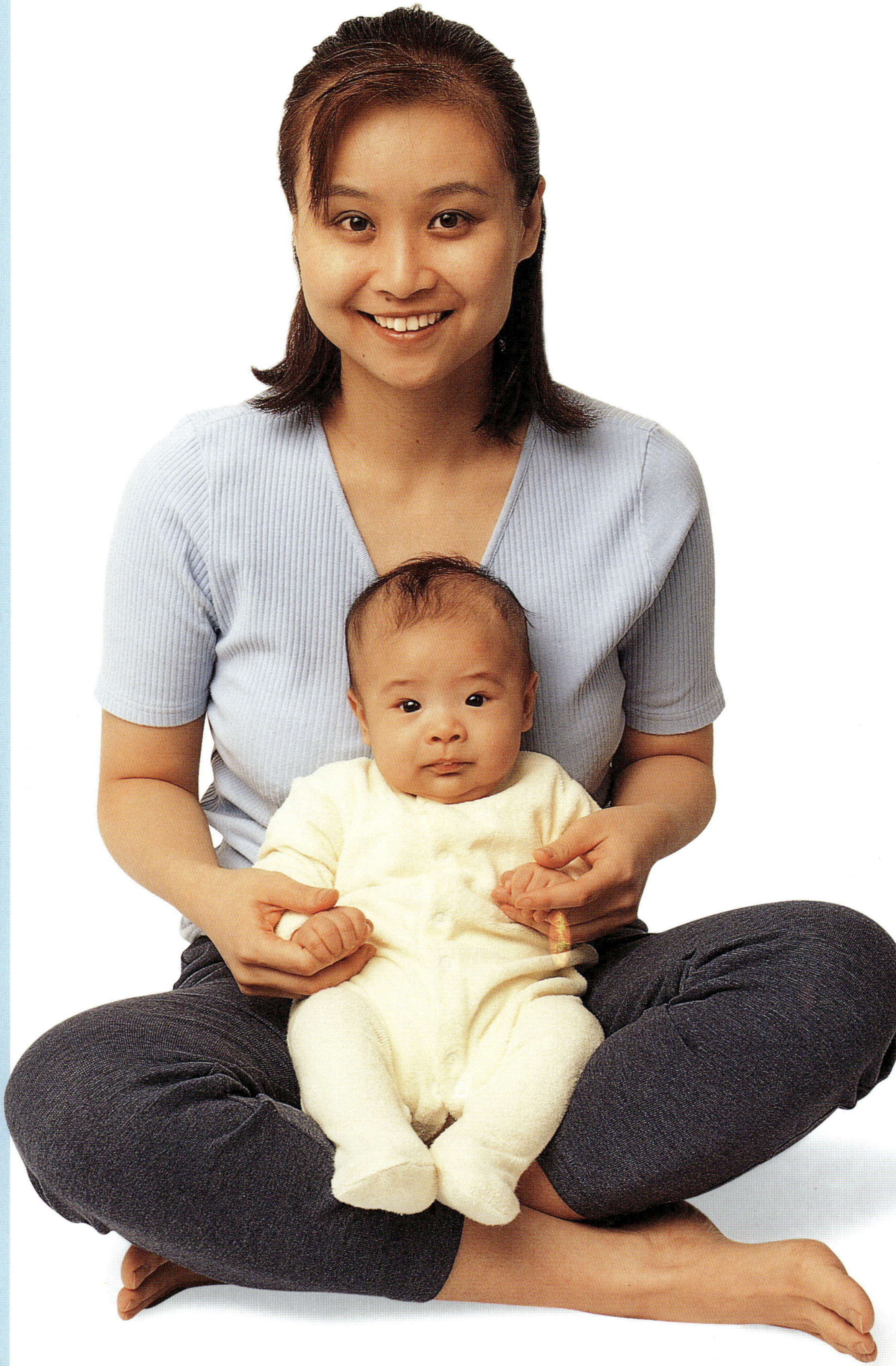

Les quatre semaines qui suivent la naissance constituent les « suites de couches » ou « puerpéralité » (la période qui appartient à l'enfant). C'est la phase durant laquelle les organes génitaux reviennent à leur état d'avant la grossesse et, surtout, où vous allez vous adapter à la présence d'un nouvel être dans votre vie et celle de votre famille. Ce

La période postnatale

chapitre aborde les changements qui adviennent au jour le jour et vous conseille sur la diététique, l'activité physique et les moyens d'aider votre corps à se rétablir rapidement. Il vous explique également comment résoudre simplement les problèmes que vous pouvez rencontrer, tels qu'une difficulté à allaiter.

Sa croissance jour après jour

VOUS VOUS SENTEZ EUPHORIQUE ET SOULAGÉE, l'accouchement est passé et votre bébé se porte bien. Votre corps va connaître de grands changements durant les prochains jours. Maintenant, vous êtes maman et des adaptations vont s'imposer à tous les niveaux.

POINTS FORTS

Reposez-vous

Buvez beaucoup

Mangez des aliments riches en zinc, en fer et en vitamine C pour récupérer

Prenez du temps pour vous et votre bébé

Ménagez-vous

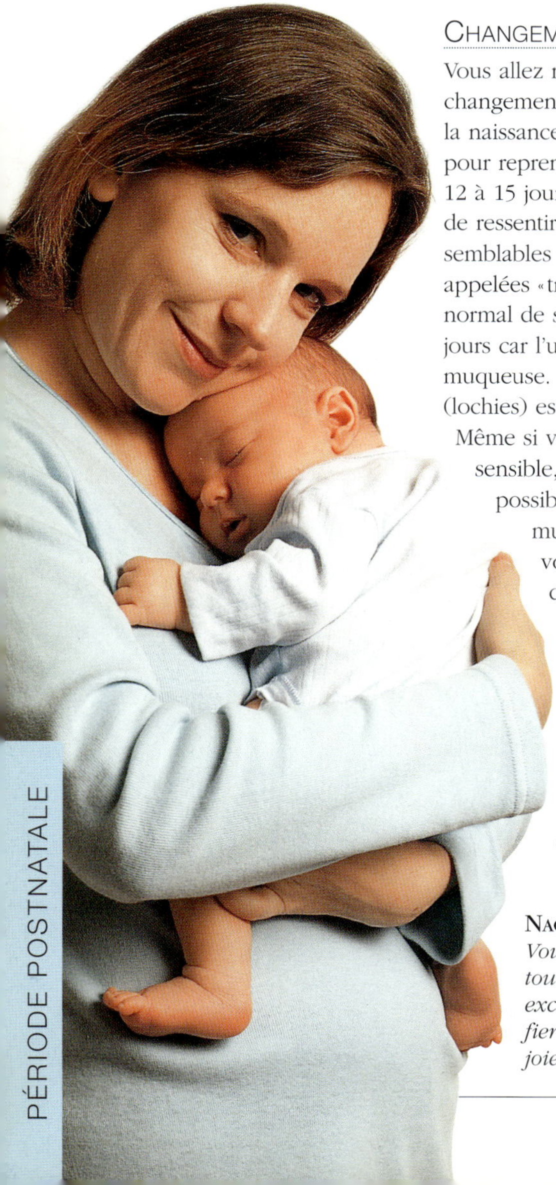

NAGER DANS LA JOIE
Vous allez être en proie à toutes sortes d'émotions : excitation, euphorie, fierté, admiration, joie et soulagement.

CHANGEMENTS PHYSIQUES

Vous allez noter de nombreux changements les jours suivant la naissance. L'utérus se contracte pour reprendre sa taille en 12 à 15 jours. Vous risquez de ressentir quelques douleurs semblables à celles des règles, appelées « tranchées ». Il est normal de saigner les premiers jours car l'utérus évacue sa muqueuse. Cet écoulement (lochies) est très rouge au début. Même si votre périnée reste sensible, reprenez dès que possible les exercices de musculation. Votre volume sanguin va diminuer et vous allez uriner plus qu'à l'accoutumée. Les seins donnent en premier du colostrum. Que vous ayez ou non décidé d'allaiter, la montée de lait survient au troisième jour. Sur le plan émotionnel, la joie sera parfois tempérée par de l'appréhension quant à votre bébé et à vos nouvelles responsabilités. De plus, comme vous êtes fatiguée et mal dans votre corps, votre humeur risque d'être instable.

RETOUR À LA VIE ACTIVE

Le temps de séjour moyen à la maternité est de trois ou quatre jours. N'en faites pas trop au début, débranchez le téléphone, limitez le nombre des visites et réservez du temps pour vous et votre nouveau-né. Sans la présence de la sage-femme ou de l'infirmière, vous serez peut-être désemparée – mais cela ne durera pas. Préparez-vous à l'idée de devoir vous lever la nuit. Le « baby-blues », qui concerne 80 % des femmes, survient généralement vers le quatrième jour. Allez vous promener à partir du sixième jour. À la fin de la première semaine, l'épisiotomie sera cicatrisée, les contractions auront cessé, les mamelons seront habitués aux tétées, si vous allaitez, et vous aurez établi avec le bébé un rapport fusionnel.

LA PREMIÈRE SEMAINE

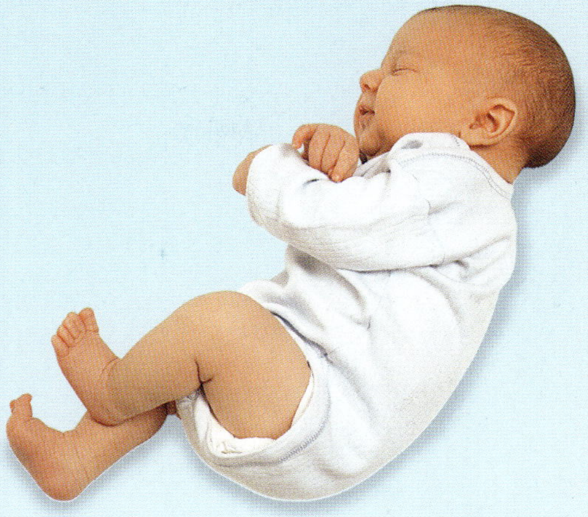

1

1er JOUR À la naissance, il subit des tests pour vérifier que tout va bien. Une peau rose révèle une bonne respiration ; les pulsations indiquent la force et la régularité des battements de son cœur ; ses cris et ses expressions prouvent sa vivacité ; son tonus montre la santé de ses muscles. Le médecin ou la sage-femme vérifie aussi les traits de son visage, les proportions de son corps, sa colonne vertébrale, ses jambes, ses doigts et orteils, son anus ; note son périmètre crânien et thoracique, sa taille, son poids et sa température.

2

2e JOUR Des tests plus approfondis sont pratiqués : examen de la tête, du cou et des organes génitaux ; auscultation du cœur et des poumons ; étude des bras et des mains pour le tonus et la mobilité ; palpation du ventre pour vérifier le foie et la rate ; mouvements des hanches, jambes et pieds à la recherche d'une luxation ; état neuromusculaire.

3

3e JOUR Il reçoit par sa mère du colostrum, riche en eau, en protéines, en sucre, en vitamines, en sels minéraux et en anticorps. Il met 2 heures pour digérer une tétée, puis a de nouveau faim. D'après des études, les bébés nourris à la demande prendraient plus rapidement du poids que ceux nourris toutes les 3 ou 4 heures.

4

4e JOUR Un nouveau-né semble fragile, mais il est en fait très résistant. Il a besoin d'être cajolé, le contact peau contre peau stimule les sens du toucher et de l'odorat. D'après des études, plus les contacts physiques sont nombreux, plus il sera épanoui et en bonne santé. Un bébé pleure s'il se sent seul et abandonné. Il aime être porté dans les bras et s'y sent en confiance (pensez à soutenir sa tête pendant plusieurs semaines).

5

5e JOUR L'ouïe, la vue, l'odorat et le goût sont à présent bien développés. Votre bébé vous reconnaîtra bientôt à l'odeur et, d'ici quelques semaines, à la vue. Il vous dévisagera s'il est près de vous. Il possède quelques réflexes : ses doigts saisissent un objet mis dans la paume de sa main ; il fait des mouvements de marche ; si l'on caresse sa joue, il tourne la tête ou cherche le mamelon ; s'il est surpris, il réagit en mettant les bras en croix (réflexe de Moro). Tous les bébés ont des réflexes innés de succion et de déglutition.

6

6e JOUR Il sait communiquer dès sa naissance – pleurer étant la méthode la plus simple. Il existe toutes sortes de pleurs : de faim, de solitude, de gêne, de fatigue... Il réagit à la voix et au visage de ses parents en bougeant la bouche comme un poisson et, parfois, en sortant la langue, en respirant différemment ou en agitant ses membres.

7

7e JOUR Dernier délai pour pratiquer le test de Guthrie : quelques gouttes de sang lui sont prélevées au talon pour dépister un éventuel dysfonctionnement de la thyroïde ou une maladie rare à l'origine de retard mental, la phénylcétonurie. Il dort jusqu'à 16 heures par jour et ne fait pas la différence entre le jour et la nuit.

Nourrir la mère et l'enfant

VOTRE ALIMENTATION doit demeurer tout aussi équilibrée et nutritive que pendant la grossesse, car votre corps continue d'être sollicité — surtout si vous allaitez, auquel cas vous devez apporter à votre bébé de nombreux éléments nutritifs. Cela vous aidera en outre à récupérer plus vite.

POINTS FORTS

Planifiez des menus pour gagner du temps et manger de manière équilibrée

Buvez beaucoup si vous allaitez

Continuez de privilégier les aliments « bons pour le cerveau »

PREMIÈRES SEMAINES

Les semaines qui suivent l'accouchement sont parfois difficiles : si vous avez subi une césarienne ou une épisiotomie (il faut alors surveiller la cicatrisation) ou encore si vous devez vous lever la nuit parce que l'enfant a faim. Vous devez faire face à vos nouvelles responsabilités envers ce petit être. Et il sera peut-être bien difficile, dans un tel contexte, de trouver le temps de préparer des repas équilibrés. Nous vous conseillons de prévoir, en fin de grossesse, deux semaines de menus en vue de votre retour et, si possible, de préparer des plats et de les congeler.

BIENFAITS DU LAIT MATERNEL

Le lait maternel contient des protéines, des glucides, des acides gras essentiels, des sels minéraux, des enzymes, des vitamines et des hormones – dans des proportions idéales pour le système digestif d'un nouveau-né. Le lait de la mère est également riche en anticorps qui soutiennent le système immunitaire encore immature du bébé et le protègent contre le risque d'allergies. Le colostrum produit durant les trois premiers jours qui suivent l'accouchement est le meilleur aliment qui soit. Il semblerait que les bébés nourris au sein souffrent moins de pathologies comme la schizophrénie ou l'hyperactivité. Ils connaîtraient également, par la suite, un meilleur développement intellectuel – peut-être en raison de la richesse du lait maternel en acides gras essentiels, indispensables à la croissance du cerveau durant les tout premiers mois.

ALIMENTS CLÉS

Si vous allaitez, buvez beaucoup d'eau, car vous perdez chaque jour jusqu'à 700 ml de liquide. Vous devez également veiller à ne pas manquer de nutriments essentiels.

PRINCIPES D'UN RÉGIME QUOTIDIEN ÉQUILIBRÉ

- 7 portions de céréales
- 6 portions de légumes
- 4 portions de fruits, dont 2 riches en vitamine C
- 3 portions de viande maigre, de poisson ou de légumes secs
- 3 portions d'aliments riches en calcium
- 1 portion d'aliments riches en magnésium

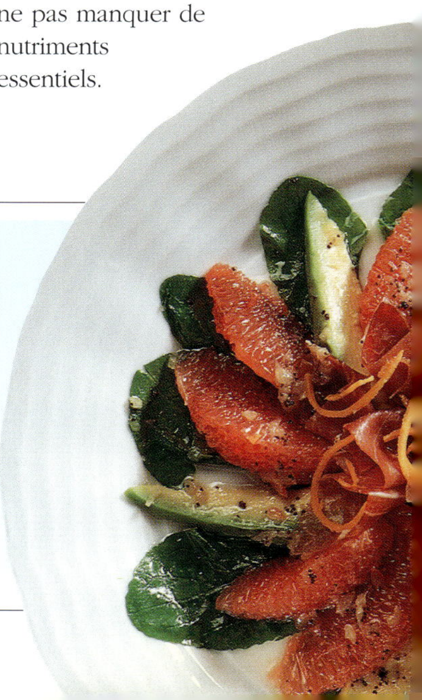

SALADE À L'AVOCAT *Avocat, jambon de Parme, roquette et pamplemousse assaisonnés d'une vinaigrette au miel et aux graines de pavot constituent une salade nutritive.*

- Vitamine A, pour renforcer le système immunitaire du bébé et le développement de la vue, de l'ouïe et du goût. Sources : abricots, carottes, épinards, brocolis, poissons gras, œufs, beurre et fromage.
- Vitamines B, pour la montée de lait et une glycémie stable. Sources : viande, volaille, légumes frais et secs, œufs, lait, noix et céréales complètes ; sans oublier l'acide folique pour la formation des globules rouges et le fonctionnement du système nerveux, sources : brocolis, épinards, germes de blé, graines et noix.
- Vitamine C, pour la formation des vaisseaux, du collagène et du tissu conjonctif nécessaire à la cicatrisation, pour renforcer le système immunitaire et améliorer l'absorption de fer. Sources agrumes, cassis, tomates, poivrons et légumes à feuilles vertes.
- Vitamine D pour faciliter l'absorption du calcium et la solidité des os.Sources: lait, œufs, poissons gras et riz complet.
- Vitamine E, pour son rôle protecteur antioxydant, le développement du système nerveux et une bonne cicatrisation. Sources : avocat, noix, graines, olives, mûres et riz complet.
- Vitamine K, pour la coagulation du sang (le bébé ne peut pas encore la synthétiser). Sources : légumes à feuilles vertes, chou-fleur et avocat.
- Calcium, pour compenser les pertes dues à l'allaitement. Sources : yaourt, lait, noix, légumes secs et céréales complètes.
- Fer, pour la synthèse de l'hémoglobine et la lutte contre les infections (surtout si vous avez perdu beaucoup de sang). Sources : viande, volaille, poissons gras, fruits secs et légumes à feuilles vertes.
- Zinc, pour la cicatrisation, la production hormonale et la prévention de l'état dépressif. Le cuivre, qui inhibe le zinc, augmente durant la grossesse pour atteindre son maximum après l'accouchement : vous et votre bébé serez donc probablement carencés en zinc (le placenta est une source exceptionnelle de zinc, c'est pourquoi les femelles le mangent généralement après avoir mis bas). Sources : viande rouge, volaille, fruits de mer, œufs, fromage et cacahuètes.
- DHA, vital pour le bon développement du cerveau. Les bébés allaités auraient des taux supérieurs à ceux nourris au biberon. Toutefois, le lait maternel renferme aujourd'hui 35% de DHA en moins qu'il y a 15 ans. Cela serait dû entre autres à une baisse de la consommation de poissons gras.

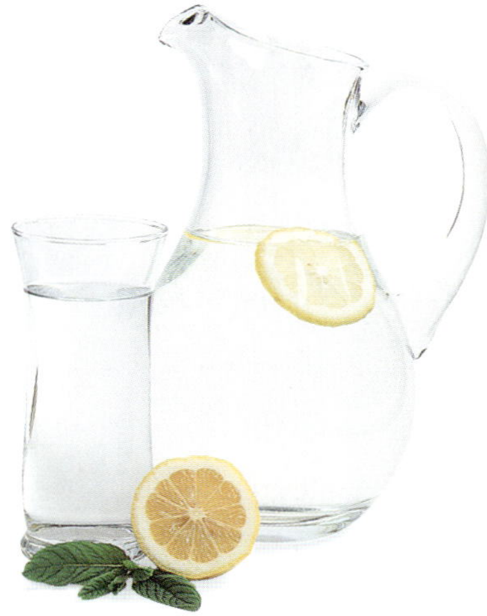

De l'eau à volonté
Buvez beaucoup d'eau tout au long de la journée, si vous allaitez, pour compenser la perte en liquides.

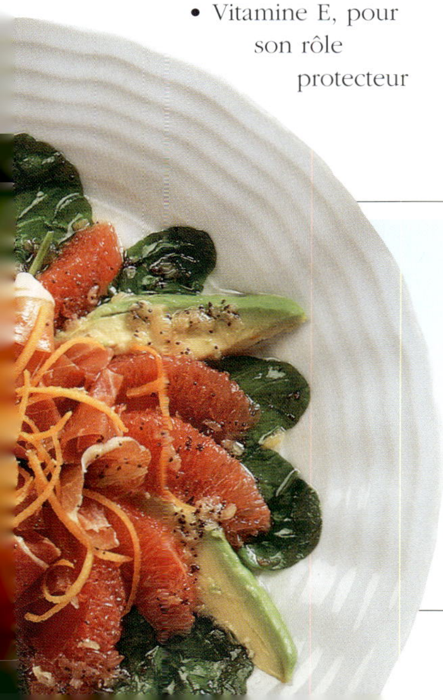

Suggestion de menus

Petit déjeuner
Muesli avec du lait, des graines de tournesol, des noix du Brésil, des germes de blé et des abricots

Collation du matin
Crackers à l'avoine et sardines

Repas de midi
Pâtes complètes aux épinards et au fromage ; salade de fruits tropicaux (mangue et papaye)

Collation
Yaourt avec banane, germes de blé et graines de sésame

Dîner
Ragoût de poulet aux poivrons, petits pois, patates douces et pois chiches

Collation du soir
Pain complet et beurre

Gymnastique postnatale

VOUS VOUS DEMANDEZ quand vous pourrez vous remettre à faire du sport. La réponse dépend de votre forme et du déroulement de l'accouchement – s'il a été long et épuisant, si vous avez subi une césarienne ou une épisiotomie... Dans tous les cas, donnez à votre corps le temps de récupérer avant toute activité physique intensive.

POINTS FORTS

Pas d'exercices intensifs tant que les saignements n'ont pas cessé

Pas de gymnastique si vous êtes très fatiguée

Si vous avez eu une césarienne, pas d'exercices sans avis médical

RÈGLES DE BASE

Continuez à respecter les précautions à prendre durant la grossesse *(voir p. 18-19)*. Prenez toujours le temps de bien vous échauffer et ne négligez pas la phase finale de retour au calme *(voir p. 32)*. Après l'accouchement, l'utérus va se contracter pour reprendre sa taille initiale mais, au début, votre ventre est distendu. Vous vous demandez si vous allez retrouver une taille fine et un ventre plat. La bonne nouvelle est que vous pouvez commencer à muscler vos abdominaux, en douceur, dès que vous vous en sentez capable. Mais, surtout, faites des exercices pour tonifier votre périnée *(voir p. 75)*.

COMMENCER EN DOUCEUR

Remuscler le ventre constitue incontestablement la priorité de toute jeune maman. Après un accouchement sans problème, la sage-femme vérifiera que votre utérus reprend peu à peu sa place. C'est elle qui vous dira si tout est normal – auquel cas vous pourrez commencer à faire des bascules du bassin et des contractions abdominales statiques *(voir p. 50-51)* avant de sortir de la maternité. Ce sont des exercices excellents, à pratiquer tous les jours, pour se remuscler en douceur – assise, debout ou à quatre pattes. Si vous avez subi une césarienne *(voir p. 126-127)*, on vous incitera à quitter votre lit au plus tôt et vous pourrez, vous aussi, commencer très doucement à faire ces abdominaux. Mais il est indispensable que vous ayez l'accord de l'équipe médicale (c'est contre-indiqué si la cicatrisation est lente ou en cas d'infection).

L'ÉTAPE SUIVANTE

Demandez l'avis d'une sage-femme ou d'un kinésithérapeute avant d'envisager une pratique plus sportive. Il faut attendre que l'espace entre les deux faisceaux musculaires du périnée ait moins de deux doigts de large avant d'aborder les exercices de musculation abdominale classiques.

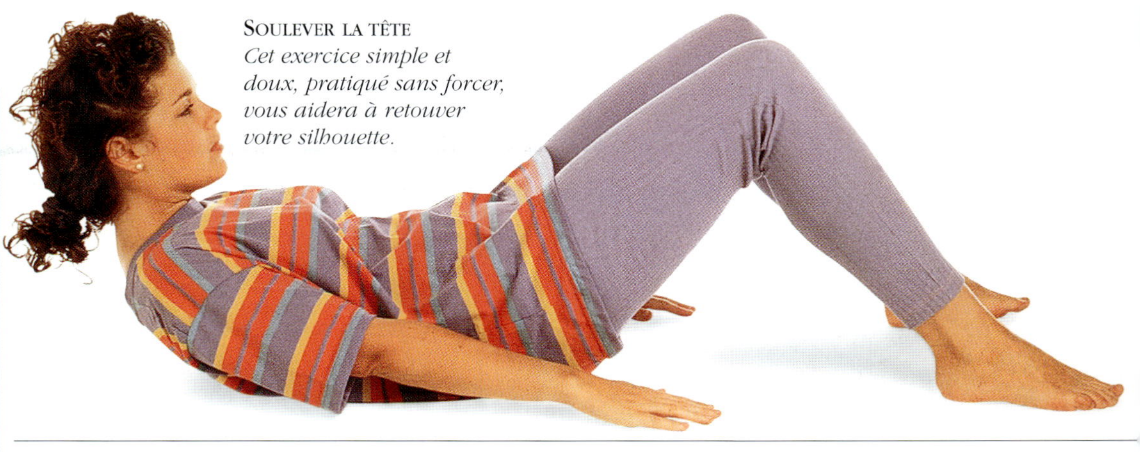

SOULEVER LA TÊTE
Cet exercice simple et doux, pratiqué sans forcer, vous aidera à retouver votre silhouette.

Travailler les obliques

ALLONGEZ-VOUS SUR LE DOS, JAMBES FLÉCHIES, *pieds à plat sur le sol et bras le long du corps. Rentrez le ventre et basculez le bassin. Soulevez la tête et les épaules, et tendez le bras gauche vers la cheville droite. Rallongez-vous lentement et relâchez les abdominaux. Recommencez en changeant de côté. Faites l'ensemble de la séquence dix fois.*

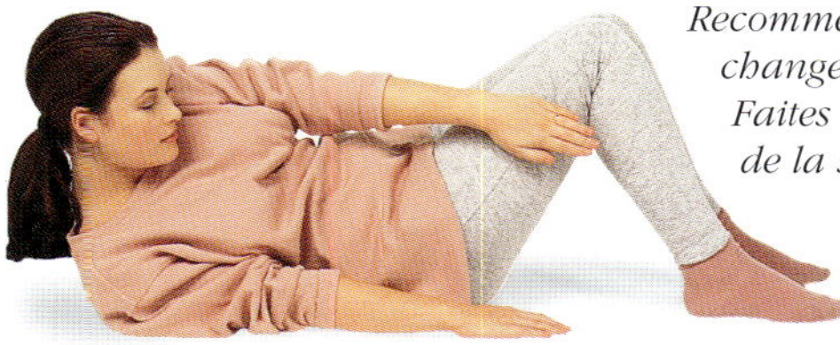

• **Soulever la tête** *(voir p. 118)* Allongez-vous sur le dos (vous pouvez mettre un oreiller sous la tête), genoux fléchis, pieds à plat sur le sol et bras le long du corps, paumes de mains à plat sur le sol. Contractez les abdominaux et les fessiers pour basculer le bassin et plaquer la région lombaire sur le sol, puis soulevez la tête et les épaules. Soufflez quand vous vous levez et inspirez quand vous vous rallongez. Recommencez une dizaine de fois. Faites ensuite une série de dix abdominaux en torsion *(voir ci-dessus)* en expirant quand vous vous levez et en inspirant quand vous vous rallongez.

Autres exercices

Il faut également penser à muscler les autres parties du corps, comme la taille et les jambes, pour éviter les troubles circulatoires *(voir p. 51)* et améliorer votre endurance afin de répondre aux besoins de votre bébé. Les exercices de tonification peuvent inclure des ciseaux latéraux *(voir ci-contre)* et des tractions à genoux.

Vous retrouverez progressivement votre énergie en continuant à pratiquer les exercices que vous faisiez lorsque vous étiez enceinte *(voir p. 33)*, et en augmentant peu à peu leur nombre et leur intensité pour en arriver à votre pratique d'avant la grossesse.

• **Tractions à genoux** Mettez-vous à quatre pattes, les genoux à l'aplomb des hanches et les mains à l'aplomb des épaules, les doigts orientés vers l'avant. Inspirez quand vous pliez les coudes pour amener le menton et la poitrine entre les mains. Gardez le dos bien droit. Tendez les bras en soufflant. Faites une série de huit tractions.

Le retour à la normale

Avoir la même activité physique qu'avant votre grossesse dépend de plusieurs facteurs, dont votre condition physique et votre disponibilité. Ne faites rien si vous vous sentez fatiguée et n'oubliez pas que, si vous n'avez pas le temps d'aller à un cours de gymnastique, pousser une poussette pendant une demi-heure constitue en soi un bon exercice. Remusclez-vous progressivement, sans oublier d'en parler lors de votre dernière visite post-natale.

Ciseaux

1 ALLONGEZ-VOUS SUR LE CÔTÉ, *jambes tendues l'une sur l'autre, une main soutient la tête et l'autre posée devant vous aide à garder l'équilibre.*

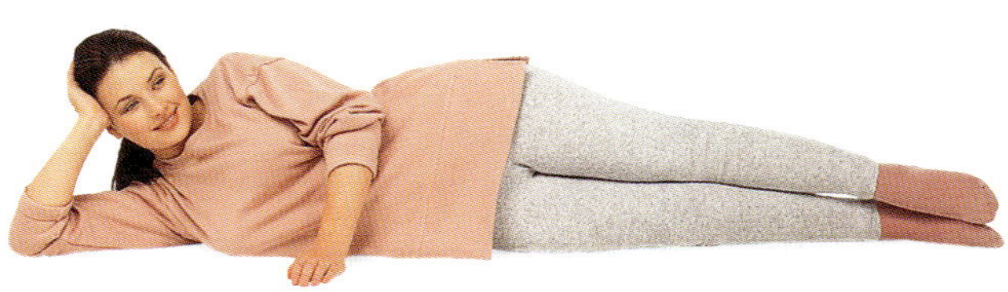

2 LEVEZ LENTEMENT LA JAMBE GAUCHE, *sans à-coups, puis ramenez-la sur la jambe droite. Recommencez 5 à 10 fois, puis changez de côté.*

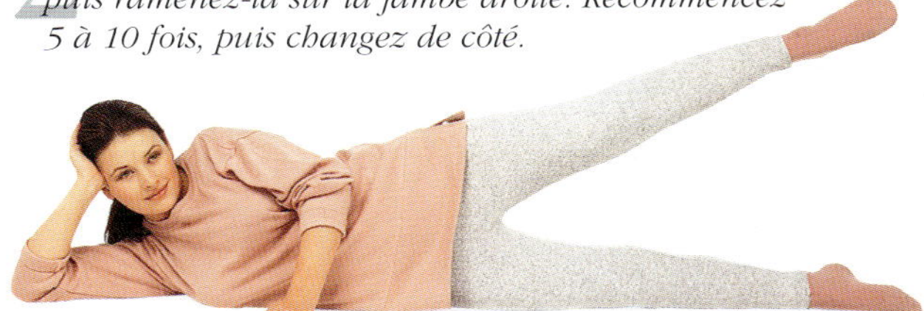

Statégie en cinq points

DANS LE JARGON MÉDICAL, on appelle «puerpéralité» les quatre semaines qui suivent la naissance. C'est la période pendant laquelle les organes génitaux retournent à leur état antérieur à la grossesse et, surtout, celle où vous accueillez ce nouvel être dans votre vie. Voici quelques conseils pour vous aider à assumer cette période.

1 SAVOUREZ L'EXPÉRIENCE

Rires et pleurs, excitation et anxiété, euphorie et épuisement, fierté et poids des responsabilités : vous ressentirez tout cela et plus encore, passant rapidement d'une émotion à une autre. Ces hauts et bas sont le lot de toute naissance. Efforcez-vous donc d'en savourer les meilleurs moments et de profiter pleinement de votre nouveau-né avant que le quotidien et ses contraintes ne reprennent le dessus.

2 REPOSEZ-VOUS ET RÉCUPÉREZ

Votre corps est, à nouveau, en plein bouleversement. Il a besoin d'un temps de récupération. Dormez en même temps que votre bébé et donnez à votre corps tous les moyens de se régénérer. N'oubliez pas que, si vous allaitez, la fatigue nuit à la production de lait. Prenez des remèdes naturels pour éliminer au plus vite ce que votre corps a subi, de la douleur au choc, pour donner la vie.

3 RETOUR PROGRESSIF À LA NORMALE

Ne cherchez pas à trop en faire et acceptez l'aide qu'on vous offre, qu'il s'agisse de faire à manger, des courses ou de prendre vos autres enfants pour quelques heures. Restez en pyjama le plus longtemps possible, après être sortie de la maternité, car dès que vous serez normalement vêtue, vous serez tentée de reprendre une «vie normale». Rappelez-vous que dans les cultures orientales, les femmes qui viennent d'enfanter doivent se reposer 40 jours.

4 SUIVEZ VOTRE INSTINCT

Les premiers jours avec votre bébé peuvent être tendus, surtout si c'est le premier et que vous ne savez pas bien comment vous y prendre. Faites confiance à votre instinct et n'écoutez pas tous les conseils, même s'ils sont bien intentionnés. Il vous sera en revanche utile de demander conseil à une amie qui a des enfants. N'hésitez pas non plus à faire part de vos préoccupations à votre sage-femme ou à une infirmière.

5 MANGEZ BIEN

Une alimentation équilibrée demeure primordiale, surtout si vous allaitez. Vous avez particulièrement besoin de zinc, pour un bon équilibre hormonal et prévenir tout risque de dépression, et de vitamine C pour lutter contre les infections, accélérer la cicatrisation et favoriser l'assimilation du fer. N'oubliez pas de boire beaucoup, de préférence de l'eau, des tisanes ou des jus de fruits additionnés d'eau.

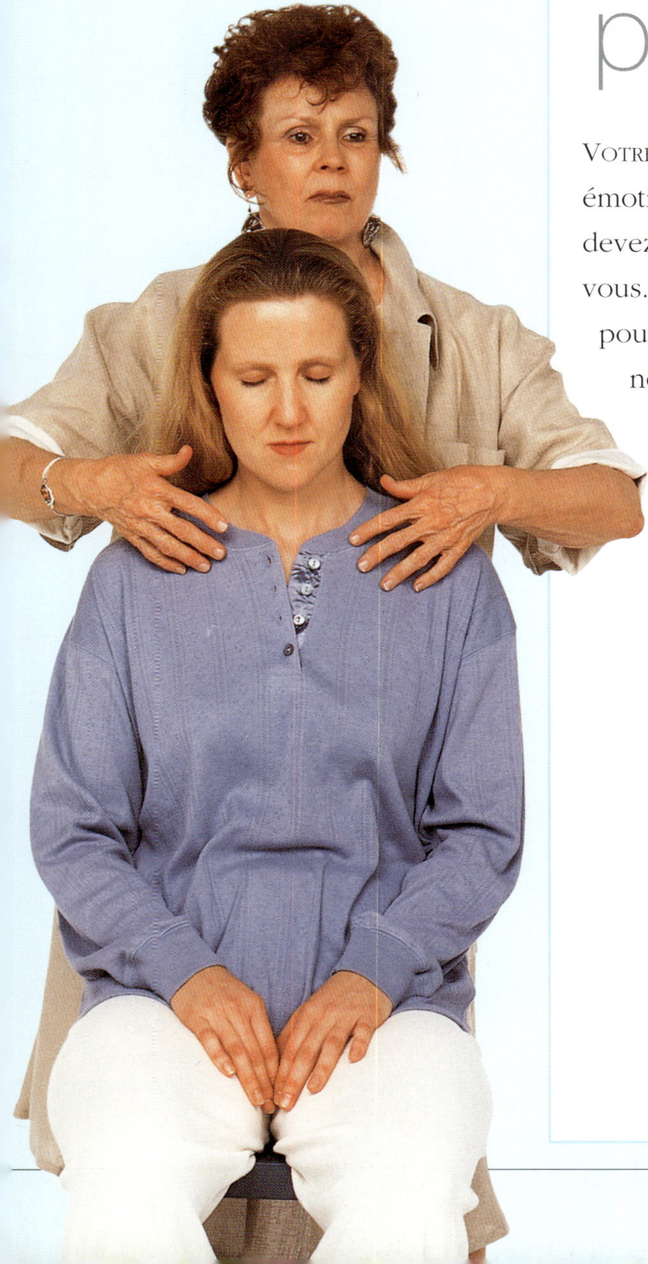

Problèmes courants en période postnatale

VOTRE ENFANT EST NÉ, avec toutes les émotions que cela implique. Vous devez à présent penser également à vous. Vous avez besoin de récupérer pour apprécier pleinement cette nouvelle situation en ayant recours aux remèdes naturels pour régler tout problème éventuel.

Problèmes d'allaitement

LES ANTICORPS DE VOTRE LAIT sont la principale protection du bébé contre les maladies et les allergies. De plus, le colostrum (liquide épais et très nourrissant, produit durant les premiers jours suivant la naissance) passe facilement dans la circulation sanguine du bébé ; il tapisse et protège son tube digestif. L'allaitement est conseillé, mais des problèmes peuvent survenir au début.

PROBLÈMES ÉVENTUELS

Seins douloureux, crevasses

Excès de lait

Lactation insuffisante

Canaux obstrués ou mammite

AROMATHÉRAPIE

Les huiles essentielles (HE) peuvent apaiser **l'engorgement** et la **mammite**. L'engorgement survient lorsqu'une surproduction de lait gonfle trop les seins. Continuez d'allaiter : la douleur et les tensions devraient disparaître en 24 à 36 heures. La mammite, qui peut être à l'origine d'un engorgement, résulte souvent d'une obstruction du canal galactophore ou d'une infection du mamelon. Elle nécessite un traitement classique, mais les remèdes suivants peuvent soulager.

- Pour diminuer **l'engorgement**, mettez quelques gouttes d'huile essentielle de jasmin sur un mouchoir et respirez.
- En cas de **mammite**, prenez toutes les deux heures un bain de pieds chaud auquel vous aurez ajouté quelques gouttes d'huile essentielle d'eucalyptus.

Attention utilisez les huiles essentielles avec parcimonie pour ne pas perturber l'odorat du bébé ; voir aussi p. 153 les HE contre-indiquées.

Voir p. 152 -153 pour de plus amples informations

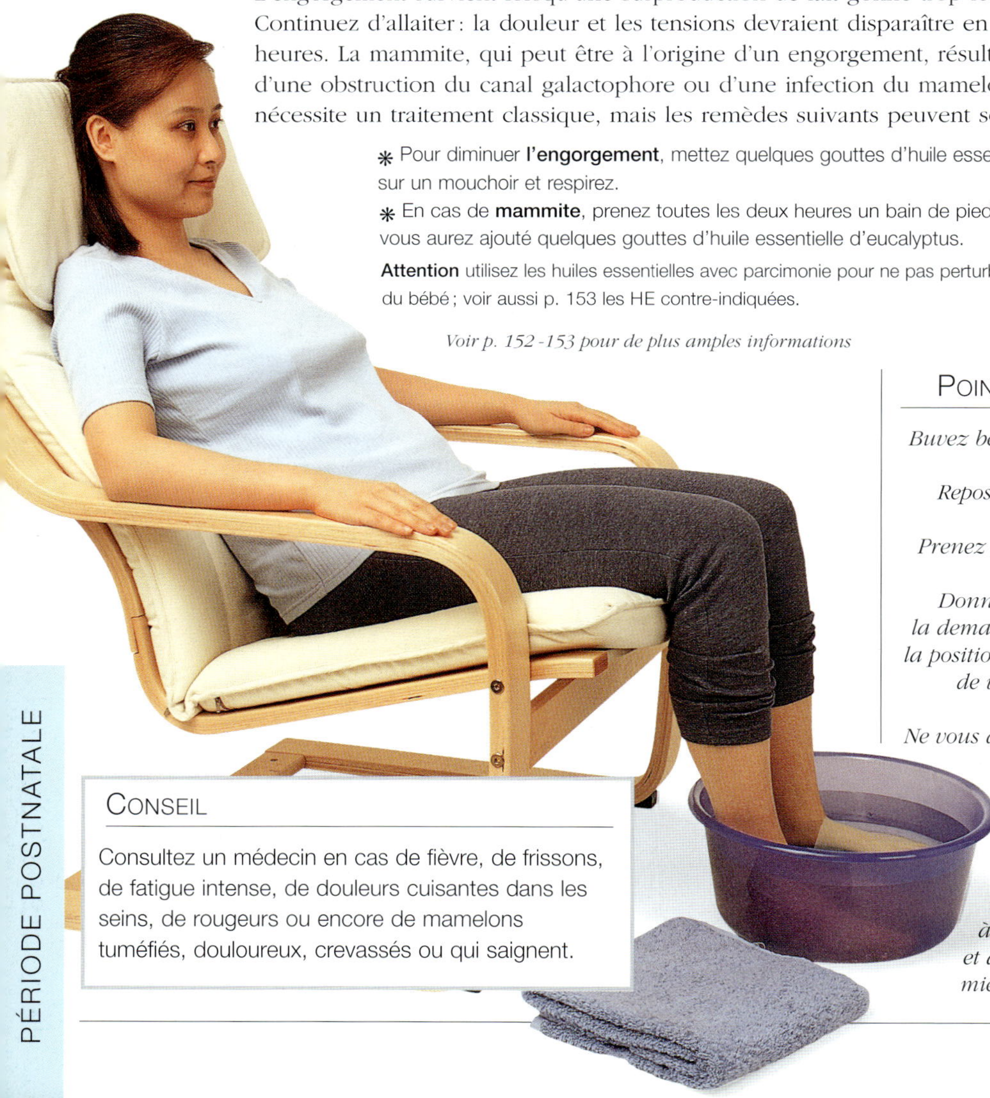

POINTS FORTS

Buvez beaucoup d'eau

Repos et sommeil

Prenez des vitamines

Donnez le sein à la demande et vérifiez la position de la bouche de votre bébé

Ne vous découragez pas

CONSEIL

Consultez un médecin en cas de fièvre, de frissons, de fatigue intense, de douleurs cuisantes dans les seins, de rougeurs ou encore de mamelons tuméfiés, douloureux, crevassés ou qui saignent.

MOMENT DE DÉTENTE *Un bon bain de pieds tiède vous aidera à vous détendre et à vous sentir mieux.*

Thérapies naturelles

Avant d'avoir recours à ces thérapies, lisez attentivement explications, conseils et mises en garde.

Quelques conseils pratiques et des remèdes naturels peuvent prévenir ou soulager de nombreux problèmes liés à l'allaitement. Certains résultent tout simplement d'une mauvaise posture. Appuyez le dos contre des oreillers et mettez votre bébé au niveau de vos seins plutôt que de vous pencher. Placez éventuellement un coussin sous le bébé.

Vous avez besoin de 2 200 à 2 700 calories par jour si vous allaitez, en privilégiant les aliments riches en calcium, en zinc, en sélénium, en vitamines E et K ainsi que les fruits, les légumes, les céréales, la viande, le poisson et la volaille. Prenez un complément nutritionnel d'huile de poisson si vous manquez d'acides gras essentiels.

Acupuncture

L'acupuncture est efficace lorsque la **lactation est insuffisante**. La montée de lait survient généralement au troisième jour (parfois plus tard en cas de césarienne). L'anémie, l'anxiété et la fatigue nuisent à la production de lait. Reposez-vous et continuez d'allaiter.

* La stimulation, par l'acupuncture, la digitopuncture ou le shiatsu, des points 1 IG, sur l'ongle de l'auriculaire, et 17 VC, entre les seins, favorise la montée de lait.

Voir p. 134 -135 pour de plus amples informations

Homéopathie

Certains remèdes homéopathiques soulagent les **mamelons douloureux ou crevassés**. Évitez de les nettoyer souvent et séchez-les bien. Après chaque tétée, retirez le lait autour des mamelons et laissez la peau sécher à l'air libre.

* **Mamelons douloureux ou crevassés** : *Graphites* 5 CH, mamelons gercés, gonflés ou qui saignent ; *Staphysagria* 5 CH, crevasses ; *Lycopodium* 5 CH, mamelons crevassés, qui saignent, piquent, brûlent ou démangent ; *Pulsatilla* 5 CH, mamelons douloureux accompagnés de crises de larmes et de timidité.
* **Engorgement** : *Belladonna* 5 CH, seins tendus, chauds, enflammés et douleur lancinante ; *Bryonia* 5 CH, seins durs, chauds et pâles, et douleur piquante.

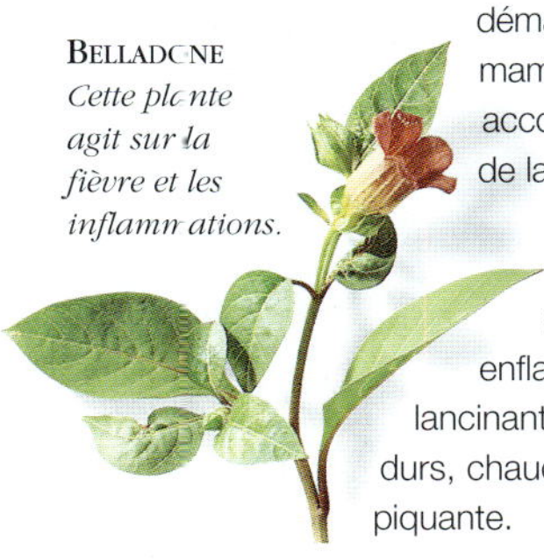

Belladone
Cette plante agit sur la fièvre et les inflammations.

* **Lactation insuffisante** : *Urtica urens* 5 CH, lait lent à venir ; *Agnus* 5 CH, si le lait se tarit.
* **Mammite** : *Belladonna* 30 CH, seins chauds, rouges et enflammés avec fièvre ; *Bryonia* 30 CH, abcès suspecté ; *Sulfur* 5 CH, seins rouges et enflammés qui démangent.

Voir p. 148 -149 pour de plus amples informations

Phytothérapie occidentale

Des vêtements trop serrés ou une mauvaise position du bébé peuvent boucher un canal galactophore : une plaque rouge apparaît et peut évoluer en infection (mammite). Appliquez un gant passé sous de l'eau chaude et massez la région.

* **Mammite** : cataplasme d'orme rouge, de bouillie de son ou de graines de lin. Buvez de la tisane d'achillée millefeuille ou de fleurs de sureau en cas de fièvre.
* **Engorgement** : mettez dans votre soutien-gorge des feuilles de chou (de préférence vert foncé).
* **Mamelons douloureux ou crevassés** : appliquez une carotte ou une pomme de terre crue râpée ou faites infuser des sachets de camomille que vous laissez refroidir avant de les mettre dans votre soutien-gorge (mettez une protection pour ne pas mouiller vos vêtements). Enduisez les mamelons avec une crème au calendula, à la camomille ou au Rescue Remedy® (à essuyer avant d'allaiter).
* **Lactation insuffisante** : buvez de la tisane de fenouil ou croquez des graines de fenouil.

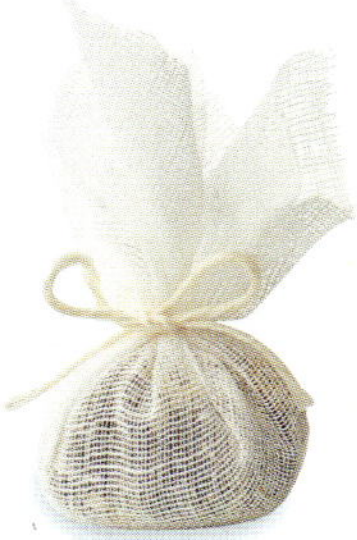

Camomille
Posez sur le sein douloureux un sachet de camomille utilisé.

Voir p. 150 -151 pour de plus amples informations

Rééducation du périnée

Le périnée est distendu par l'accouchement. Il peut se déchirer si le bébé est gros, le périnée étroit ou l'accouchement rapide. Parfois, une épisiotomie s'impose, cette incision chirurgicale évitant la déchirure. De nombreux remèdes naturels aident la cicatrisation, surtout s'ils sont associés à une alimentation équilibrée et à une bonne hygiène.

Problèmes éventuels

Douleurs dues à la déchirure ou à l'incision

Hématome et inflammation

Infection locale ou cicatrisation lente

Réflexologie

Le massage des pieds peut stimuler les pouvoirs d'autoguérison du corps et favoriser un sentiment de bien-être durant la période qui suit l'accouchement. Si vous êtes gênée par une déchirure du périnée ou une épisiotomie, il vaudra probablement mieux recourir aux soins d'un réflexologue plutôt que de pratiquer l'autoréflexologie.

* Les zones réflexes correspondant au périnée, à la région pelvienne ou au système lymphatique peuvent être massées pour améliorer l'état du périnée.

Voir p. 140-141 pour de plus amples informations

Points forts

Adoptez un régime alimentaire équilibré

Lavez et séchez la cicatrice lorsque vous allez aux toilettes

Changez souvent de protection

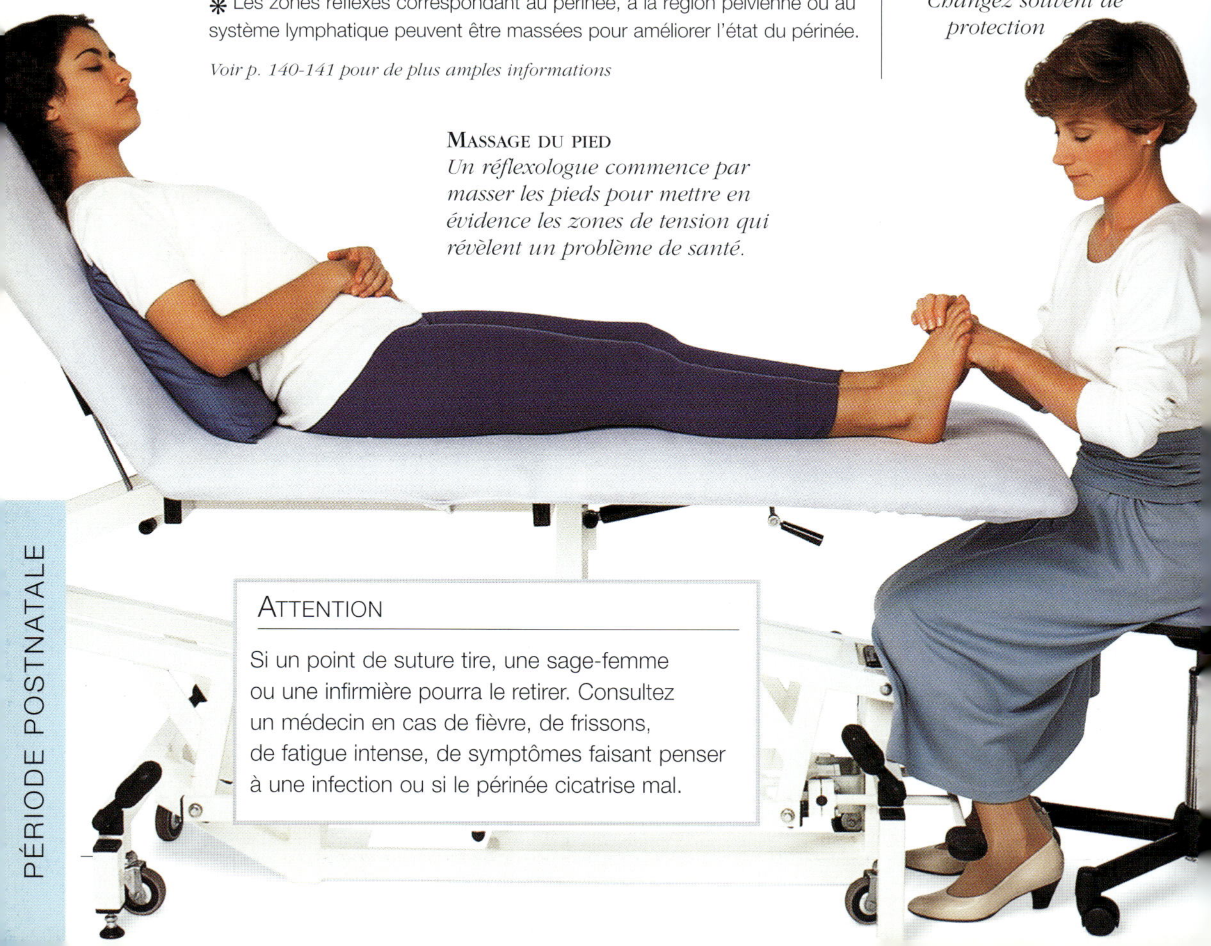

Massage du pied
Un réflexologue commence par masser les pieds pour mettre en évidence les zones de tension qui révèlent un problème de santé.

Attention

Si un point de suture tire, une sage-femme ou une infirmière pourra le retirer. Consultez un médecin en cas de fièvre, de frissons, de fatigue intense, de symptômes faisant penser à une infection ou si le périnée cicatrise mal.

Thérapies naturelles

Avant d'avoir recours à ces thérapies, lisez attentivement explications, conseils et mises en garde.

Pour éviter l'infection, il faut, surtout si votre périnée a subi une épisiotomie, stimuler vos défenses naturelles grâce à une hygiène parfaite et à une alimentation équilibrée. Les ultrasons ou les ondes pulsées (ondes électromagnétiques) soulagent la douleur et diminuent l'inflammation. Placez une poche remplie de glaçons sur la partie douloureuse pour atténuer l'inflammation, sans jamais dépasser dix minutes pour ne pas ralentir la circulation sanguine. Lorsque vous allaitez, asseyez-vous sur un oreiller ou couchez-vous sur le côté. En position allongée, placez un oreiller sous vos fesses pour soulager le périnée, ou mettez-vous sur le côté, un coussin entre les genoux. Pratiquez dès que possible des exercices de rééducation pour améliorer la circulation locale et faciliter la cicatrisation.

Acupuncture

Cette thérapeutique est efficace pour soulager les **douleurs du périnée**.

* L'auriculothérapie (aiguilles plantées dans l'oreille) est indiquée en cas de **déchirure** ou d'**épisiotomie**. Les points stimulés correspondent à la partie externe des organes génitaux.
* Un neurostimulateur *(voir p. 109)* atténue la gêne locale. Les électrodes sont placées sur les ponts 1 VG de part et d'autre du coccyx.

Voir p. 134-135 pour de plus amples informations

Homeopathie

Continuez à prendre *Arnica* 5 CH, comme avant l'accouchement (si cela était indiqué), pour prévenir ou traiter **hématomes** et **inflammation** du périnée.

Voir p. 148-149 pour de plus amples informations

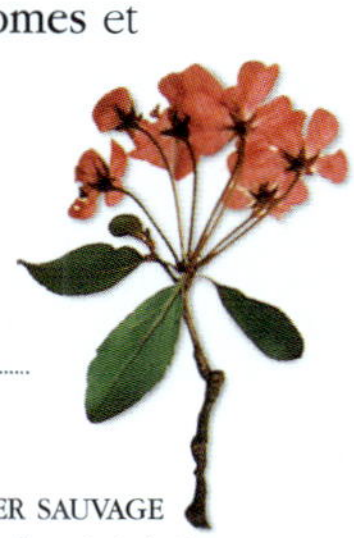

Pommier sauvage
L'élixir floral tiré de cette plante soulage les femmes qui sont déprimées après l'accouchement.

Élixirs floraux

Les élixirs floraux pourront vous aider à mieux vivre cette période riche en émotions.

* Le pommier sauvage est indiqué si, à cause des douleurs pelviennes et de votre état général, vous supportez mal votre corps et avez l'impression d'être « sale»

Voir p. 154 pour de plus amples informations

Aromathérapie

Quelques gouttes d'huile essentielle de lavande, calendula ou mélaleuca, ajoutées à l'eau du bain, soulageront un **périnée douloureux**.

Voir p. 152-153 pour de plus amples informations

Phytothérapie occidentale

Un certain nombre de plantes médicinales accéléreront la cicatrisation du périnée.

* Appliquez de la lotion au calendula sur les lésions.
* Ajoutez l'une des teintures-mères suivantes à l'eau du bain ou du bidet : camomille en cas d'**hématomes et d'inflammation** ; calendula (souci) pour soulager la **douleur** ; arnica pour atténuer hématomes et inflammation, et accélérer la cicatrisation. Ajoutez du sel pour prévenir une **infection** et accélérer la cicatrisation.

Voir p. 150-151 pour de plus amples informations

Régime alimentaire

Vous avez perdu beaucoup de sang lors de l'accouchement, privilégiez les aliments suivants :

* Agrumes et brocolis pour leur richesse en vitamine C, qui accélère la cicatrisation et l'assimilation du fer.
* Poisson, volaille et céréales complètes, riches en zinc qui favorise sécrétion hormonale et cicatrisation.

Voir p. 116-117 pour de plus amples informations

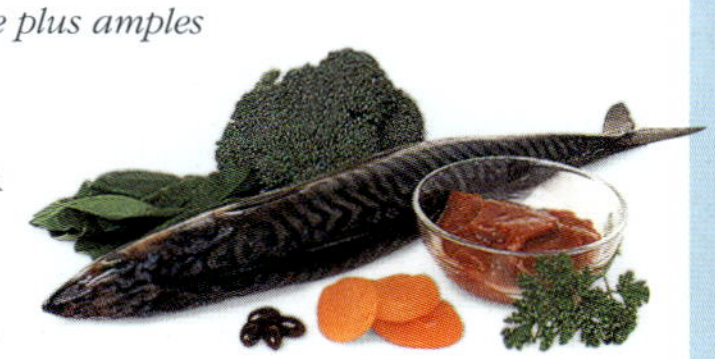

Aliments riches en fer
Le fer facilite la cicatrisation et aide à lutter contre l'infection.

Suites de césarienne

APRÈS UNE CÉSARIENNE, votre état physique et psychique différera grandement selon que cette intervention avait été planifiée ou a dû être pratiquée dans l'urgence – alors que vous étiez en proie à toutes sortes d'inquiétudes. Cette dernière éventualité est souvent plus difficile à vivre et il est probable qu'une anesthésie générale aura été pratiquée.

PROBLÈMES ÉVENTUELS

Effets secondaires de l'anesthésie

✻

Fatigue et crises de larmes

✻

Infection

✻

Lactation insuffisante

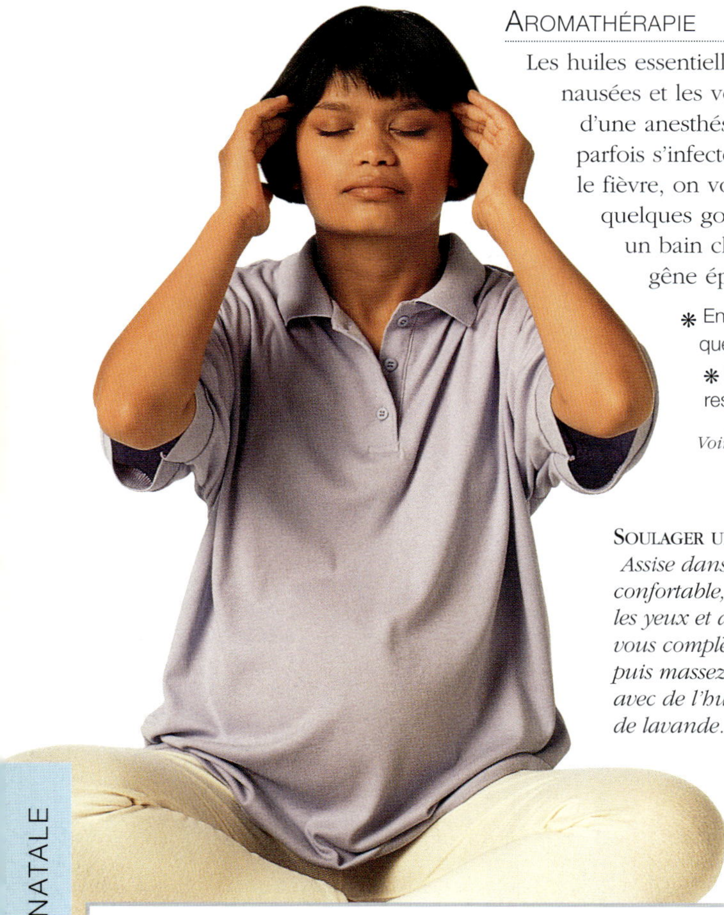

AROMATHÉRAPIE

Les huiles essentielles (HE) soulagent les maux de tête, les nausées et les vomissements, éventuels effets secondaires d'une anesthésie. La cicatrice d'une césarienne peut parfois s'infecter. Si elle est rouge et que vous avez de le fièvre, on vous prescrira des antibiotiques – mais quelques gouttes d'huile essentielle d'eucalyptus dans un bain chaud pourront vous aider à atténuer la gêne éprouvée.

✻ En cas de **céphalée**, massez vos tempes avec quelques gouttes d'HE de lavande (non diluée).

✻ Pour soulager **nausées** et **vomissements**, respirez de l'HE de menthe.

Voir p. 152 -153 pour de plus amples informations

SOULAGER UN MAL DE TÊTE
Assise dans une position confortable, fermez les yeux et détendez-vous complètement, puis massez vos tempes avec de l'huile essentielle de lavande.

PONTS FORTS

Beaucoup de sommeil et de repos accélère la convalescence

✻

Prenez le temps de récupérer et n'essayez pas d'en faire trop, trop tôt

✻

Privilégiez les aliments riches en zinc pour les vertus cicatrisantes de ce minéral

CONSEIL

Consultez un médecin en cas de fièvre, de frissons, de grande fatigue ou si la cicatrice est enflammée et cicatrise mal car vous avez peut-être une infection.

Thérapies naturelles

Avant d'avoir recours à ces thérapies, lisez attentivement explications, conseils et mises en garde.

Si vous avez subi une anesthésie générale, vous serez probablement peu en forme le jour suivant. Vous serez certainement sous perfusion et l'on vous aura posé une sonde urinaire. Des antalgiques vous aideront à soulager la douleur. L'idéal est de vous reposer, de dormir et de câliner votre bébé. Un kinésithérapeute vous fera faire, au lit, quelques exercices doux pour améliorer votre circulation sanguine ainsi que des exercices respiratoires destinés à éliminer les anesthésiques. Vous vous lèverez le lendemain et prendrez une douche. On vous retirera la sonde si vous urinez sans problème. Vous pourrez alors prendre des calmants par voie orale. Faites en sorte d'être confortablement installée pour allaiter. Vous serez peut-être déprimée le troisième jour – surtout si la césarienne a été décidée dans l'urgence. Reposez-vous et dormez le plus possible le quatrième jour, même si vous vous sentez mieux, car vous sortirez peut-être de la maternité le jour suivant.

Homéopathie

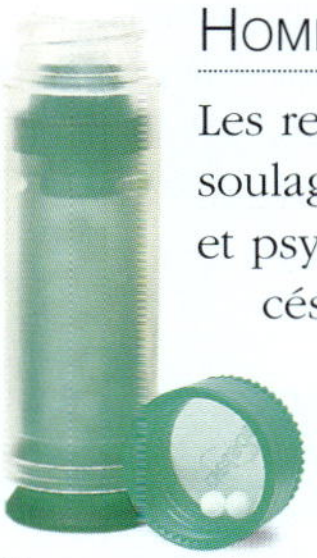

Tube de granules
Les granules homéopathiques constituent un médicament facile à prendre.

Les remèdes homéopathiques soulagent les problèmes physiques et psychiques résultant d'une césarienne.

* Il est fréquent d'avoir envie de pleurer après une césarienne. Prenez *Arnica* 5 CH et *Aconitum* 5 CH en cas de choc.
* Prenez *Opium* 5 CH pour récupérer après l'anesthésie.

Voir p. 148 -149 pour de plus amples informations

Phytothérapie occidentale

De nombreuses femmes ayant subi une césarienne, surtout si elle était programmée, ont une **lactation insuffisante**. La montée surviendra avec du retard parce que les hormones qui déclenchent l'accouchement n'ont pas été activées de la même manière.

* Buvez de la tisane de fenouil pour stimuler la lactation.

Voir p. 150-151 pour de plus amples informations

Élixirs floraux

Les élixirs floraux vous aideront à évacuer les émotions éprouvantes que vous avez vécues.

* Rescue Remedy ® ou « formule cinq fleurs » calmeront vos **crises de larmes**.
* L'élixir d'olivier est indiqué si vous êtes **épuisée**.

Voir p. 154 pour de plus amples informations

Neurostimulateur

Si la cicatrice est très douloureuse, un neurostimulateur pourra vous soulager. Placez deux électrodes au-dessus de la cicatrice et deux autres en dessous.

Voir p. 109 pour de plus amples informations

Régime alimentaire

Une alimentation équilibrée est indispensable après une césarienne. Prenez un complexe multi-vitaminé et mangez des aliments riches en vitamine C, en fer et en zinc pour stimuler vos défenses, prévenir une infection, accélérer la cicatrisation et prévenir un risque d'anémie (vous avez perdu beaucoup de sang).

* Buvez des boissons énergétiques et prenez plusieurs repas légers.
* Prenez un supplément de DHA si vous allaitez.

Voir p. 116-117 pour de plus amples informations

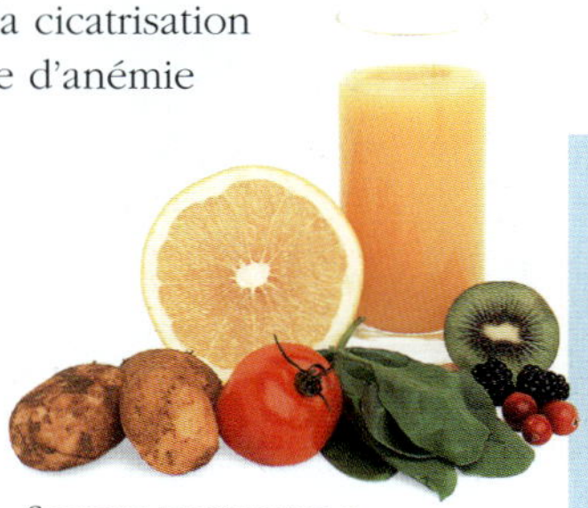

Sources de vitamine C
Privilégiez les aliments riches en vitamine C : fruits et légumes à feuilles vertes.

Dépression post-partum

L'ÉTAT DÉPRESSIF (BABY-BLUES) est fréquent après un accouchement, pour de multiples raisons – biologiques, psychologiques et sociales. L'épuisement en est généralement la principale cause. Les jeunes mamans traversent souvent une période difficile vers le quatrième mois, lorsqu'elles se retrouvent seules pour s'occuper de leur enfant.

SYMPTÔMES

Épuisement, somnolence, envie constante de dormir

Crises de larmes

Manque de concentration, trous de mémoire, confusion, insomnies

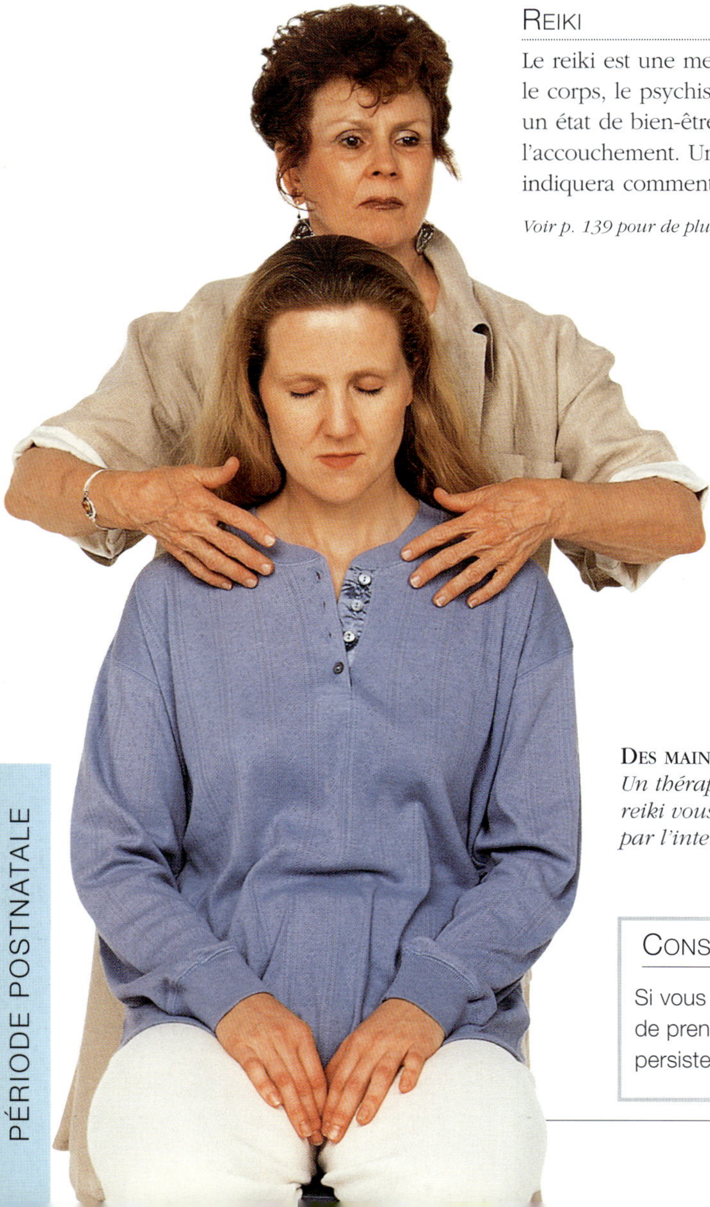

REIKI

Le reiki est une merveilleuse thérapie qui vise à rééquilibrer le corps, le psychisme et l'esprit. Il vous aidera à retrouver un état de bien-être et à évacuer les traumatismes de l'accouchement. Un praticien vous soulagera et vous indiquera comment le pratiquer vous-même.

Voir p. 139 pour de plus amples informations

POINTS FORTS

N'en faites pas trop, ayez des objectifs réalistes

Acceptez d'être aidée

Réservez 10 à 20 minutes par jour pour vous

Adoptez un régime alimentaire équilibré

N'hésitez pas à appeler à l'aide si vous ne vous sentez pas bien

DES MAINS QUI APAISENT
Un thérapeute qui pratique le reiki vous transmet de l'énergie par l'intermédiaire de ses mains.

CONSEIL

Si vous allaitez, demandez conseil avant de prendre du millepertuis. Si l'état dépressif persiste, consultez un médecin.

Thérapies naturelles

Avant d'avoir recours à ces thérapies, lisez attentivement explications, conseils et mises en garde.

Avant tout, il ne faut pas négliger l'importance d'une bonne alimentation. Le taux de cuivre est naturellement plus élevé durant la grossesse et atteint un pic après l'accouchement. Cet état est bien compensé si votre corps disposait d'une réserve suffisante de zinc mais, parfois, les réserves sont faibles. Il semblerait que la dépression post-partum soit liée à une carence importante en zinc associée à un excès de cuivre. Prenez une supplémentation en zinc ainsi que des vitamines B 6 et C.

Acupuncture

Le traitement consiste à enrichir le sang, en améliorant la circulation du *chi* et en apaisant l'esprit, en agissant sur certains points qui provoquent une libération bénéfique de neurotransmetteurs atténuant l'état dépressif.

Voir p. 134-135 pour de plus amples informations

Phytothérapie

Certaines plantes sont réputées pour traiter les troubles de l'humeur.

- Les tisanes de mélisse, de menthe ou de fleurs d'oranger stimulent.
- Prenez du millepertuis en cas de dépression.

Voir p. 150-151 pour de plus amples informations

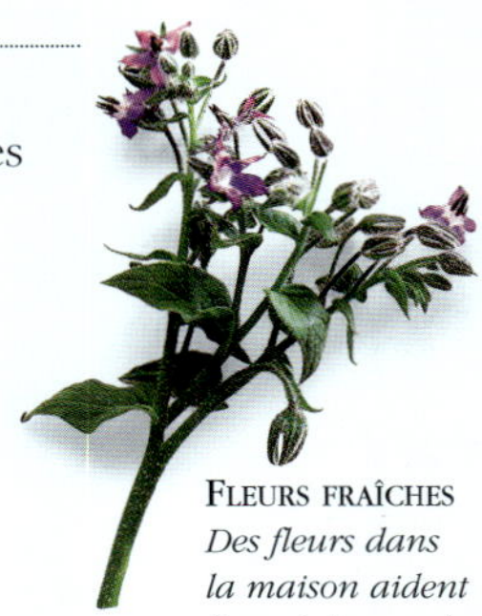

Fleurs fraîches *Des fleurs dans la maison aident à avoir le moral.*

Aromathérapie

Un massage avec une HE de lavande ou de citron détend, favorise la sensation de bien-être et améliore l'état dépressif.

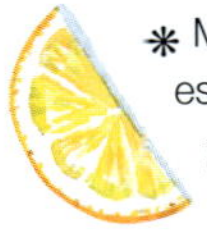

- Mettez dans un brûle-parfum une huile essentielle de jasmin, de citron, de tilleul ou de pamplemousse ; elles sont tonifiantes.
- Prenez un long bain bien chaud dans lequel vous aurez mis quelques gouttes d'une des HE indiquées ci-dessus.

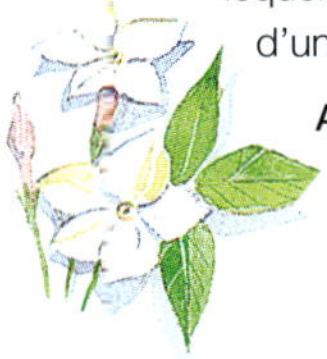

Attention voir p. 153 les HE à éviter.

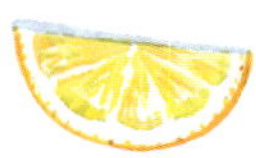

Voir p. 152-153 pour de plus amples informations

Shiatsu et réflexologie

Ces deux thérapies stimulent des points d'acupuncture. Dans la tradition chinoise, la période néonatale est une « porte du changement », période cruciale où la femme doit prendre soin d'elle-même et refaire le plein d'énergie.

Voir p. 138 et 140-141 pour de plus amples informations

Élixirs floraux

De nombreux élixirs floraux, parmi lesquels ceux qui sont mentionnés ci-dessous, sont indiqués pour affronter les divers sentiments que vous éprouverez après l'accouchement.

- Moutarde pour une dépression inexpliquée.
- Gentiane si vous savez pourquoi vous êtes déprimée, mais vous sentez incapable de remonter la pente.
- Châtaignier en cas de désespoir.
- Clématite si vous perdez le contact avec la réalité.
- Marronnier rouge si vous êtes très angoissée.
- Pin si vous vous sentez coupable d'avoir échoué quelque part.
- Orme si vous avez l'impression de ployer sous le poids des responsabilités.
- Pommier sauvage pour soulager le traumatisme et l'impression de dégoût de soi.

Voir p. 154 pour de plus amples informations

Psychothérapie et suivi psychologique

La thérapie cognitive du comportement vous aidera à transformer des pensées pessimistes en idées positives et soulagera une dépression de caractère modéré. Un suivi psychologique vous permettra de travailler sur les sentiments issus de votre état dépressif.

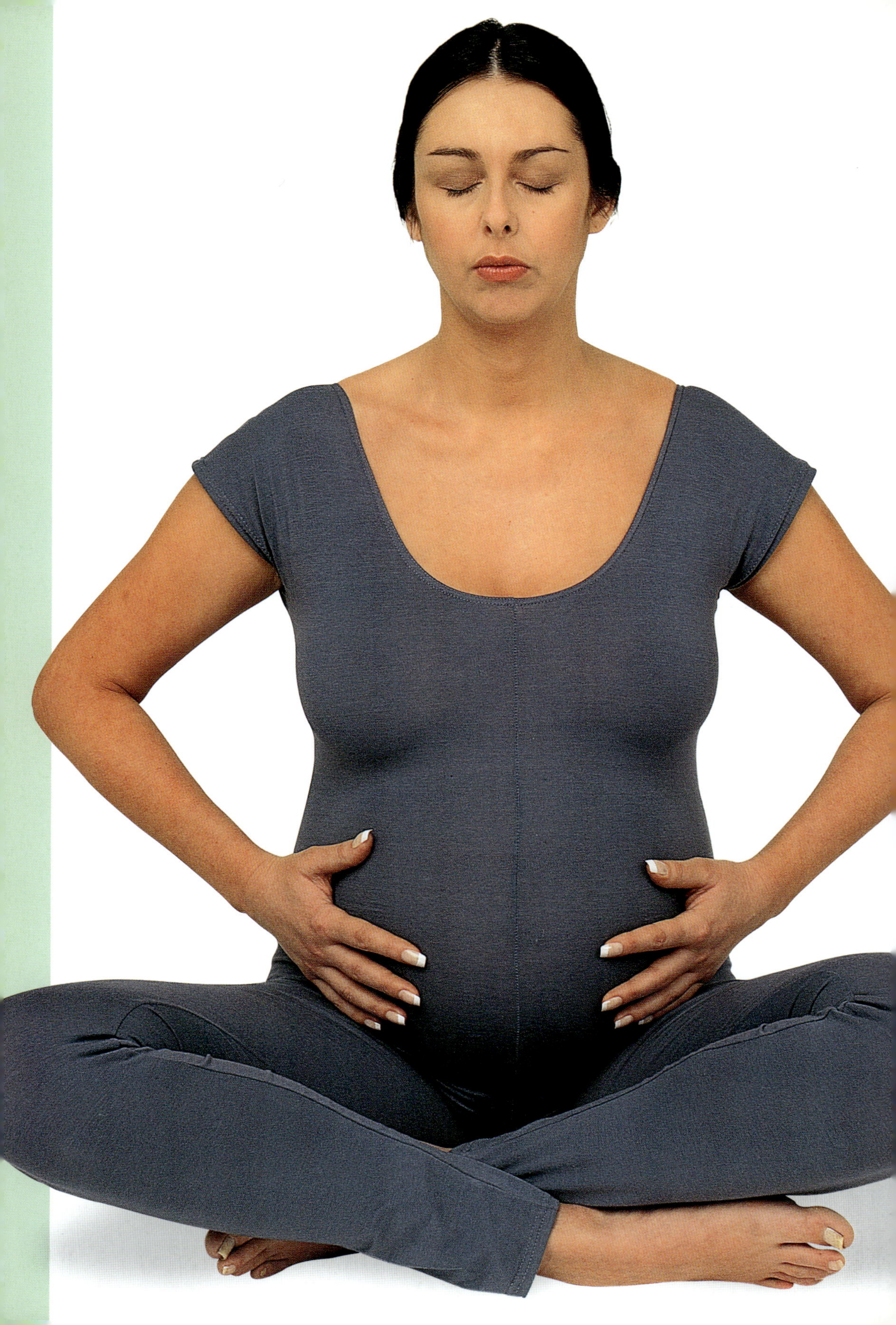

Des thérapies et des remèdes naturels permettent de soigner les affections mineures au cours de la grossesse, en maintenant l'organisme au mieux de sa forme. Vous vivrez ainsi cette période dans une forme physique et mentale optimale. Si vous ne connaissez pas ces méthodes thérapeutiques et hésitez, de ce

Les thérapies naturelles

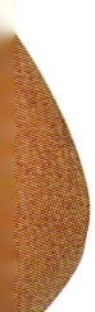

fait, à y recourir, ce chapitre devrait vous apporter les informations qui vous permettront de vous forger une opinion sur les techniques proposées dans les chapitres précédents. Cela vous aidera à choisir, en toute confiance, la thérapie qui vous convient le mieux.

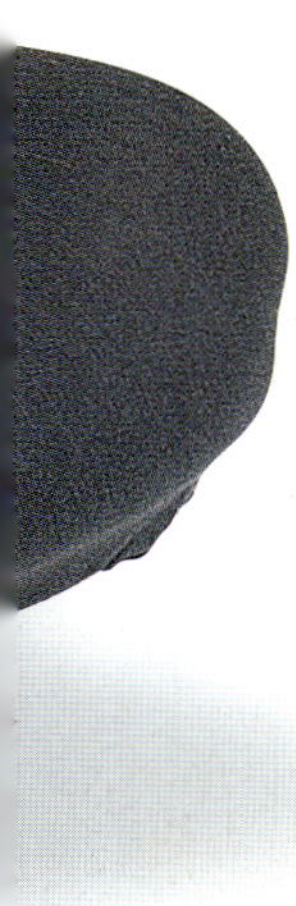

Tradition chinoise

D'APRÈS LA MÉDECINE TRADITIONNELLE CHINOISE, le *chi* est la force de vie. Cette énergie circule dans le corps par les méridiens, ou canaux énergétiques, et catalyse chaque fonction métabolique, mouvement, sensation et pensée. La santé résulte d'un mode de vie en harmonie avec la circulation de l'énergie dans le corps.

INDICATIONS

* *Règles de santé générales pour un bien-être physique et mental*

HORLOGE BIOLOGIQUE

Les praticiens de la médecine traditionnelle chinoise étudient la totalité des symptômes d'un patient et non la seule affection visible. Si un organe manque de *chi*, cela se manifestera durant sa période de « repos ». Une journée se décompose en 24 périodes horaires. L'énergie de chaque organe culmine au cours d'une période de deux heures *(voir ci-dessous)*.

- De 7 à 9 : estomac. Les Chinois préconisent : « Mange comme un prince le matin, comme un marchand à midi et comme un pauvre le soir. »
- De 9 à 11 : rate plus transport de la nourriture et des idées. Une courte marche améliore la circulation du *chi* et la digestion. C'est la période la plus productive.
- De 11 à 13 : cœur. C'est la meilleure plage horaire pour faire des exercices physiques.
- De 13 à 15 : intestin grêle, associé à l'activité mentale qui culmine alors.
- De 15 à 17 : vessie. C'est le moment où il convient de mettre un terme aux activités de la journée.
- De 17 à 19 : reins, associés à la reproduction. Reposez-vous si votre grossesse est à risque ou en cas d'œdème ou d'hypertension artérielle.
- De 19 à 21 : maître du cœur, associé à l'ouverture et aux relations humaines. C'est la période propice pour être avec sa famille ou ses amis.
- De 21 à 23 : triple réchauffeur, un organe « immatériel » qui équilibre les trois parties du corps (supérieure, médiane et inférieure) et contribue à la

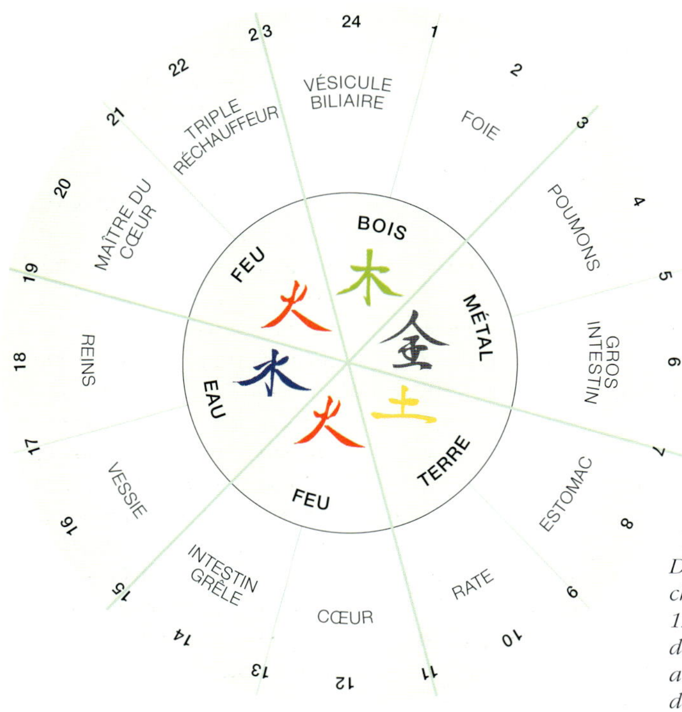

BIORYTHMES
D'après la médecine traditionnelle chinoise, la journée est divisée en 12 périodes de deux heures. Au cours de chaque période, un organe précis est au maximum de son énergie avant de décliner pendant les 12 heures suivantes.

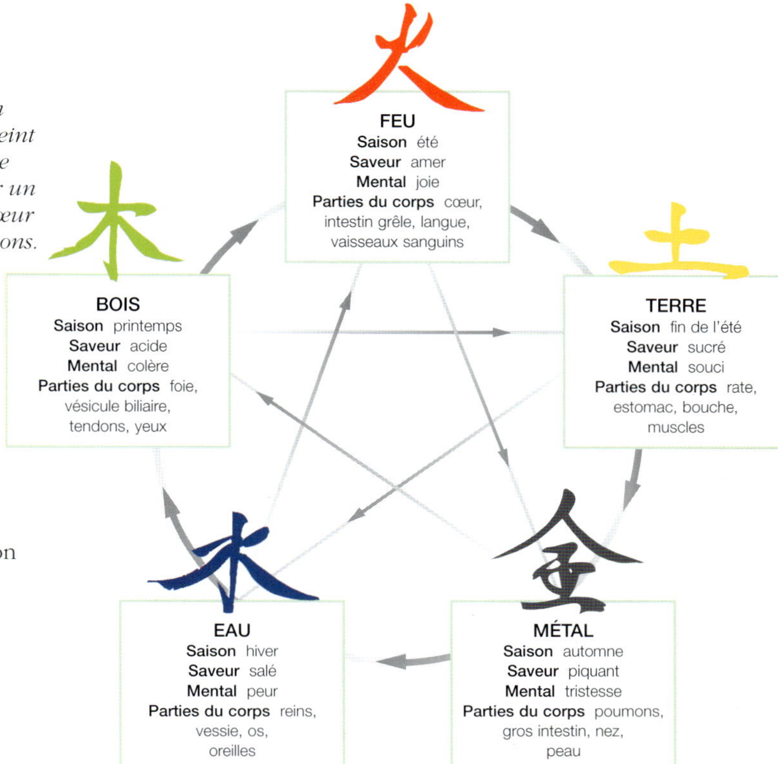

INTERACTIONS DES ÉLÉMENTS
Chaque élément en génère ou en domine un autre. Ainsi, l'eau éteint le feu qui fait fondre le métal. De même, chaque organe influe sur un autre : les reins agissent sur le cœur qui agit, à son tour, sur les poumons.

bonne circulation des liquides et du *chi*. Retour au calme et préparation au sommeil.

- de 23 à 1 : vésicule biliaire. C'est le moment de dormir et de rêver.
- De 1 à 3 : foie et détoxication de l'organisme.
- De 3 à 5 : poumons. C'est le moment de rêver.
- De 5 à 7 : gros intestin. C'est l'horaire propice pour vider les intestins.

HARMONIE DES SAISONS

Selon la tradition chinoise, vivre en harmonie avec la nature est essentiel. Les changements liés aux saisons agissent sur la vitalité et le bien-être. N'oubliez pas que la grossesse dure 12 mois (si l'on inclut les trois mois qui précèdent la conception). Pour demeurer en bonne santé, il faut être en accord avec les saisons et adapter, en conséquence, l'alimentation, le sport et le mode de vie. Le printemps et l'été sont *yang* (force associée à la chaleur, au pouvoir créateur et au mouvement). L'automne et l'hiver sont *yin* (force complémentaire propice à la réceptivité, au repos et à la réflexion).

THÉORIE DES CINQ ÉLÉMENTS

Selon la tradition chinoise, cinq éléments (feu, terre, métal, bois et eau) symboliseraient toute chose dans l'univers. Ceux-ci étant en rapport avec les organes et les viscères, chaque affection sera traitée avec des plantes correspondant à l'élément concerné. Ce dernier se trouve associé à une saison, un type d'activité physique *(voir p. 19)*, un organe *yin* et un organe *yang*, une saveur et une émotion.

- Le printemps est associé au foie, à la vésicule biliaire, à l'élément bois, à la naissance et à la croissance. C'est le meilleur moment de l'année pour nettoyer, concevoir de nouveaux projets et pratiquer des exercices mentaux. Privilégiez l'eau, les légumes verts, les jus et les graines.
- L'été est associé au cœur, à l'intestin grêle, au maître du cœur, au triple réchauffeur, à l'élément feu. Ayez des activités en plein air et consommez des fruits et des crudités.
- La fin de l'été est associée à l'estomac, à la rate, à l'élément terre. Recentrez-vous, méditez et prenez des forces. Mangez beaucoup de fruits, de baies, de noix et de céréales.
- L'automne est associé aux poumons, au gros intestin et à l'élément métal. C'est le moment propice à la détente, au retour à soi pour préparer l'hiver. Privilégiez les baies comme le cassis et les mûres.
- L'hiver est associé aux reins, à la vessie et à l'élément eau. Restez au chaud et faites le plein d'énergie dans cette période d'hibernation et de réflexion tournée vers soi. Consommez des légumes-racines et des légumineuses.

Acupuncture

POUR LES ACUPUNCTEURS, L'ÉNERGIE VITALE *(chi)* circule dans le corps le long de canaux invisibles appelés méridiens. La santé est bonne si l'énergie circule librement. La maladie s'instaure en cas de manque ou d'excès d'énergie. L'acupuncture cherche à rétablir cette circulation du *chi*.

INDICATIONS

- *Nausées matinales*
- *Risque de fausse couche*
- *Brûlures d'estomac*
- *Migraine*
- *Varices*
- *Dépression post-partum*

PRINCIPE

Selon la tradition chinoise *(voir p. 132-133)*, le *chi* résulte de l'interaction dans le corps de forces opposées, mais complémentaires, le *yin* et le *yang*. Dans un corps sain, le *yin* et le *yang* sont en équilibre (principe du *tao*). *Yin* signifie froid, humidité et contraction tandis que *yang* est chaleur, sécheresse et inflammation. La maladie survient lorsque le *chi* circule mal. Les thérapeutes de la Chine ancienne ont découvert que la stimulation de points précis du corps soulageait la douleur et agissait sur le fonctionnement des organes correspondants. Ces 365 points d'acupuncture ne sont pas disposés au hasard, mais selon un schéma immuable. La ligne qui relie les points associés à un organe particulier (comme la rate, le foie, les poumons, etc.) s'appelle un méridien. Pour guérir une maladie, on plante de fines aiguilles sur des points précis des méridiens en cause. Cela permet de restaurer l'énergie en palliant tout excès ou manque de *chi*. Selon les scientifiques occidentaux, l'acupuncture agirait en modifiant le message de douleur émis par le corps.

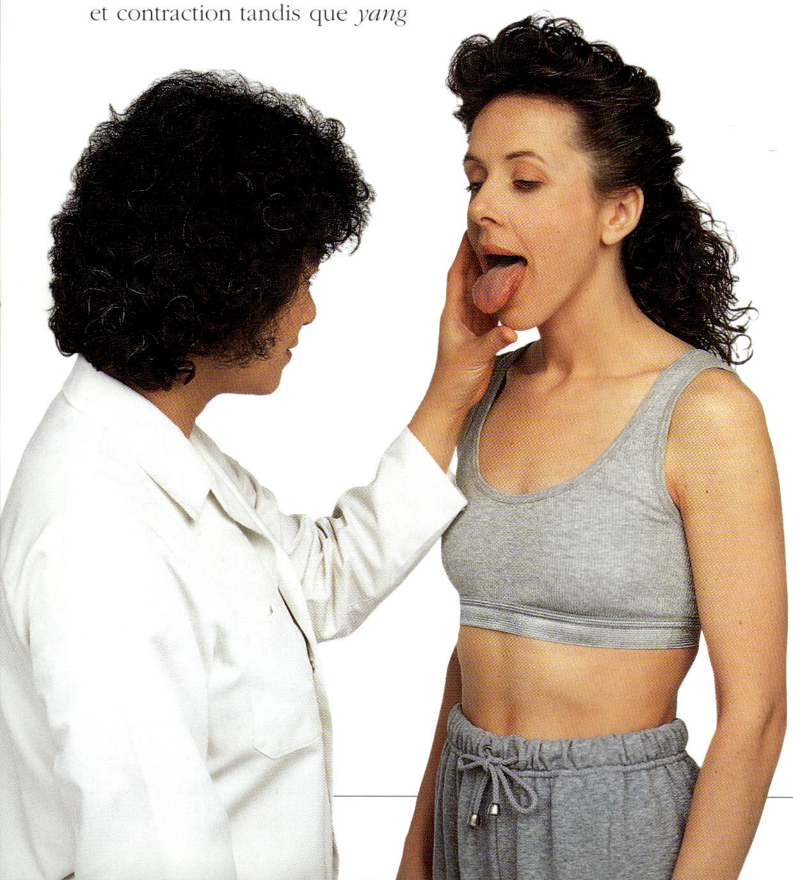

DIAGNOSTIC

Le premier rendez-vous avec un acupuncteur peut durer une heure et demie. Celui-ci recueille un maximum d'informations sur vous. Tout compte : votre mode de vie, votre état émotionnel, votre aspect physique aussi bien que les symptômes qui vous ont amené à consulter. Toutes les

EXAMEN DE LA LANGUE
La couleur et l'aspect de la langue donnent une bonne idée de l'état de santé général.

fonctions du corps sont passées en revue : digestion, circulation, qualité du sommeil et niveau d'énergie, en particulier. Certains aspects de l'examen peuvent vous sembler inhabituels. La langue, par exemple, est étudiée de près car plusieurs zones seraient associées à divers organes. Sa couleur et son aspect témoignent d'affections spécifiques. Une langue chargée, de couleur jaune,

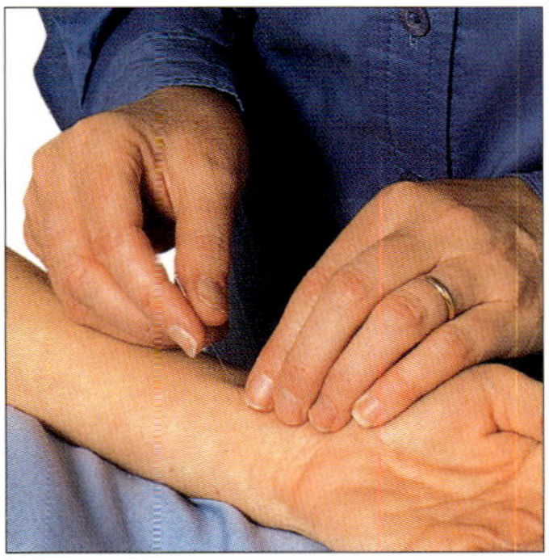

POULS CHINOIS
L'acupuncteur prend les trois pouls radiaux sur chaque poignet du patient. D'après la médecine traditionnelle chinoise, il y a 28 types de pouls différents.

indique un excès de « chaleur » interne, à rééquilibrer, tandis qu'une langue blanche signale un excès de « froid ». La prise du pouls est aussi un outil diagnostique important. La circulation du *chi* et l'équilibre entre le *yin* et le *yang* sont perçus par la palpation des trois pouls radiaux (le long de l'artère radiale) sur chaque poignet. Chaque pouls est pris en appuyant de manière légère, modérée et forte. Les différences perçues permettent de savoir si le *chi* est équilibré ou non.

TRAITEMENT

Un acupuncteur traite chaque patient comme un tout indissociable et unique. Il place généralement quatre à six aiguilles qu'il laisse posées de 15 à 20 minutes (parfois plus). On peut ressentir un picotement ou une légère douleur. La séance est souvent suivie d'une impression de détente mais, parfois, les symptômes iront en s'intensifiant avant de commencer à s'atténuer.

AUTRES TECHNIQUES

La médecine traditionnelle chinoise utilise une autre technique pour rééquilibrer le *chi*, la moxibustion. *Moxa* est le nom chinois de l'armoise *(Artemesia vulgaris)* qui est séchée puis roulée en cône ou en bâtonnet. On allume le moxa, comme un cigare, que l'on place au niveau du point à réchauffer jusqu'à ce que la chaleur devienne insupportable. L'ignipuncture consiste à chauffer les aiguilles d'acupuncture avec le moxa avant de les planter dans la peau. Cette méthode est utilisée pour pallier un manque de *chi* ou un excès de froid. Les moxas sont indiqués durant la grossesse et permettraient, paraît-il, de repositionner un siège mal orienté.

MISE EN GARDE

Si vous avez recours à l'acupuncture alors que vous envisagez d'avoir un enfant, informez le praticien de votre désir de grossesse et, comme pour tout praticien de médecine alternative, vérifiez que l'acupuncteur est parfaitement qualifié. Certains points ne doivent pas être stimulés chez la femme enceinte, excepté lors de l'accouchement. Évitez tout contact avec des métaux lourds, la prise d'alcool, les repas copieux, les douches ou les bains chauds et les exercices violents (dont les rapports sexuels) avant ou après une séance d'acupuncture ; cela risquerait d'en contrarier les effets.

AURICULOTHÉRAPIE

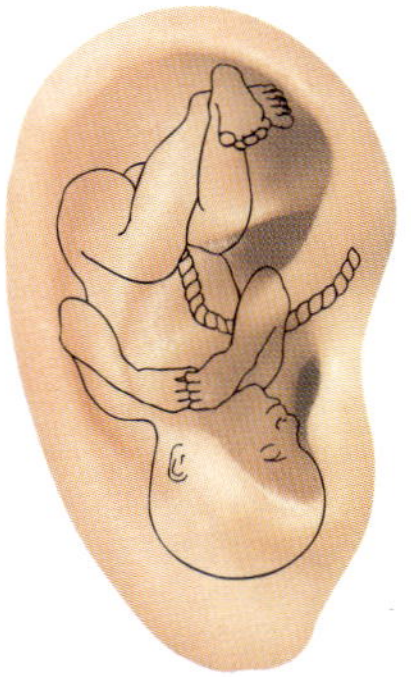

LE CORPS EN MINIATURE
La médecine traditionnelle chinoise accorde une grande importance à l'oreille, en raison de sa similitude avec un fœtus retourné. On lui attribue plus de 120 points par où passent tous les méridiens majeurs. L'oreille est examinée attentivement (état et couleur de la peau). On masse doucement les points concernés ou on y plante de fines aiguilles ; à ces techniques vient s'ajouter l'utilisation du laser.

Digitopuncture

LA DIGITOPUNCTURE EST UNE ACUPUNCTURE sans aiguille. Elle repose donc sur les mêmes principes que l'acupuncture. Elle est tout indiquée chez les personnes qui redoutent les piqûres et s'avère très efficace pour soigner certaines des affections courantes de la grossesse.

INDICATIONS

- *Nausées matinales*
- *Dorsalgies et sciatique*
- *Stress et anxiété*
- *Fatigue*

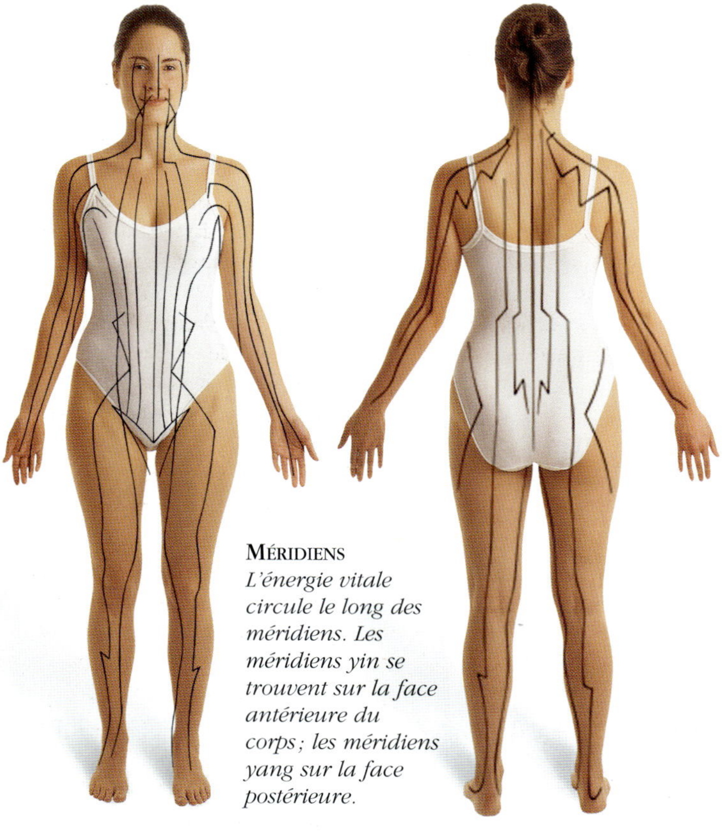

MÉRIDIENS *L'énergie vitale circule le long des méridiens. Les méridiens yin se trouvent sur la face antérieure du corps ; les méridiens yang sur la face postérieure.*

PRINCIPE

La digitopuncture est souvent utilisée en Chine pour soigner les affections courantes. Elle repose sur le principe de la circulation du *chi* le long des méridiens *(voir p. 134)*. Les doigts stimulent les points concernés afin de soulager les symptômes et de rééquilibrer le corps. Une technique de soin japonaise, le shiatsu, part du même postulat. Durant la grossesse, la digitopuncture est indiquée pour traiter les nausées matinales, les vomissements, les dorsalgies et la sciatique, la migraine, les brûlures d'estomac, la constipation et le syndrome du canal carpien, ainsi que pour déclencher l'accouchement et faciliter le travail.

TRAITEMENT

Un thérapeute étudiera les antécédents médicaux et évaluera les symptômes afin de stimuler, avec ses doigts, les points concernés dans le sens des méridiens pour que l'effet soit optimal. Cette technique permet de pratiquer l'automédication pour soulager seule certains troubles. Par exemple, en stimulant les points du méridien Maître du cœur, on soigne efficacement les nausées matinales *(voir p. 37)*. Moins efficace que l'acupuncture, la digitopuncture est conseillée entre deux séances d'acupuncture en cas de troubles persistants.

MISE EN GARDE

Comme pour l'acupuncture, certains points ne doivent pas être stimulés à certains stades de la grossesse. Il est impératif de suivre les conseils d'un thérapeute qualifié.

Taï chi

LE TAÏ CHI EST UN ART MARTIAL NON AGRESSIF, qui vise à améliorer le *chi* par une série de mouvements harmonisés avec la respiration. Des Chinois de tous les âges pratiquent chaque jour cette gymnastique, de plus en plus populaire en Occident, car elle apaise l'esprit et stimule les facultés d'autoguérison.

INDICATIONS

- *Stress et anxiété*
- *Fatigue*
- *Activité physique*
- *Relaxation*

PRINCIPE

Le taï-chi-chuan, ou plus simplement taï chi, est une thérapie par le mouvement visant à rétablir la bonne circulation de l'énergie vitale qui passe par les différents méridiens du corps *(voir p. 134)*. On compte cinq styles de taï chi. Dans le taï chi yang, le plus populaire, les pratiquants exécutent des séries de postures évoquant des animaux, des positions martiales et des formes naturelles. Les mouvements, lents et continus, permettent de réaliser un enchaînement rythmé et puissant qui amène le corps et l'esprit dans un état de bien-être et d'harmonie en améliorant la circulation du *chi*. La « petite forme » de cette discipline comprend une série de 24 mouvements, exécutés en 10 minutes environ, tandis que la « forme longue » demande jusqu'à 40 minutes. Il est conseillé de pratiquer à l'air libre pour que le *chi* de la terre renforce celui du corps.

TAÏ CHI ET GROSSESSE

Cette gymnastique douce a un effet bénéfique sur tout l'organisme, et améliore l'équilibre et la souplesse des articulations. Elle est donc tout indiquée durant la grossesse, et il est conseillé de commencer au plus tôt afin de développer l'équilibre et de renforcer les muscles et les articulations. On peut faire du taï chi à partir d'une cassette vidéo mais, pour une femme enceinte, il est conseillé de suivre des cours auprès d'un enseignant qualifié qui pourra également expliquer la philosophie sous-jacente et indiquer les mouvements à éviter lorsque l'on approchera du terme. Le taï chi est une gymnastique douce qui convient à la plupart des femmes enceintes. Ses techniques de relaxation et de respiration permettent de soulager les affections liées au stress et d'améliorer l'équilibre du corps et de l'esprit, ce qui est bien utile durant la grossesse et l'accouchement.

MISE EN GARDE

Il est important d'informer votre professeur de taï chi de votre état et de vos problèmes éventuels. Commencez toujours par vous échauffer. Les mouvements ne doivent jamais être douloureux.

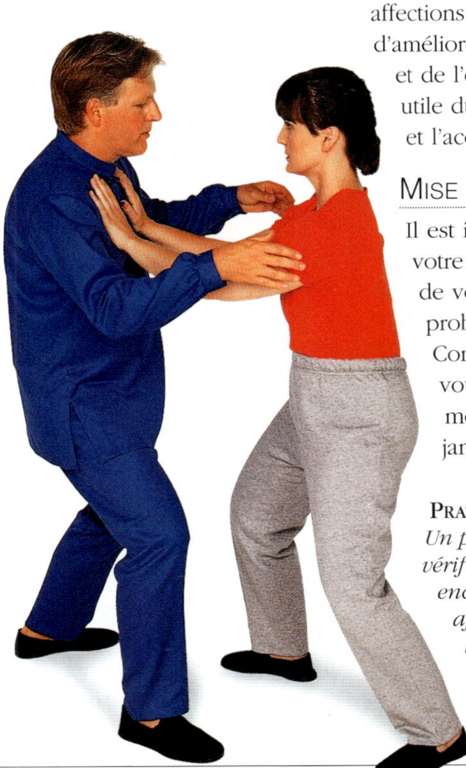

PRATIQUE
Un professeur qualifié vérifiera que votre enchaînement est correct afin d'optimiser les bénéfices du taï chi avec des postures adaptées à votre état.

Shiatsu

SHIATSU EST UN TERME JAPONAIS qui signifie pression des doigts. Cette thérapie, basée sur le toucher et issue de la médecine traditionnelle chinoise, a évolué au Japon au cours du XIXᵉ siècle à partir d'une synthèse des techniques de massage traditionnelles et des connaissances occidentales en physiologie.

INDICATIONS

- *Nausées matinales*
- *Dorsalgies et sciatique*
- *Troubles du sommeil*
- *Hypertension*
- *Œdème*

PRINCIPE

La quintessence du shiatsu associe une bonne intuition et une connaissance profonde de la structure du corps. Le shiatsu repose, comme l'acupuncture *(voir p. 134-135)*, sur l'amélioration de la circulation de l'énergie vitale (*ki* en japonais) dans les organes du corps et leurs méridiens. La vitalité est considérée comme étant la base de la santé et le reflet d'une circulation harmonieuse du *ki*. Les thérapeutes visent à corriger les troubles de la circulation du *ki* grâce à des massages au niveau des méridiens, destinés à rééquilibrer tout excès ou insuffisance d'énergie. Le shiatsu régularise la fonction nerveuse, renforce la résistance aux maladies, « purge » les organes ou tissus concernés, améliore la circulation sanguine et assouplit les articulations.

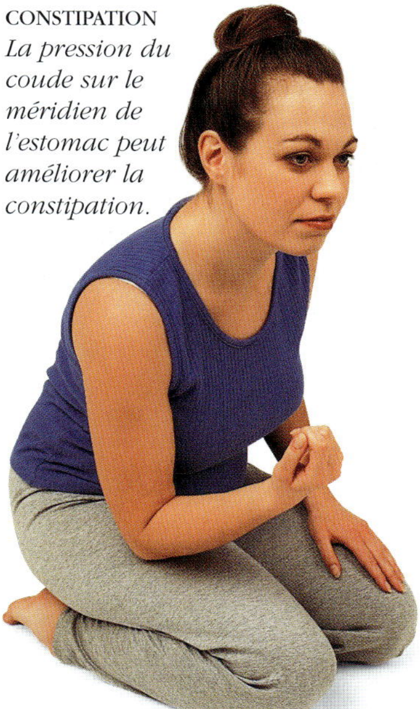

TRAITER LA CONSTIPATION
La pression du coude sur le méridien de l'estomac peut améliorer la constipation.

DIAGNOSTIC ET TRAITEMENT

La séance peut durer une heure. La première fois, le thérapeute examinera dans le détail vos antécédents médicaux ainsi que votre langue, vos pouls et votre posture. Il établira ensuite son diagnostic après examen de votre *hara*. Situé deux doigts sous le nombril, le *hara* permet d'établir le bilan énergétique du corps. Une légère palpation de l'abdomen va déterminer le degré d'énergie du corps et de chaque organe en particulier, avec son méridien correspondant. Une séance de shiatsu comprend des étirements, des prises et des pressions de différentes parties du corps. La pression sur les méridiens est appliquée avec les mains, les pouces, les doigts, les avant-bras, les genoux et les pieds selon la position dans laquelle vous êtes assise ou couchée.

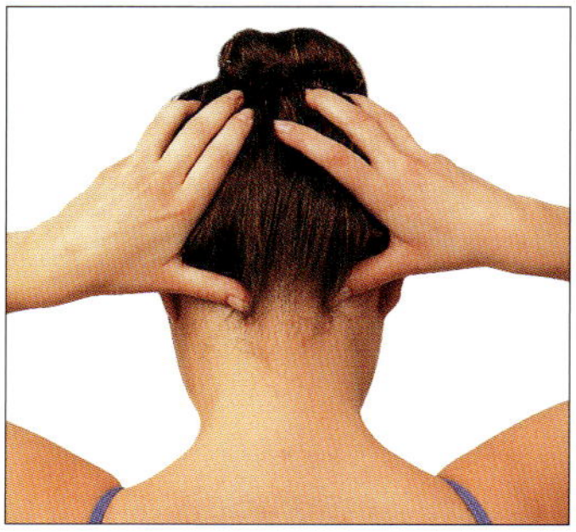

SOULAGER UN MAL DE TÊTE
Exercer une pression sur le point 20 du méridien de la vésicule biliaire calme les maux de tête.

MISE EN GARDE

Choisissez un thérapeute habitué à soigner les femmes enceintes et conscient des points à éviter durant la grossesse. Évitez la prise d'alcool, les repas copieux, les douches ou les bains chauds et les exercices violents avant ou après une séance de shiatsu.

Reiki

REIKI EST UN TERME JAPONAIS signifiant énergie de vie universelle. Cette thérapie repose sur les anciens enseignements bouddhistes tibétains et fut créée par un théologien japonais, Mikao Usui. Le but du reiki est de promouvoir la santé et le bien-être, même si les essais cliniques n'en ont pas apporté la preuve.

INDICATIONS

- *Dorsalgies et sciatique*
- *Maux de tête*
- *Stress et anxiété*
- *Dépression post-partum*

PRINCIPE

L'énergie reiki, activée et appliquée à des fins curatives, circule des mains du thérapeute vers les parties du patient ayant besoin d'un supplément de *ki*. Le reiki concerne le bien-être physique, psychique et spirituel, améliorant les facultés d'autoguérison du corps et l'équilibre général. Aux yeux des maîtres de reiki, le corps réagit au traitement de la même manière qu'une plante à l'eau – en l'absorbant uniquement si le besoin existe. L'énergie curative est ainsi directement acheminée vers la source du problème, éliminant tout blocage et rééquilibrant la circulation énergétique. Il s'ensuit une détente profonde qui, à son tour, entraîne une relaxation profonde, une harmonie mentale et émotionnelle ainsi que le soulagement des troubles. En théorie, les causes masquées d'un problème deviennent visibles grâce au reiki, ce qui permet de les résoudre. Après un traitement, patient et thérapeute se sentent revitalisés.

TRAITEMENT

Une séance de reiki dure environ une heure. Le thérapeute pose les mains sur ou au-dessus de votre corps selon 12 positions. Durant la grossesse, le reiki est efficace contre les dorsalgies et les nausées matinales. Des séances régulières faciliteraient, semble-t-il, le travail. Après l'accouchement, le reiki agit sur les niveaux spirituels et émotionnels de la mère, qui retrouve ainsi un équilibre intérieur, et sur les bébés en souffrance et les traumatismes de la naissance.

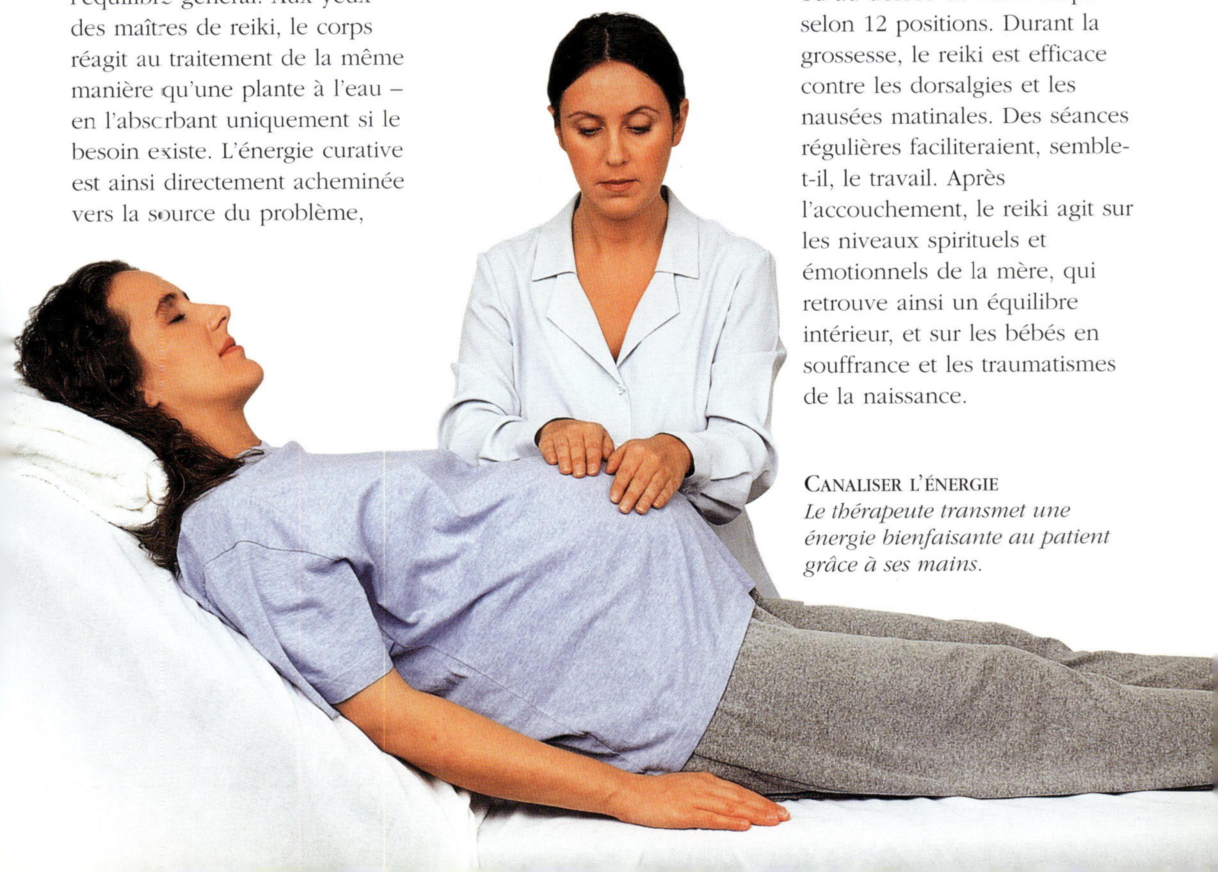

CANALISER L'ÉNERGIE
Le thérapeute transmet une énergie bienfaisante au patient grâce à ses mains.

Réflexologie

Cette thérapie repose sur la théorie selon laquelle les points réflexes des pieds agissent en tant que récepteurs nerveux de tous les organes du corps auxquels ils sont liés par des canaux énergétiques. La réflexologie, en association avec des traitements classiques, est efficace pour soulager les affections courantes de la grossesse.

Indications

- *Nausées matinales*
- *Dorsalgies*
- *Migraine*
- *Constipation*
- *Cystite*
- *Hypertension*

Principe

La réflexologie est née des travaux de William Fitzgerald. Cet oto-rhino-laryngologiste américain découvrit, en 1915, qu'en appuyant sur certains points du corps, on obtenait des effets surprenants en des endroits éloignés. Il émit l'hypothèse que l'énergie se déplaçait des extrémités vers la tête selon des zones et canaux distincts, et que tout problème en un point donné pouvait être traité en massant la partie du pied ou de la main en correspondance. De nos jours, les réflexologues travaillent avant tout sur les pieds. Selon eux, une pression exercée sur des points réflexes spécifiques révèle les perturbations énergétiques passées, actuelles ou potentielles. Le massage élimine les blocages ou les troubles énergétiques et dynamise les capacités d'autoguérison du corps. Bien que la réflexologie plantaire ne soit pas un outil de diagnostic, elle permet quand même de détecter les zones perturbées. Son but n'est pas de traiter des maladies particulières, mais de stimuler les facultés du corps à se rééquilibrer et à guérir lui-même, qu'il s'agisse de problèmes physiques ou émotionnels. Si le corps médical reste sceptique quant aux possibilités de soigner des maladies, la réflexologie a démontré son efficacité pour détendre et soulager le stress, permettant au corps de retrouver son équilibre.

Diagnostic

Un réflexologue passera en revue vos antécédents médicaux. Il vous demandera de dénuder vos pieds qu'il examinera à la recherche d'indices de mauvaise santé

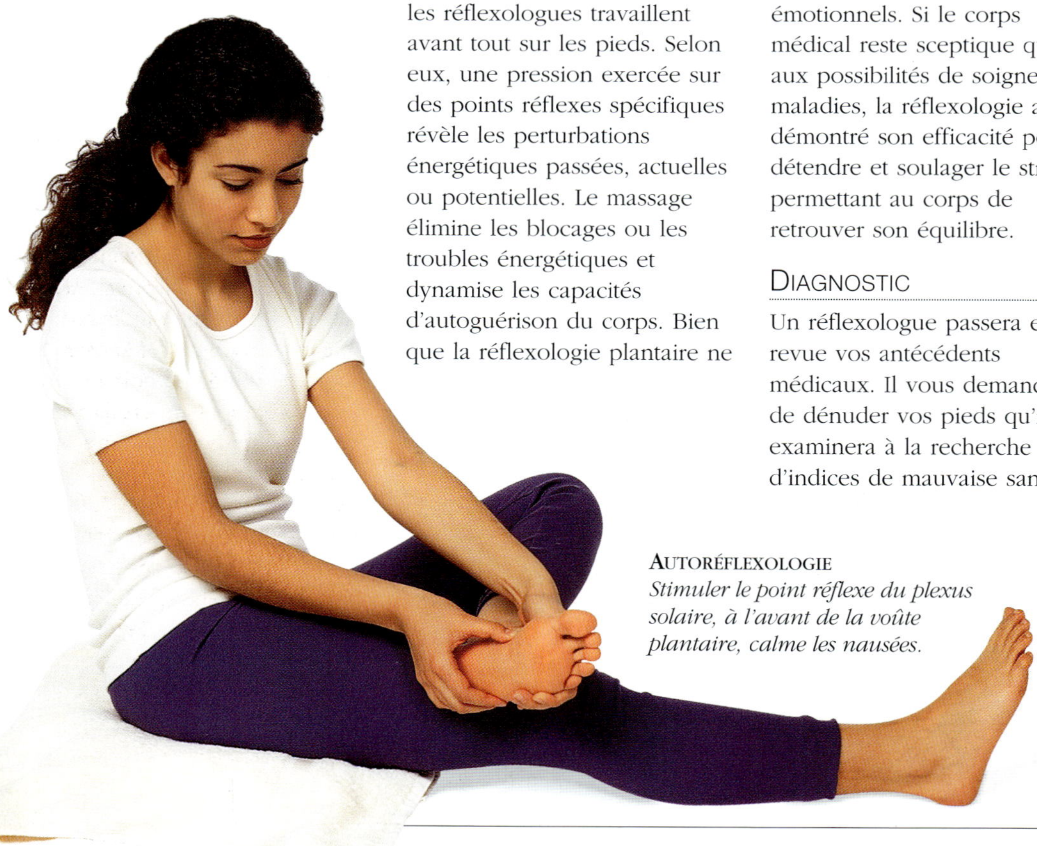

Autoréflexologie
Stimuler le point réflexe du plexus solaire, à l'avant de la voûte plantaire, calme les nausées.

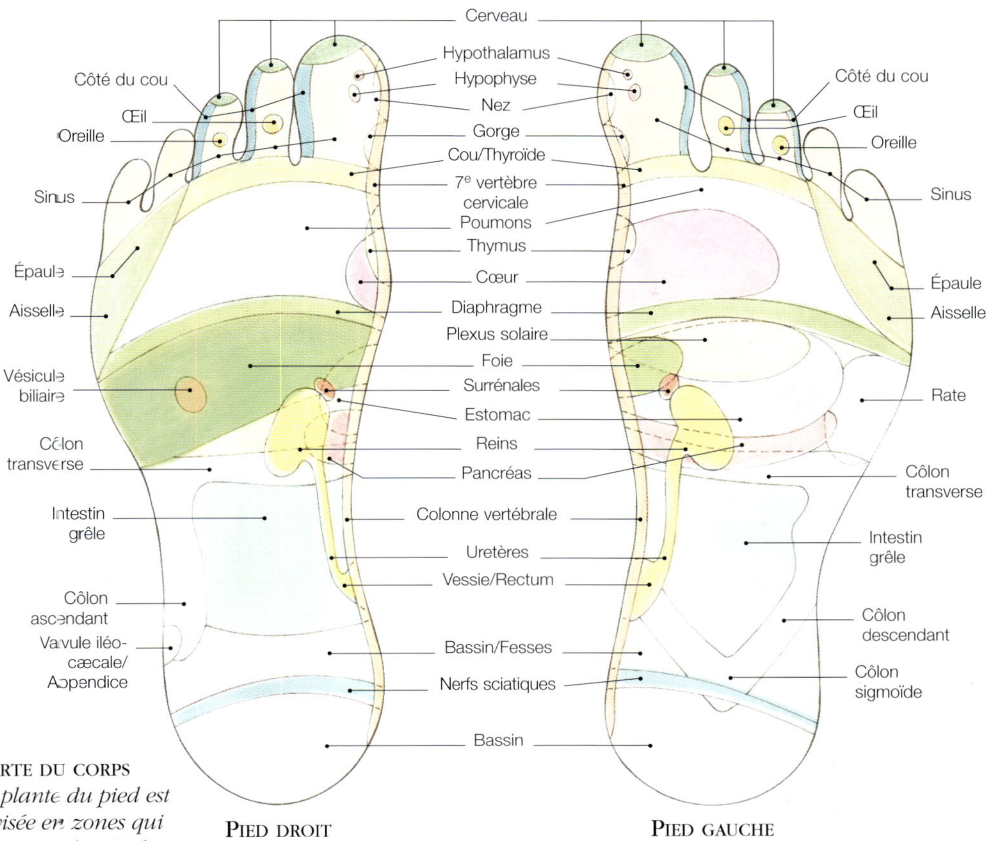

CARTE DU CORPS
La plante du pied est divisée en zones qui correspondent à des parties spécifiques du corps. Un réflexologue lit le pied telle une carte, mettant en évidence les zones sensibles qui témoignent d'une affection dont souffre l'organisme.

(décoloration, œdème, sécheresse, rougeurs...). Il étudiera également votre sensibilité au toucher. D'après ces thérapeutes, les déchets s'accumulent autour de ces points réflexes vulnérables – d'où une sensibilité révélant le blocage du flux énergétique en un autre point du corps.

TRAITEMENT

Le réflexologue masse, avec les pouces ou avec tous les doigts, les orteils et la plante des pieds en passant sur chaque zone réflexe. Des effleurements, rotations, étirement ou pressions visent à disperser les toxines et, de ce fait, à rétablir la circulation de l'énergie. Vous sentirez une sensation de contusion ou de piqûre lorsqu'il aura décelé une zone liée à un organe atteint. Chaque séance dure environ une heure, voire plus, et il faut généralement compter six séances hebdomadaires pour un bon résultat. Certaines techniques, faciles, peuvent être enseignées pour que l'on se masse soi-même les pieds chez soi. Peu de tests ont été menés par les scientifiques, mais la réflexologie prétend qu'elle peut agir sur plus de 100 affections différentes.

MISE EN GARDE

La réflexologie est à manier avec beaucoup de prudence durant la grossesse, en raison des risques de fausse couche ou d'accouchement prématuré. Elle est aussi contre-indiquée en cas de risque d'éclampsie gravidique et de pathologie du placenta mettant en danger la vie du fœtus, telle qu'un placenta prævia. Les zones des chevilles et des malléoles, externes et internes ne doivent pas être stimulées, sauf au moment de l'accouchement. Prenez l'avis d'un réflexologue qualifié avant de pratiquer vous-même. Cette technique se montre, en revanche, très efficace au moment de l'accouchement.

Yoga

YOGA EST UN TERME SANSKRIT qui signifie union. Cette discipline, née en Inde il y a plus de 5 000 ans, était proposée par les ascètes hindous. Introduite en Occident au XIXe siècle, elle y devint rapidement populaire. Le yoga peut se pratiquer durant la grossesse, l'accouchement et la période postnatale.

INDICATIONS

- *Nausées matinales*
- *Dorsalgies*
- *Hémorroïdes et varices*
- *Dépression*
- *Présentation par le siège*
- *Problèmes respiratoires*

PRINCIPE

Vous pensez peut-être que le yoga n'est qu'une forme d'exercices respiratoires doux, alors qu'il s'agit, en fait, d'un système complexe de gymnastique physique et mentale. Bénéfique durant la grossesse et après l'accouchement, c'est la méthode préférée par un nombre croissant de femmes enceintes et de jeunes mères. Le yoga est une thérapie qui renforce, tonifie et détend le corps. Il facilite l'ouverture du bassin durant le travail et permet de retrouver rapidement un bon tonus musculaire. S'il existe plusieurs écoles de yoga, toutes contribuent à l'épanouissement physique et spirituel. Des formes plus ésotériques de yoga sont axées sur les centres énergétiques du corps ou *chakras*. Se concentrer sur les *chakras* durant une séance de yoga ou de méditation agit sur la circulation de l'énergie vitale ou *prana* par l'intermédiaire du corps « subtil », non physique. Le hatha yoga est l'une des formes les plus populaires en Occident. Il repose sur les postures *(asanas)* et sur des techniques respiratoires *(pranayamas)* visant à favoriser le calme, la relaxation et l'équilibre du corps et de l'esprit.

LE CHOIX DU PROFESSEUR

Certains cours de yoga sont spécialement conçus pour les femmes enceintes. Dans ce cas, le professeur est bien conscient des modifications physiologiques propres à la grossesse et proposent des postures confortables et appropriées aux femmes enceintes. Le yoga s'avère bénéfique dès lors que l'on est habituée aux postures et aux techniques de respiration.

MISE EN GARDE

Écoutez votre corps et évitez toute posture inconfortable. Pratiquez en douceur au cours des quatorze premières semaines, et évitez tout exercice à plat sur le dos, au-delà de la trentième semaine.

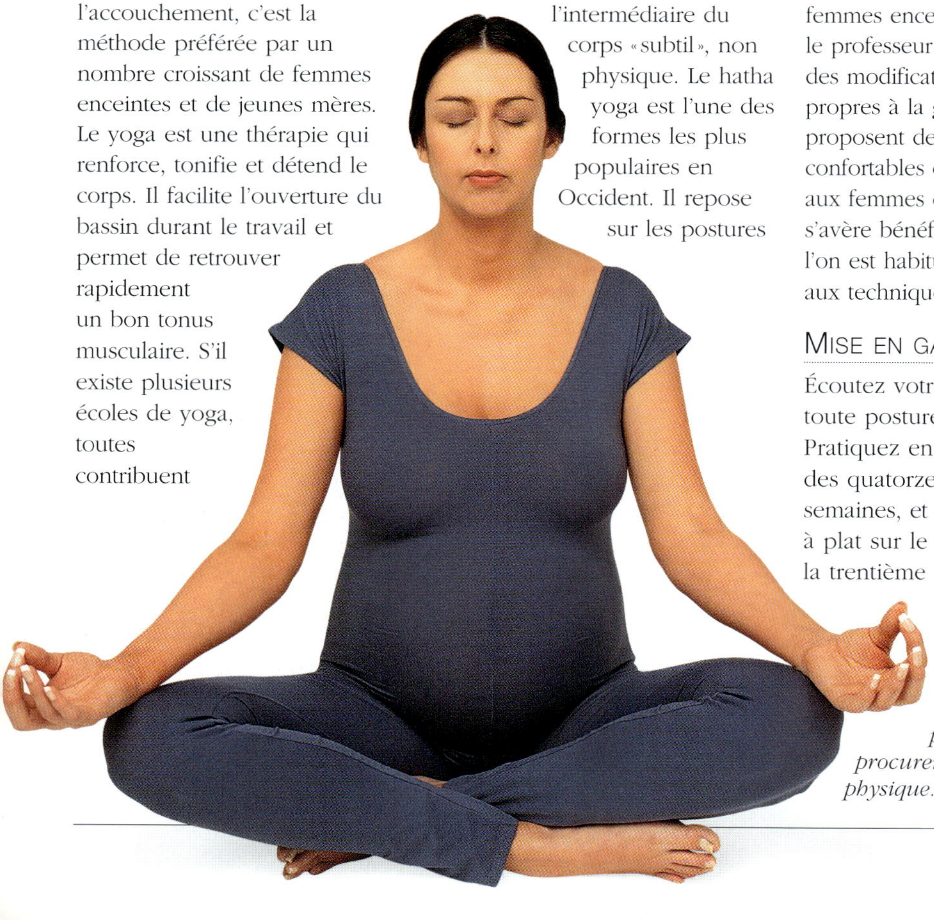

LE CORPS ET L'ESPRIT *Assise en tailleur, une respiration profonde vous procurera calme et détente physique.*

Méditation et visualisation

La méditation permet de parvenir à une détente profonde et à une conscience accrue, contrebalançant les effets du stress. De même, la visualisation améliore la capacité à gérer les situations stressantes et stimule les facultés d'autoguérison. Ces deux pratiques peuvent être bénéfiques durant la grossesse.

Indications

- *Nausées matinales*
- *Risque de fausse couche*
- *Troubles du sommeil*
- *Stress et anxiété*
- *Hypertension*
- *Accouchement*

Méditation

La méditation consiste à vider son esprit et à se concentrer sur une pensée ou une image. On stimule ainsi une « réaction de relaxation » propice à la réénergétisation du corps. La méditation transcendantale, basée sur la philosophie hindoue, est l'une des méthodes les plus utilisées. Au cours de la méditation, le cerveau émet des ondes alpha, qui sont associées à une relaxation profonde et à une diminution du stress, de la tension artérielle et musculaire.

Visualisation

Au début de la grossesse, il est difficile d'entrer en contact avec son enfant, surtout si l'on souffre de nausées matinales. C'est parfois source de dépit et d'anxiété. Établir un rapport avec le fœtus se fait progressivement. Il est conseillé de réserver du temps, chaque jour, pour s'asseoir les mains posées sur son ventre afin de visualiser le futur enfant et d'émettre des pensées positives sur votre avenir commun. La visualisation sert aussi à supporter les contractions douloureuses durant le travail.

Apprentissage des techniques

Vous pouvez apprendre la plupart des techniques de méditation et de visualisation grâce à des livres ou des vidéos, ou en prenant conseil auprès d'un enseignant, seule ou en groupe. Il est souvent plus efficace de pratiquer en groupe, même s'il est généralement facile de le faire chez soi. Il suffit d'un endroit calme où l'on puisse se détendre, assise ou allongée. La relaxation est fondamentale. Respirez lentement et régulièrement, en inspirant par les narines et en expirant par la bouche. Répétez un mantra ou concentrez-vous sur un objet propice à la méditation, comme une fleur ou une bougie. Si vous pratiquez la visualisation pour évacuer le stress, imaginez-vous dans un endroit paradisiaque (plage tropicale, lac de montagne, etc.) ou en train d'accoucher dans des conditions idylliques.

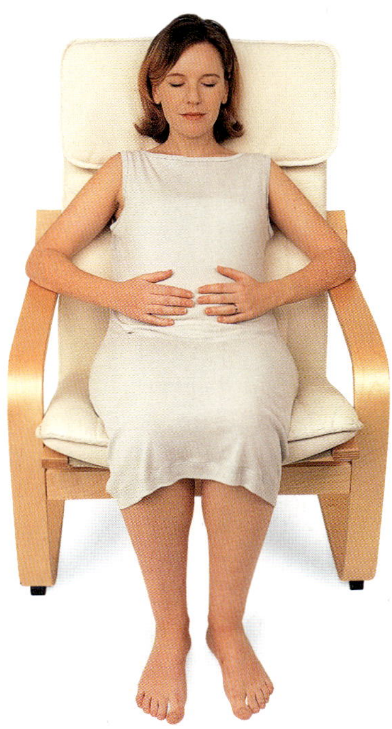

Adopter une position confortable *Installez-vous confortablement dans un fauteuil afin de pouvoir vous concentrer.*

Mise en garde

Avant de pratiquer la méditation ou la visualisation, consultez votre médecin en cas d'antécédents psychiatriques ou médicaux qui risqueraient de provoquer la survenue d'images désagréables et perturbantes. Choisissez un enseignant qualifié qui connaisse bien les effets de ces techniques sur vous et votre futur enfant ou, également, si vous constatez la moindre aggravation d'un trouble.

Hydrothérapie

L'IMMERSION DANS L'EAU A CONNU, ces dernières années, un regain de popularité chez les femmes enceintes qui peuvent ainsi entretenir leur corps en douceur et atténuer, lors du travail, la gêne et la douleur des contractions. L'hydrothérapie participe au traitement de plusieurs affections courantes.

INDICATIONS

- *Varices*
- *Problèmes de peau*
- *Accouchement*

PRINCIPE

Les toutes premières civilisations ont utilisé l'hydrothérapie ou thérapie par l'eau – sources naturelles, bains chauds, saunas et hammams ou encore massages avec de la glace – pour promouvoir la santé et le bien-être. L'eau permet aux vaisseaux de se dilater ou de se contracter suivant sa température. L'eau froide stimule la circulation sanguine, atténue les inflammations et raffermit la peau. L'hydrothérapie est proposée dans les stations thermales, ainsi que par certains établissements de soins.

HYDROTHÉRAPIE ET GROSSESSE

Faire de la gymnastique dans l'eau est bénéfique durant la grossesse : la femme enceinte n'est alors plus gênée par le poids de son ventre, et elle peut faire travailler ses muscles et ses articulations sans forcer. De nombreuses piscines proposent des cours de natation prénataux pour femmes enceintes.

MISE EN GARDE

Évitez saunas, hammams et bains chauds au cours du premier trimestre et si vous souffrez d'hypertension. Dans tous les cas, limitez les séances à dix minutes. Une naissance dans l'eau doit se faire en présence d'une sage-femme ou d'une personne qualifiée.

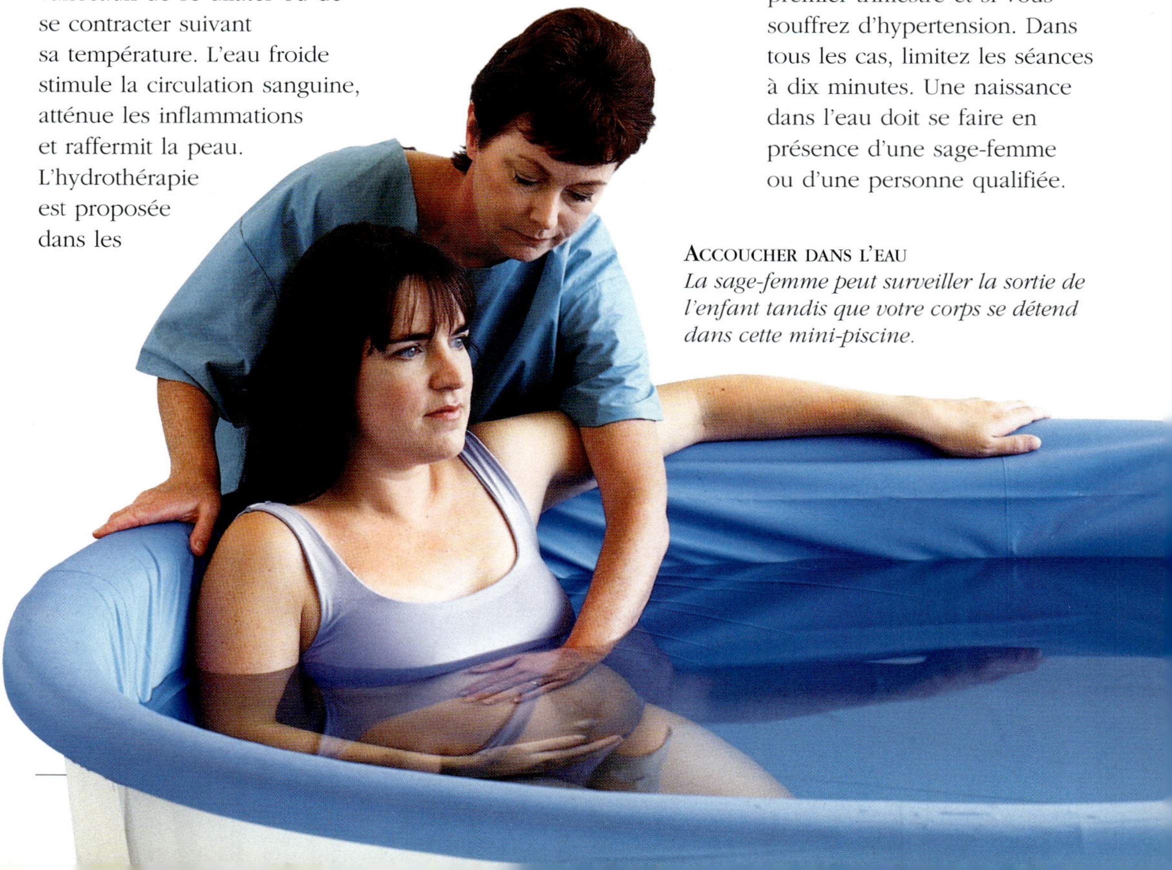

ACCOUCHER DANS L'EAU
La sage-femme peut surveiller la sortie de l'enfant tandis que votre corps se détend dans cette mini-piscine.

Hypnose

L'HYPNOSE EST DÉSORMAIS RECONNUE par le corps médical. Elle peut aider une femme enceinte à atténuer des problèmes courants et la peur liée à l'accouchement et à la naissance.

INDICATIONS

- *Vomissements*
- *Dépendance*
- *Accouchement*

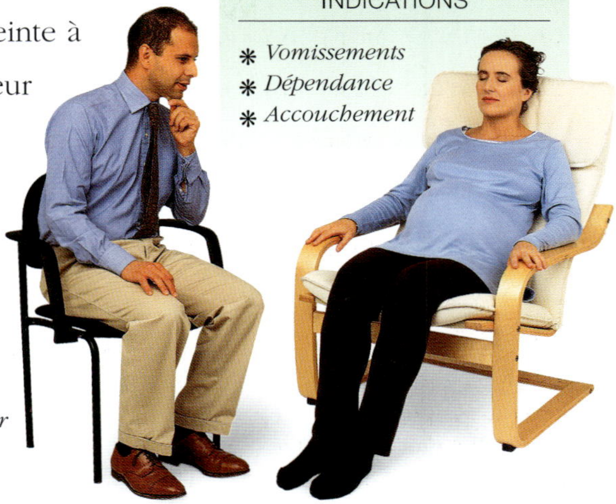

SOUS HYPNOSE *Le thérapeute parle d'une voix douce, afin de favoriser une relaxation profonde.*

PRINCIPE

Sous hypnose, la fonction consciente du cerveau est court-circuitée et l'inconscient devient extrêmement réceptif aux suggestions de bien-être. On peut apprendre l'auto-hypnose auprès d'un hypnothérapeute.

TRAITEMENT

Le thérapeute identifiera le problème à résoudre, il vous plongera dans un état de relaxation profonde, qui vous aidera à affronter la peur de l'accouchement, à gérer la douleur, et à vous libérer de toutes sortes de dépendances.

Chromothérapie

POUR LES CHROMOTHÉRAPEUTES, les cellules du corps vibrent, comme les couleurs, à des longueurs d'ondes spécifiques. Des cellules affectées par une souffrance physique ou mentale peuvent être rééquilibrées par certaines couleurs.

INDICATIONS

- *Hypertension*
- *Stress et anxiété*

SPÉCIFICITÉ DE CHAQUE COULEUR

Couleur	Spécificité
Rouge	Fertilité, énergie, vitalité
Orange	Dépression et hypotension
Jaune	Douleurs sourdes ou aiguës
Vert	Nettoyage et purification
Bleu	Stress et hypertension
Violet	Spiritualité et discernement
Mauve	Traitement d'une dépendance

TRAITEMENT

Un chromothérapeute étudiera vos antécédents médicaux et vos préférences en matière de couleurs. Certains associent chaque couleur à un *chakra* *(voir p. 142)*, d'autres interprètent votre « aura », d'autres encore emploient pour cela la radiesthésie. On pourra vous conseiller de porter certaines couleurs ou de les visualiser, ou encore vous faire prendre un « bain de couleur ». La couleur est alors dirigée sur un point particulier de votre corps ou diffusée tout autour de vous. Une couleur principale est choisie en fonction de ses effets sur l'organe à soigner et on peut y adjoindre sa couleur complémentaire.

Ostéopathie

L'OSTÉOPATHIE PART DU PRINCIPE qu'un corps est en bonne santé si les os et les muscles le sont également. Manipulations et massages visent à restaurer et à préserver leur équilibre et leur bon fonctionnement. C'est parfois très efficace contre les douleurs plus ou moins fortes, liées à la grossesse.

INDICATIONS

- *Dorsalgies et douleurs de la symphyse pubienne*
- *Œdème et syndrome du canal carpien*

PRINCIPE

Un faux mouvement ou un traumatisme peuvent perturber l'équilibre entre les muscles, les articulations, les ligaments et les nerfs. Un ostéopathe rétablit et préserve un équilibre optimal en soulageant les tensions musculaires et en rétablissant la mobilité des articulations. Chez la femme enceinte, la prise de poids, l'action des hormones et l'augmentation des fluides corporels perturbent cet équilibre.

DIAGNOSTIC ET TRAITEMENT

Les ostéopathes considèrent leurs patients comme un tout. Ils étudient les symptômes ainsi que les raisons d'un déséquilibre du squelette et des muscles. Après avoir noté vos antécédents médicaux, vos habitudes de vie, de travail et votre santé mentale, un ostéopathe examinera votre posture, votre poids et votre souplesse. Il établira un diagnostic et un traitement adapté – qui comprendra peut-être une dernière séance six semaines après l'accouchement. Durant le premier trimestre, l'ostéopathie pourra atténuer les contractures musculaires dues à l'augmentation du volume des seins et à des douleurs lombaires. Au deuxième trimestre, elle améliorera la posture du corps et soulagera les douleurs des hanches ou du bassin. Elle agira ensuite sur les troubles divers qui surviennent au cours du dernier trimestre : difficultés à respirer, sciatique, perte de mobilité, syndrome du canal carpien, œdème des chevilles, troubles digestifs, douleurs de la symphyse pubienne ou de la hanche. Après la naissance, un ostéopathe traitera les dorsalgies consécutives au traumatisme de l'accouchement ou à une mauvaise position lors du travail ou de l'allaitement. L'ostéopathie crânienne concerne la partie du crâne qui entoure le cerveau et les liquides qui protègent les méninges ; le traitement consiste en micro-manipulations.

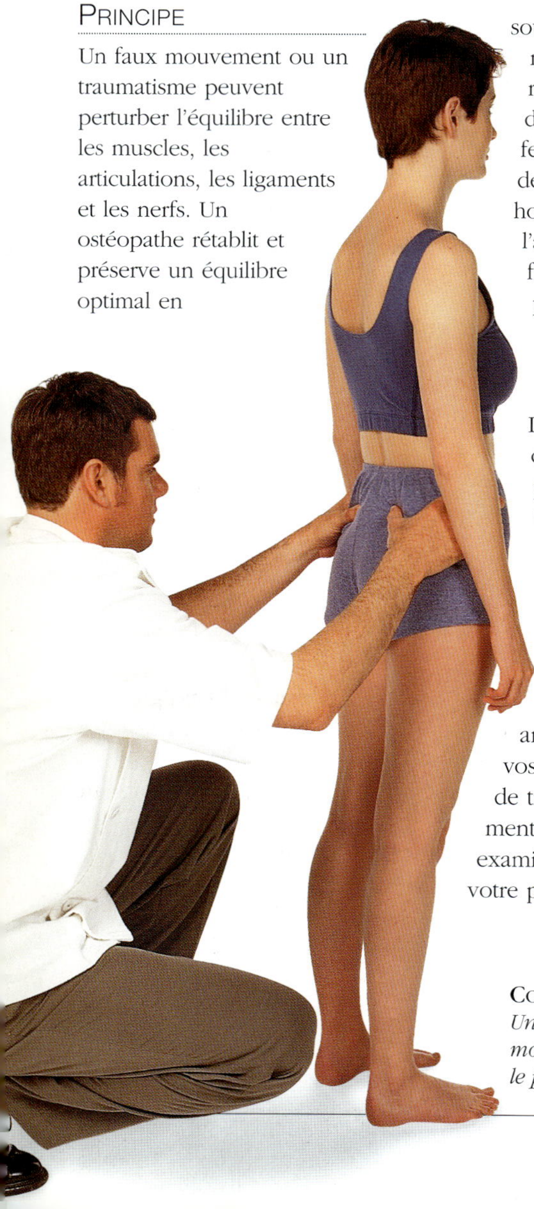

CORRIGER LA POSTURE *Un ostéopathe vous montrera comment porter le poids de votre ventre.*

Chiropractie

CETTE THÉRAPIE REPOSE SUR LA CONVICTION que la moindre action de la colonne vertébrale influe sur toutes les articulations et tous les muscles. Des manipulations visent à corriger les déséquilibres.

INDICATIONS

* *Dorsalgies, douleurs de la symphyse pubienne et sciatique*

PRINCIPE

La colonne vertébrale comprend 24 vertèbres mobiles plus le sacrum et le coccyx. Le moindre déplacement crée une pression, source de douleur, sur les nerfs spinaux. Les chiropracteurs manipulent la colonne vertébrale pour restaurer la mobilité, détendre les muscles, calmer les réactions inflammatoires et, ainsi, stimuler les facultés d'autoguérison.

TRAITEMENT

Après vous avoir interrogée sur vos antécédents médicaux, le chiropracteur vous demandera de prendre diverses positions afin d'évaluer votre mobilité vertébrale. Il exercera peut-être une légère poussée pour libérer une articulation bloquée. La chiropractie soulage les douleurs dorsales et les nausées. Elle facilite aussi l'élargissement du bassin lors de l'accouchement. Lorsque les vertèbres sont bien alignées, il n'y a pas de pression sur les nerfs innervant l'utérus.

Technique Alexander

La technique Alexander vise à modifier les postures (debout, assise ou en mouvement). Cela permet, durant la grossesse, de lutter contre les dorsalgies et les tensions des muscles du cou.

INDICATIONS

* *Problèmes respiratoires*
* *Dorsalgies*

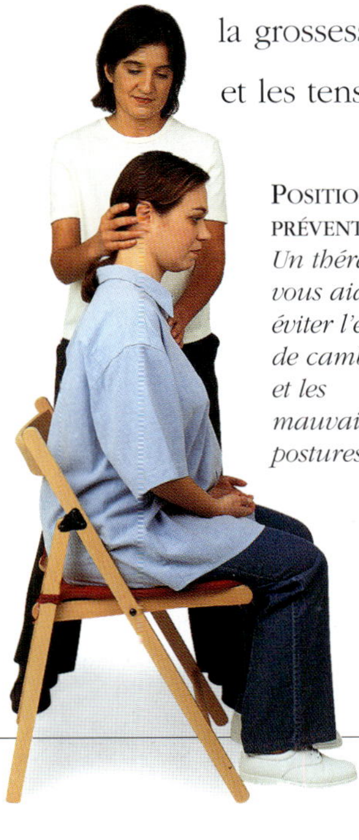

POSITION PRÉVENTIVE *Un thérapeute vous aidera à éviter l'excès de cambrure et les mauvaises postures.*

PRINCIPE

Cette thérapie a été mise au point, à la fin du XIXe siècle par un acteur, Frederick Matthias Alexander, qui perdait souvent la voix sur scène à cause, en fait, de tensions au niveau des épaules et des membres. Il modifia sa posture en s'inspirant de celle d'un jeune enfant. Cette technique est efficace chez les femmes enceintes qui ont des douleurs à cause des mauvaises positions qu'elles prennent.

TRAITEMENT

Une personne qui enseigne cette technique examinera votre posture avant de rétablir votre manière de tenir et bouger votre corps. Vous apprendrez comment être droite, vous asseoir, vous allonger, marcher et soulever des objets. Il faut compter 15 à 30 séances de 30 à 45 minutes. Une fois cette technique assimilée, elle peut s'appliquer partout et en toute circonstance.

Homéopathie

LE MOT HOMÉOPATHIE VIENT DU GREC *homoios* (semblable) et *pathos* (souffrance). L'homéopathie, qui postule que « les semblables guérissent les semblables », est très populaire chez les personnes qui cherchent des alternatives à la médecine classique.

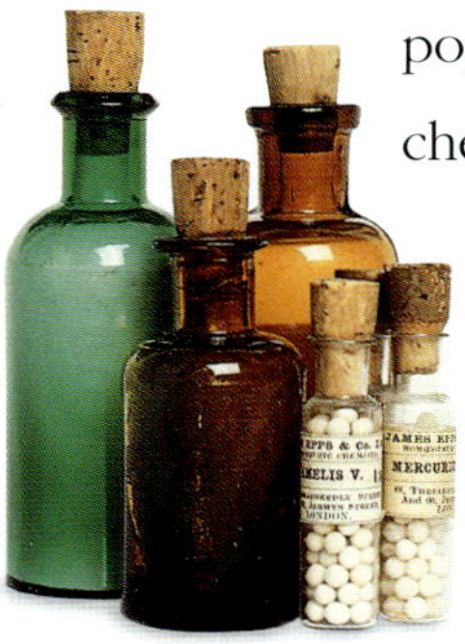

INDICATIONS

- *Nausées matinales*
- *Maux de tête*
- *Hémorroïdes*
- *Problèmes respiratoires*
- *Accouchement*
- *Problèmes d'allaitement*

PRINCIPE

L'homéopathie repose sur la loi de similitude : « Ce qui rend malade permet de guérir. » En d'autres termes, une substance qui provoquera, chez un homme sain, les symptômes d'une maladie guérira une personne atteinte de cette affection. Les médicaments homéopathiques sont tirés des plantes, minéraux, animaux et, plus rarement, de la maladie elle-même. On fait macérer la substance de base dans de l'alcool pour obtenir une teinture-mère qui sera diluée des dizaines ou des centaines de fois et « dynamisée » (agitée fortement) pour accroître son efficacité. Le nombre porté sur le remède indique le nombre de dilutions et de dynamisations. Paradoxalement, plus la dose est « infinitésimale » et plus le produit est actif.

DIAGNOSTIC ET TRAITEMENT

L'homéopathe considère que les symptômes d'une maladie sont révélateurs des capacités d'autoguérison utilisées par l'organisme pour combattre ce mal. Ces symptômes lui permettront d'identifier le remède propre à guérir.
Un traitement est valable pour une personne à un moment donné. Selon les homéopathes, les affections résultent d'un déséquilibre de la « force vitale » et la personne doit être étudiée dans sa globalité (physique, intellectuelle et psychique). Un premier rendez-vous peut durer jusqu'à deux heures, car il faut noter tout ce qui a trait à votre physique, votre caractère, vos habitudes, ce que vous aimez et détestez sans oublier vos

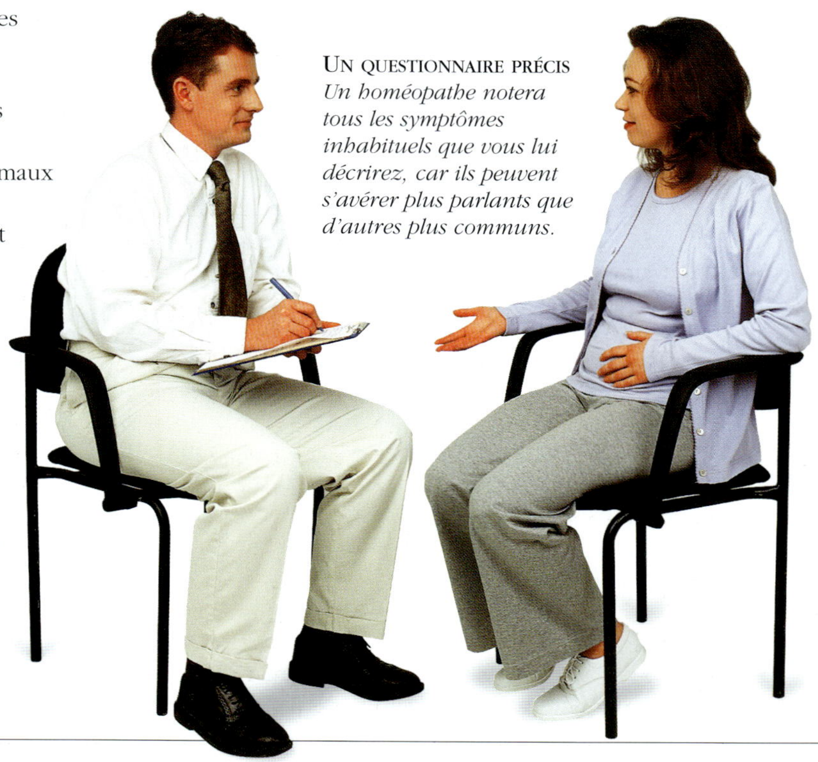

UN QUESTIONNAIRE PRÉCIS *Un homéopathe notera tous les symptômes inhabituels que vous lui décrirez, car ils peuvent s'avérer plus parlants que d'autres plus communs.*

Remèdes homéopathiques courants

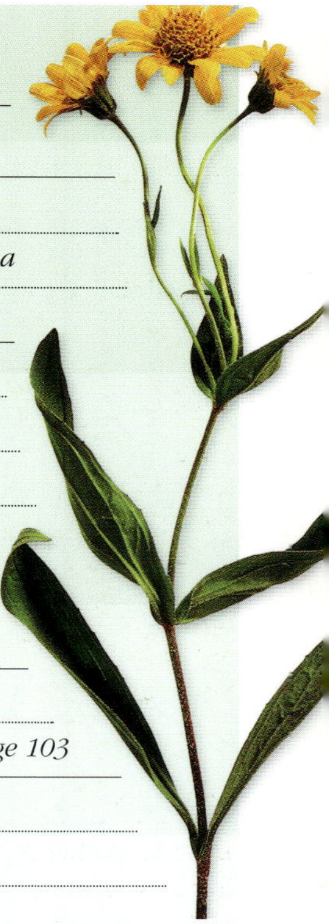

	Indication	Remèdes
1er trimestre	Nausées matinales	*Ipeca, Nux vomica, Pulsatilla ; voir p. 37*
	Fatigue	*Calcarea carbonica, Arsenicum album, Nux vomica*
	Risque de fausse couche	*Ipeca, Kalium carbonicum, Pulsatilla ; voir p. 43*
2e et 3e trimestres	Brûlures d'estomac	*Carbo vegetabilis, Nux vomica, Pulsatilla ; voir p. 55*
	Maux de tête	*Aconitum, Belladonna, Bryonia ; voir p. 61*
	Constipation	*Bryonia, Nux vomica, Sepia, Sulfur*
	Hémorroïdes	*Nux vomica, Hamamelis, Sepia ; voir p. 63*
	Insomnies	*Gelsemium*
	Problèmes de peau	*Sulfur, Graphites*
Travail	Troubles émotionnels	*Pulsatilla ; voir p. 109*
	Douleur	*Caulophyllum, page 97 ; Pulsatilla, Chamomilla, page 103*
Période postnatale	Problèmes d'allaitement	*Belladonna, Pulsatilla, Bryonia ; voir p. 123*
	Hématomes	*Arnica ; voir p. 125*
	Suites de césarienne	*Arnica, Opium ; voir p. 127*

antécédents médicaux et ce qui vous amène à consulter. L'homéopathe voudra savoir comment évoluent vos symptômes selon l'heure, les conditions atmosphériques, la prise d'aliments et de boissons, le repos, etc. Certaines questions pourront vous surprendre ou vous gêner, mais elles permettront de mieux vous individualiser et, à partir de votre « typologie », de choisir le remède approprié parmi les 2 000 existants. L'homéopathie traite le terrain – en cas d'affection chronique – et les symptômes liés à une affection aiguë. Plusieurs rendez-vous seront parfois nécessaires pour parvenir à la guérison avec, peut-être, une modification de prescription en cours de traitement. Un médicament homéopathique se prend généralement dans le courant de la journée et il faut éviter de boire ou de manger pendant au moins 10 à 15 minutes après la prise. L'homéopathe pourra également vous conseiller de faire de l'exercice, de modifier vos habitudes alimentaires et de vie. Parfois, les symptômes s'aggravent légèrement en début de traitement, avant de s'atténuer. Il faut cesser la prise de granules lorsque l'amélioration est durable.

Automédication

Les médicaments homéopathiques sont en vente libre dans les pharmacies, et il existe de nombreux ouvrages destinés à se familiariser avec ces remèdes. Si vous optez pour une automédication, identifiez bien les symptômes à traiter et respectez les instructions données par le laboratoire.

Mise en garde

Si votre grossesse se déroule bien, vous pouvez avoir recours à l'automédication. N'hésitez pas à prendre conseil auprès de votre médecin, d'un homéopathe ou d'une sage-femme. Il faut supprimer certains produits comme le café, l'eucalyptus, le menthol et la menthe poivrée (pensez au dentifrice) car ils neutralisent les effets des remèdes homéopathiques.

Phytothérapie occidentale

DEPUIS DES TEMPS IMMÉMORIAUX, les femmes utilisent des plantes pour soulager les douleurs de l'accouchement et accélérer la récupération. Les herboristeries, qui ont laissé la place aux pharmacies, connaissent aujourd'hui un regain de popularité.

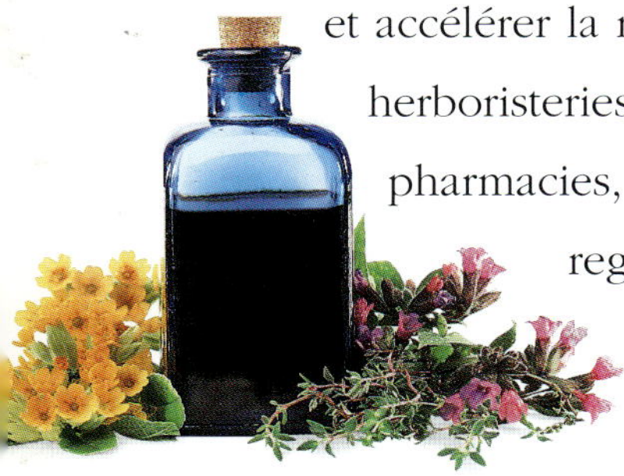

INDICATIONS

- *Nausées matinales*
- *Constipation*
- *Stress et anxiété*
- *Troubles du sommeil*
- *Problèmes de peau*
- *Problèmes d'allaitement*

PRINCIPE

Bien des produits pharmaceutiques actuels sont issus de plantes médicinales mais, si les médicaments de synthèse sont obtenus à partir d'extraits isolés, la phytothérapie utilise des parties entières comme les feuilles ou les racines. Selon les phytothérapeutes, les nombreux composants chimiques d'une plante œuvrent en synergie et induisent, de ce fait, des effets thérapeutiques supérieurs à ceux d'un principe actif isolé et utilisé séparément. Une plante médicinale agit souvent de manière plus douce et, aussi, plus efficace qu'un médicament allopathique. Le traitement est adapté aux besoins d'un individu et non à une liste de symptômes.

DIAGNOSTIC ET TRAITEMENT

Une première consultation dure généralement une heure. Le phytothérapeute étudiera vos antécédents médicaux. Il vous examinera attentivement, en particulier votre circulation sanguine et vos fonctions digestive et respiratoire. Il vous prescrira le ou les remèdes adaptés à votre cas, qu'il préparera ou vous demandera d'acheter dans une herboristerie. Il pourra également vous conseiller des mouvements, un régime alimentaire et un mode de vie plus conformes à vos besoins, et vous demandera peut-être de revenir le voir pour un suivi médical. Les plantes mettent parfois plus de temps à agir que les médicaments classiques et il faut poursuivre le traitement une ou deux semaines après disparition des symptômes.

AUTOMÉDICATION

Nous vous déconseillons vivement d'y recourir *(voir*

PRÉPARER UNE INFUSION

N'utilisez pas de récipient en aluminium, en fer ou en plastique. Vous pouvez faire infuser les feuilles, les fleurs, voire les graines en fonction du remède désiré. Pour une efficacité optimale, faites attention à la qualité des plantes. Ébouillantez la tisanière. Utilisez 5 g (1 c. à café) de la plante séchée et ajoutez 1 tasse d'eau bouillante. Posez le couvercle et laissez infuser 10 à 15 minutes. Buvez tiède après avoir filtré la tisane.
Pour une plus grande quantité, comptez environ 30 g par demi-litre d'eau.

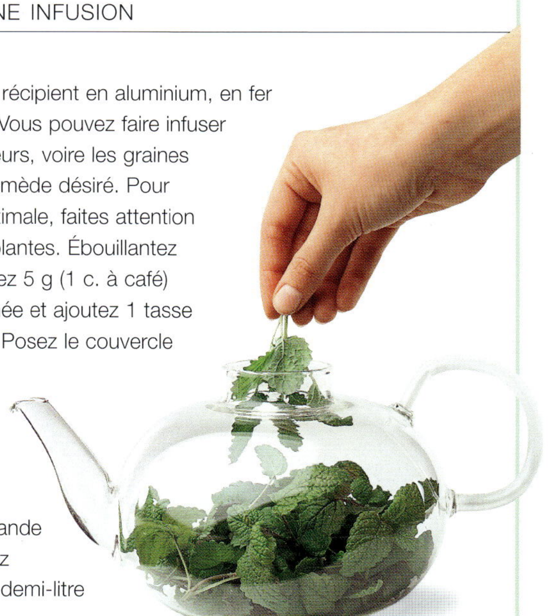

Plantes médicinales courantes

	Indication	Remèdes
1er trimestre	Nausées matinales	*Camomille, fenouil, gingembre, menthe poivrée ; voir p. 37*
	Risque de fausse couche	*Gingembre ; voir p. 43*
	Œdème	*Chou, pissenlit, ortie ; voir p. 87*
	Anémie	*Ortie ; voir p. 57*
2e et 3e trimestres	Constipation	*Pissenlit ; voir p. 63*
	Hémorroïdes	*Millepertuis ; voir p. 63*
	Maux de tête	*Camomille, gingembre ; voir p. 61*
	Brûlures d'estomac	*Fenouil, camomille, menthe poivrée ; voir p. 55*
Travail	Préparation	*Feuilles de framboisier ; voir p. 96-97*
	Tension et douleur	*Camomille*
Période postnatale	Périnée	*Calendula, hamamélis ; voir p. 125*
	Dépression	*Romarin, verveine, bourrache, millepertuis ; voir p. 129*
	Engorgement mammaire	*Chou ; voir p. 123*
	Lactation	*Fenouil ; voir p. 97*

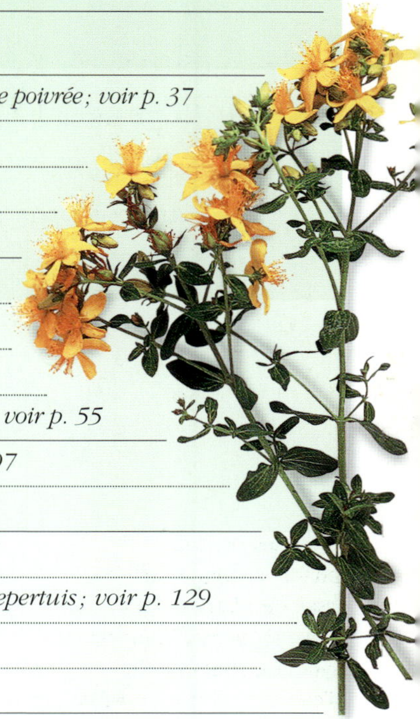

l'encadré Mise en garde*)*. Si vous suivez un traitement, mieux vaut informer votre médecin que vous envisagez de prendre des plantes médicinales. De même, le phytothérapeute doit savoir que vous prenez des médicaments. Bien des plantes sont polyvalentes et peuvent être utilisées pour toutes sortes de petits maux. Parmi celles-ci : tilleul, fenouil, camomille, mélisse, menthe, bourrache, gingembre, verveine, romarin.

Préparation du remède

Les infusions *(voir ci-contre)*, les décoctions, les crèmes, les pommades, les cataplasmes, les gélules et autres préparations à base de plantes sont indiqués pour soulager bien des affections courantes de la grossesse. La lavande, les fleurs de tilleul, d'oranger ou encore les pétales de rose s'utilisent, enveloppés dans une mousseline, pour un bain odorant et relaxant. Vous pouvez également réaliser une compresse aux vertus cicatrisantes en faisant infuser la plante appropriée dans de l'eau ; imbibez ensuite un coton ou une compresse et appliquez sur l'endroit à soigner. Pour un cataplasme, il en va de même si ce n'est que l'on utilise alors toute la plante. Compresses et cataplasmes s'emploient le plus souvent à chaud. Plusieurs plantes entrent dans la composition de crèmes ou de pommades. La pommade au calendula est recommandée pour les problèmes de mamelon. Citons également la pomme de terre crue et râpée sur les hémorroïdes et les feuilles de chou contre l'engorgement mammaire.

Mise en garde

L'utilisation de nombreuses plantes est contre-indiquée chez la femme enceinte, car elles risquent de nuire au développement du fœtus. D'autres doivent être utilisées sur avis d'un phytothérapeute. Si vous avez le moindre doute, n'hésitez pas à consulter un médecin, une sage-femme, un phytothérapeute ou un herboriste compétent.

Aromathérapie

LE TERME AROMATHÉRAPIE A ÉTÉ CRÉÉ, dans les années 1920, par le chimiste français René-Maurice Gattefossé, qui découvrit les propriétés curatives des huiles essentielles. De nos jours, cette thérapie associe cette approche scientifique à la tradition du massage.

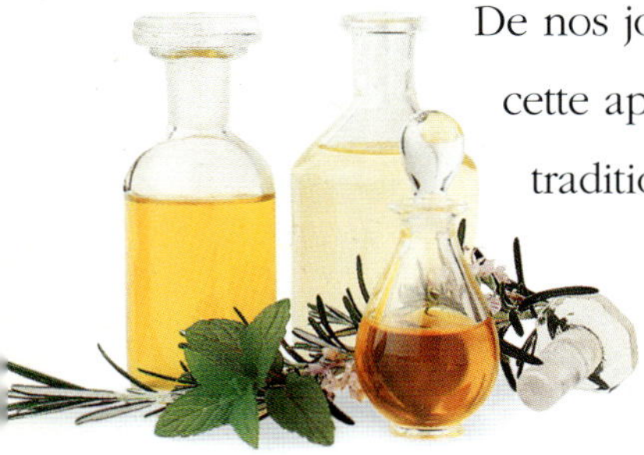

INDICATIONS

- *Vomissements*
- *Maux de tête*
- *Troubles du sommeil*
- *Hypertension*
- *Accouchement*
- *Périnée*

PRINCIPE

Gattefossé commença ses recherches après s'être accidentellement brûlé la main. Il appliqua de l'huile essentielle (HE) de lavande et découvrit que sa peau cicatrisait rapidement, sans séquelle. Les huiles essentielles sont obtenues par distillation à la vapeur d'eau des principes aromatiques volatils des plantes (fleurs, feuilles, fruits, graines, écorce, racines, etc.). Une fois inhalées, ces substances passeraient directement dans la circulation sanguine et, de là, dans le système nerveux. Elles agiraient sur le cerveau émotionnel et viscéral ou système limbique, d'où un effet sur le comportement instinctif, les émotions et les hormones. Certaines huiles essentielles sont apaisantes et d'autres stimulantes. Toutes auraient des vertus thérapeutiques.

DIAGNOSTIC ET TRAITEMENT

Adressez-vous à un aromathérapeute reconnu. Il commencera par étudier vos antécédents médicaux et votre mode de vie afin de choisir les huiles qui vous conviennent (et qui doivent, dans tous les cas, être d'une odeur plaisante pour vous). Cette thérapie repose en partie sur les complexes : on peut ainsi mélanger jusqu'à 5 HE, l'efficacité globale étant supérieure à celle de chaque plante prise séparément. Les huiles doivent être diluées dans une base huileuse (amande douce, huile de pépins de raisin, tournesol, etc.) avant d'être appliquées sur la peau, au cours d'un massage médical, par exemple. En cas d'automédication, utilisez les huiles essentielles, diluées dans un bain, en inhalation, sur des compresses ou

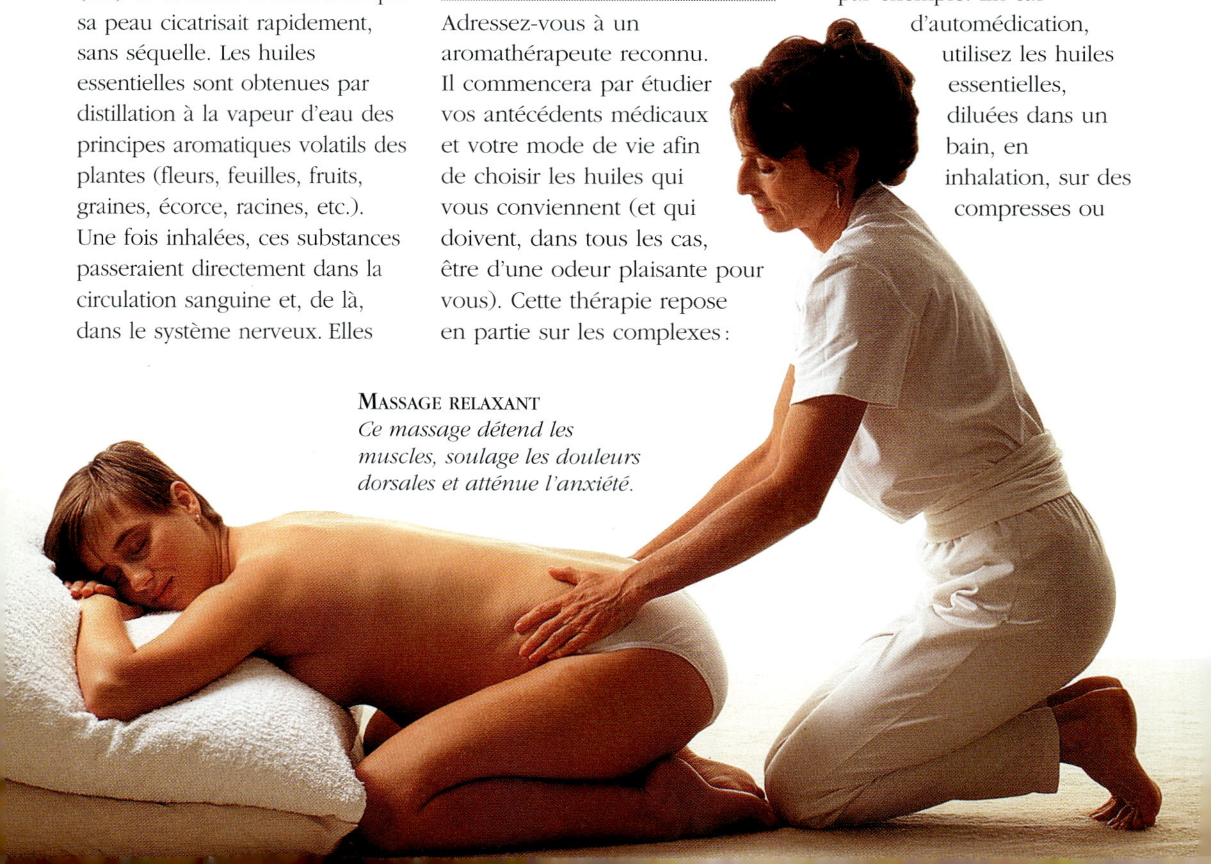

MASSAGE RELAXANT
Ce massage détend les muscles, soulage les douleurs dorsales et atténue l'anxiété.

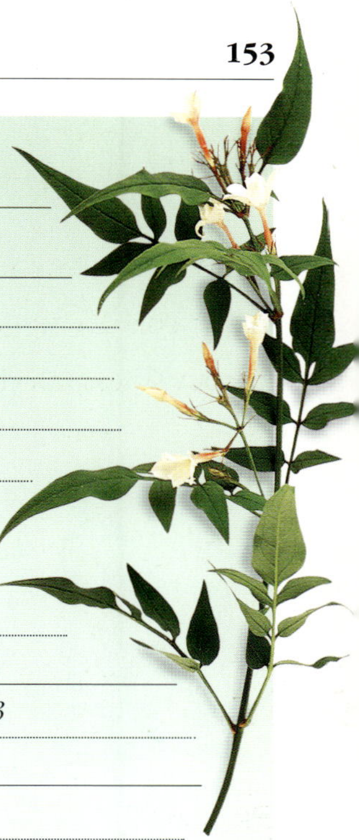

Huiles essentielles courantes

	Indication	Remèdes
1er, 2e et 3e trimestres	Vomissements	*Bergamote, citron ; voir p. 39*
	Brûlures d'estomac	*Lavande, camomille ; voir p. 55*
	Maux de tête	*Lavande ; voir p. 61*
	Constipation	*Mandarine, orange ; voir p. 63*
	Candidose	*Mélaleuca, camomille ; voir p. 64*
	Insomnies	*Mandarine, lavande ; voir p. 79*
	Anxiété	*Camomille, bois de santal ; voir p. 83*
	Hypertension	*Camomille, lavande ; voir p. 85*
Travail	Douleur	*Lavande, camomille, eucalyptus ; voir p. 103*
	Accélérer les contractions	*Sauge ; voir p. 103*
Période postnatale	Périnée	*Lavande, cyprès ; voir p. 125*
	Dépression	*Jasmin, citron, tilleul, pamplemousse ; voir p. 129*
	Engorgement mammaire	*Fenouil, lavande, rose ; voir p. 123*
	Vergetures	*Mandarine ; voir p. 81*

répandues dans l'atmosphère par un diffuseur d'arômes.

HE et grossesse

Bien des huiles essentielles sont efficaces durant la grossesse, le travail et après la naissance, pour soigner des affections aussi diverses que les problèmes digestifs ou le stress. Cet usage doit toutefois être entouré de grandes précautions, car l'innocuité des huiles essentielles durant la grossesse fait actuellement l'objet d'une controverse. Bien que certains les déconseillent formellement durant le premier trimestre, nombre d'entre elles ne présentent aucun risque *(voir* Mise en garde *ci-contre).* N'avalez jamais d'huile essentielle. N'achetez que des produits purs, de qualité. Respectez le mode d'utilisation. Ne prenez jamais d'HE au hasard et demandez toujours conseil à votre sage-femme ou à votre médecin. Par ailleurs, il est conseillé de bien les diluer (5 gouttes dans 20 ml de base huileuse). Faites attention aux yeux, car la plupart de ces huiles sont très irritantes. En cas de problème, lavez-vous les yeux avec beaucoup d'eau chaude. Les HE ont tendance à rester longtemps sur les doigts, ce qui peut affecter les peaux sensibles (surtout le camphre, l'eucalyptus, le genièvre, le gingembre, la girofle, la menthe, la menthe poivrée, le piment, la sauge et le thym). N'utilisez jamais d'HE dans une baignoire d'accouchement (cela risquerait d'irriter les yeux du nouveau-né), ni sur la peau de votre bébé.

Mise en garde

Certaines HE comme le gingembre, le néroli, le petit grain, le bois de rose ou de santal, le mélaleuca ou l'ylang-ylang peuvent être utilisées sans danger durant la grossesse. D'autres demandent quelques précautions : bergamote, citron, camomille, cyprès, encens, géranium, lavande, marjolaine et menthe poivrée. Le romarin et la sauge s'utilisent seulement avant et pendant le travail.

Élixirs floraux

LA PREMIÈRE TRACE D'UTILISATION THÉRAPEUTIQUE de fleurs remonte à l'Égypte ancienne. Souvent employés en automédication, lors de problèmes d'ordre émotionnel, les élixirs floraux ont récemment connu une popularité accrue, même si leur efficacité n'a pas été démontrée.

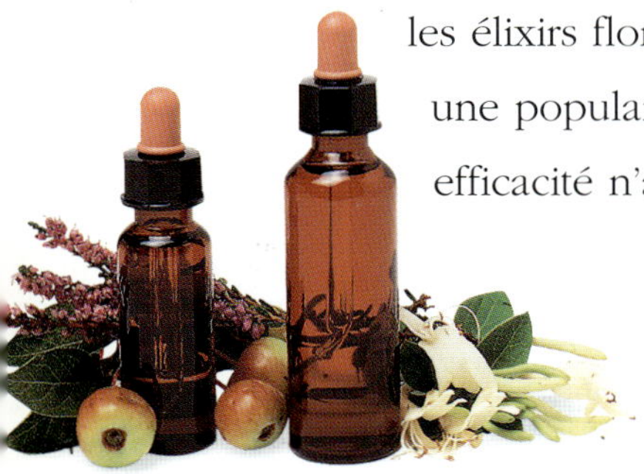

INDICATIONS

* *Vomissements*
* *Risque de fausse couche*
* *Troubles du sommeil*
* *Dépression*
* *Stress et anxiété*
* *Dépression post-partum*

PRINCIPE

Dans les années 1930, Edward Bach, remit à l'honneur l'usage thérapeutique des élixirs floraux. Ces essences proviennent aujourd'hui de plantes poussant dans toutes les parties du monde – de l'Alaska au bush australien. La méthode de distillation mise au point par Bach (infusion des parties végétales dans de l'eau de source et conservation de l'élixir dans de l'alcool) donne des remèdes plus adaptés à un individu qu'à une maladie spécifique, en vertu du principe selon lequel l'état émotionnel et spirituel d'une personne influe sur sa santé et son bien-être.

TRAITEMENT

Il existe 38 remèdes de Bach. Chacun représente un élixir particulier spécifique à un état psychique, émotionnel ou à un aspect de la personnalité, à l'exception du Rescue Remedy® (Remède d'urgence), indiqué en cas d'état de choc ou de crise de panique. On peut combiner jusqu'à six ou sept élixirs. Ces remèdes étant conservés dans de l'alcool, une femme enceinte ne doit pas dépasser la posologie recommandée. Versez deux gouttes de chaque élixir dans une bouteille de 30 ml. Ajoutez de l'eau ou du jus de fruits. Prenez quatre gouttes, au moins quatre fois par jour, jusqu'à amélioration de votre état. En cas de dépression, versez deux à quatre gouttes dans un verre d'eau et prenez-en une gorgée plusieurs fois par jour.

CHOISIR LE REMÈDE

La description de chaque élixir donne ses indications. Le remède est choisi en fonction du ressenti de la personne. Durant les deux premiers trimestres : muscade contre la peur de la douleur et d'une complication, noyer en cas d'hypersensibilité aux changements et olivier pour la sensation d'épuisement. Au troisième trimestre : hélianthème contre les idées noires. Durant le travail : Rescue Remedy® pour apaiser l'esprit, soulager la douleur et affronter l'épreuve. Après l'accouchement : Étoile de Bethléem en cas de problèmes durant le travail ; moutarde, gentiane et châtaignier contre la dépression ; clématite en cas de manque d'intérêt pour le présent et orme si vous vous sentez écrasée par les responsabilités.

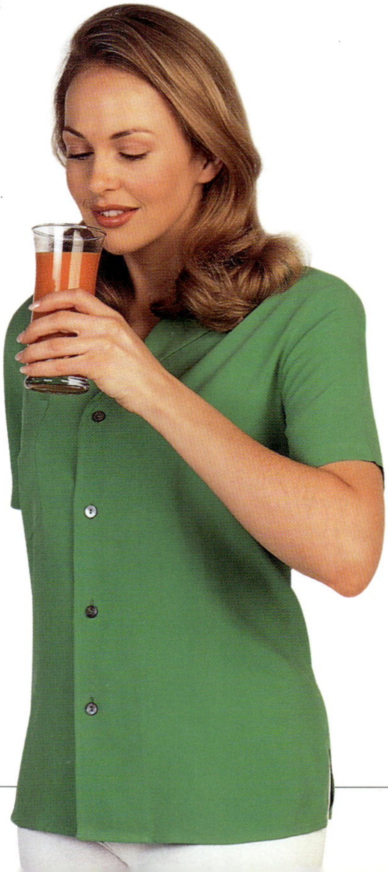

SE SOIGNER PAR LES ÉLIXIRS FLORAUX
Ils se prennent purs, en gouttes sur la langue, ou dilués dans de l'eau ou un jus de fruits.

Glossaire

Acide folique (vitamine B 9) présent dans les feuilles vertes, il est doué d'un important pouvoir antianémique.
Acides gras constituants de base des lipides. Certains ne sont pas synthétisés par l'organisme et doivent être fournis par l'alimentation.
Acides gras insaturés lipides renfermant des acides gras mais pas de cholestérol.
Acides gras saturés lipides renfermant des acides gras et du cholestérol.
Adrénaline hormone sécrétée par le corps en réponse à un exercice physique, au stress et à des émotions comme la peur ou l'angoisse.
Aigu adjectif qualifiant une affection survenant brutalement et pouvant évoluer rapidement, par opposition à chronique.
Alvéole un des petits sacs d'air des poumons où se produit l'échange des gaz entre les poumons et le sang.
Antihistaminique substance qui s'oppose aux effets de l'histamine, produite lors d'une réaction allergique.
Antioxydant substance qui inhibe l'action des radicaux libres, potentiellement dangereux sur les gènes, et qui nuit au cholestérol.
Bêta-carotène élément nutritif présent dans les fruits et les légumes de couleur jaune et orange.
Caryotype représentation de l'ensemble des chromosomes.
Cataplasme application locale, souvent chaude, d'une préparation médicinale pâteuse.
Chi nom donné, en médecine traditionnelle chinoise, à l'énergie vitale qui circule dans le corps ; appelé *ki* par les Japonais.
Chronique qualifie une affection installée et dont l'évolution est lente, par opposition à aigu.
Colostrum liquide jaunâtre sécrété par la glande mammaire avant la montée de lait, très riche en protéines, sels minéraux et anticorps maternels.
Compresse gaze imprégnée d'une infusion de plantes médicinales et appliquée sur la peau.
Contractions de Braxton-Hicks contractions irrégulières, brèves et douloureuses, qui surviennent au cours de la grossesse, sans provoquer la dilatation du col de l'utérus.
Décoction action de faire bouillir une substance végétale pour en extraire les principes solubles.
Diurétique substance permettant de stimuler la production d'urine.
Éclampsie affection caractérisée par des convulsions, nuisibles à l'enfant, pouvant survenir durant le dernier trimestre.
Endomètre muqueuse de l'utérus.
Endorphine antalgique naturel de longue durée, proche de la morphine, produit par l'organisme pour contrer la douleur.
Épisiotomie incision chirurgicale pratiquée durant l'accouchement pour faciliter la sortie du nouveau-né.
Gamète nom donné au spermatozoïde ou à l'ovule.
Glucose principale source d'énergie de l'organisme.
Glycémie teneur du sang en glucose.
Hyperémèse vomissements excessifs dus à la grossesse.
Hyperglycémie excès de glucose dans le sang.
Hypertension artérielle tension anormalement élevée.
Hypoglycémie insuffisance de glucose dans le sang.
Indice d'Apgar chiffre permettant d'évaluer l'état de santé d'un nouveau-né une minute et cinq minutes après la naissance, en fonction de cinq critères (rythme cardiaque, respiration, coloration, tonus musculaire et réactivité aux stimulus).
Infusion action d'infuser dans un liquide une substance végétale pour en extraire les principes solubles.
Méconium selles épaisses, verdâtres, évacuées par le nouveau-né peu après sa naissance.
Méridien en médecine traditionnelle chinoise, canal traversant tout le corps par où circule l'énergie vitale ou *chi*.
Neurotransmetteur substance chimique libérée par les neurones permettant le transfert d'une impulsion vers des muscles ou d'autres neurones.
Ocytocine hormone produite durant l'accouchement pour stimuler les contractions de l'utérus et provoquer la montée de lait.
Œdèmes gonflement des mains, des pieds, du visage ou d'autres parties du corps dû à une accumulation anormale de liquide dans les tissus.
Périnée plancher du petit bassin entre le vagin et l'anus.
Placenta prævia insertion anormale du placenta près du col de l'utérus, voire dessus, qui diminue la probabilité d'un accouchement par les voies naturelles.
Point d'acupuncture en médecine traditionnelle chinoise, point précis sur un méridien par lequel on peut agir sur la circulation du *chi* au moyen, par exemple, de la pression des doigts ou d'aiguilles d'acupuncture.
Prurit gravide démangeaisons dont souffrent parfois les futures mamans et nécessitant un traitement local s'il devient difficilement supportable.
Surfactant substance tensio-active qui tapisse intérieurement les alvéoles pulmonaires pour en modifier l'élasticité et la rétraction.
Teinture-mère extrait de plante obtenu en laissant macérer certaines parties d'une plante dans un mélange d'alcool et d'eau.
Thrombose formation d'un caillot dans un vaisseau sanguin.
Traitement du terrain en homéopathie, prescription d'un traitement basé sur l'analyse des caractères physiques, intellectuels et émotionnels d'une personne, et prenant en compte les affections récurrentes, chroniques.
Vernix caseosa substance blanche et grasse qui recouvre la peau du nouveau-né.
Zygote nom donné à l'ovule fécondé.

Index

Adresses utiles

Conseil national de l'ordre des sages-femmes
168, rue de Grenelle
75007 Paris
Tél. 01 45 51 82 50

Association nationale des sages-femmes
Faculté de médecine de Paris
184, rue du Faubourg-Saint-Antoine
75012 Paris
Tél. 01 43 44 52 04

ACUPUNCTURE
Association française d'acupuncture
3, rue de l'Arrivée
75015 Paris
Tél. 01 43 20 26 26

AURICULOTHÉRAPIE
Association d'étude en auriculothérapie
27, boulevard des Arceaux
34000 Montpellier

CHIROPRACTIE
Association française de chiropractique
24, rue de Montessuy
75007 Paris

CHROMOTHÉRAPIE
Centre d'étude et de recherche sur l'énergétique et la couleur
28, rue du Château
77000 Melun
Tél. 01 64 37 24 34

ÉLIXIRS FLORAUX
Institut de thérapie florale pour la formation des professionnels de la santé
7, route de Fournes
59320 Escobecques
Tél. 03 20 50 43 11

HOMÉOPATHIE
Syndicat national des médecins homéopathes français (SNMHF)
60, boulevard de la Tour-Maubourg
75007 Paris
Tél. 01 44 18 62 23

OSTÉOPATHIE
Association des médecins ostéopathes de France
1, rue de l'Hôpital
76000 Rouen
Tél. 02 35 52 01 01

Syndicat national des médecins ostéopathes
148, boulevard Malesherbes
75017 Paris
Tél. 01 47 66 86 76
Minitel : 3615 SOS ostéopathie

PISCINES
Fédération des activités aquatiques d'éveil et de loisir (FAAEL)
5 rue Cité-Griset
75011 Paris
Tél. 01 43 55 98 76

Association nationale natation et maternité
Résidence Aubépine
32, avenue Grande
06800 Cagnes-sur-Mer
Tél. 04 92 13 25 11

SOPHROLOGIE
Société française de sophrologie
39, boulevard Garibaldi
75015 Paris
Tél. 01 40 56 94 95

Centre de préparation à la naissance
13, rue de Trétaigne
75018 Paris
Tél. 01 46 06 40 01

YOGA
Fédération nationale des enseignants du yoga
3, rue Aubriot
75004 Paris
Tél. 01 42 78 03 05

Fédération française de hata yoga
50, rue Vaneau
75007 Paris
Tél. 01 42 22 80 11

Fédération française de yoga
11, passage Saint-Pierre-Amelot
75011 Paris
Tél. 01 47 00 26 12

Dépôt légal : 13281/janvier 2002
ISBN : 2-012-36657-0
23-28-6657-01/3
Imprimé en Italie par Printer Trento